科学出版社普通高等教育案例版医学规划教材

供药学、药物制剂、药物分析、药物化学、临床药学、中药学、制药工程、医药营销等专业使用

案例版

药学概论

第3版

主　编　方　宇　李　华
副主编　陈靠山　李小强
编　者（以姓氏笔画为序）

王　丽	大连医科大学	陈靠山	皖南医学院
方　宇	西安交通大学	周　晔	天津医科大学
卢静华	辽宁医学院	姜明欢	西安交通大学
孙晶波	北华大学	徐月红	中山大学
李　华	大连医科大学	常　捷	西安交通大学
李小强	空军军医大学	梁海海	哈尔滨医科大学
杨世民	西安交通大学	彭崇胜	上海交通大学
沈秉正	武汉大学		

科学出版社

北　京

郑 重 声 明

为顺应教学改革潮流和改进现有的教学模式,适应目前高等医学院校的教育现状,提高医学教育质量,培养具有创新精神和创新能力的医学人才,科学出版社在充分调研的基础上,首创案例与教学内容相结合的编写形式,组织编写了案例版系列教材。案例教学在医学教育中,是培养高素质、创新型和实用型医学人才的有效途径。

案例版教材版权所有,其内容和引用案例的编写模式受法律保护,一切抄袭、模仿和盗版等侵权行为及不正当竞争行为,将被追究法律责任。

图书在版编目（CIP）数据

药学概论 / 方宇,李华主编. -- 3 版. -- 北京:科学出版社, 2025. 7. --（科学出版社普通高等教育案例版医学规划教材）. -- ISBN 978-7-03-080114-2

Ⅰ. R9

中国国家版本馆 CIP 数据核字第 2024YL2287 号

责任编辑:王锞韫 / 责任校对:宁辉彩
责任印制:张 伟 / 封面设计:陈 敬

科学出版社 出版
北京东黄城根北街16号
邮政编码:100717
http://www.sciencep.com
天津市新科印刷有限公司印刷
科学出版社发行 各地新华书店经销
*
2009年12月第 一 版 开本:787×1092 1/16
2025年7月第 三 版 印张:15 1/2
2025年7月第二十三次印刷 字数:450 000
定价:69.80元
(如有印装质量问题,我社负责调换)

前　言

随着新医科建设向纵深推进，高等药学教育课程体系和人才培养模式随之改革创新，推动药学类本科生早期接受专业熏陶、早期熟悉药学概貌、早期认同药师角色，日益成为药学教育课程改革创新的重要趋势和共识，药学概论课程正是响应上述改革之变和学生之需应运而生，并不断发展和成熟。

药学概论是为大学一年级学生开设的一门药学启蒙课，将药学专业教育早期引入低年级教学，从而为其后续学习药学类专业基础课程和核心课程奠定良好的心理准备和知识储备，促进药学类本科生主动把握学习方向、明晰职业目标。本课程简要地向同学们介绍药学的概念、性质、任务、各分支学科的基本概况、研究领域、学科进展，使学生早期了解药学、热爱药学，逐步坚定献身药学事业的信心和决心。通过该课程的教学，应达到以下教学目的：①熟悉药学的性质、任务；②简要地了解药学各分支学科的历史、基本概况、学科范畴、学科发展等，了解各门课程的区别和联系；③使学生明确药学工作者的职责和使命，激发学习药学科学的兴趣，培养良好的药学素养。

为达到上述教学目的，本教材设置了 13 章内容。以药学的二级学科为基础进行编写，具体内容为绪论、药物化学、天然药物化学、药理学、药物分析学、药剂学、中药学、生药学、生物技术药物、药事管理学、临床药学、药学信息、互联网＋药学服务。教材内容力求通俗易懂、深入浅出，尽可能反映出药学各分支学科的新知识、新进展。每个章节中包括学习目的、教材正文、学习小结、思考题。教材正文突出案例教学和课程思政，将课程思政的"盐"溶于案例分析的"水"中，以药物的研发、生产、流通、使用和管理等环节的案例为主线，进行分析、论述，实现价值引领和典型引导，培养学生献身祖国药学事业的家国情怀。

限于编者水平，书中如有缺点和不足，恳请读者提出宝贵改进意见。

编　者
2025 年 1 月

目 录

第一章　绪论 ··· 1
　第一节　药物及其分类 ·· 2
　第二节　药学的定义与任务 ··· 7
　第三节　药学的地位与作用 ··· 14
　第四节　药学教育及就业 ··· 15
　第五节　药学概论课程的教学要求与教学方法 ··· 19

第二章　药物化学 ··· 21
　第一节　药物化学概述 ··· 21
　第二节　药物化学发展简史 ··· 22
　第三节　我国药物化学发展现状 ··· 25
　第四节　新药研究方法与技术 ··· 26

第三章　天然药物化学 ··· 34
　第一节　天然药物化学研究的内容及其意义 ··· 35
　第二节　生物多样性和天然产物化学结构与活性多样性 ························· 37
　第三节　天然有机化合物提取、分离的方法 ··· 40
　第四节　天然有机化合物概述 ··· 47
　第五节　天然药物化学展望 ··· 52

第四章　药理学 ··· 56
　第一节　药理学概述 ··· 56
　第二节　药物对机体的作用——药效学 ··· 58
　第三节　机体对药物的作用——药代动力学 ··· 64
　第四节　常用药物药理学 ··· 70
　第五节　药物毒理学 ··· 74

第五章　药物分析学 ··· 78
　第一节　药物分析学的性质与任务 ··· 78
　第二节　药品质量标准及其主要内容 ··· 79
　第三节　药品检验工作的基本内容 ··· 90
　第四节　现代药物分析的新技术与新方法 ··· 93

第六章　药剂学 ··· 102
　第一节　药剂学的概念与任务 ··· 103
　第二节　药物剂型与药物传递系统 ··· 107
　第三节　药剂学的分支学科 ··· 113
　第四节　药剂学的沿革和发展 ··· 114

第七章　中药学 ··· 118
　第一节　中药学概述 ··· 118
　第二节　中药现代化 ··· 131

第八章 生药学 ……………………………………………………………………………… 140
第一节 生药学概述 ……………………………………………………………………… 140
第二节 生药学的性质和任务 …………………………………………………………… 142
第三节 生药的种植、加工、贮藏 ……………………………………………………… 143
第四节 生药的鉴定 ……………………………………………………………………… 144
第五节 生药资源的保护 ………………………………………………………………… 149

第九章 生物技术药物 …………………………………………………………………… 152
第一节 生物技术概述 …………………………………………………………………… 152
第二节 生物技术药物概述 ……………………………………………………………… 155
第三节 生物技术药物的发展与前景 …………………………………………………… 158

第十章 药事管理学 ……………………………………………………………………… 166
第一节 药事管理与药事管理学 ………………………………………………………… 167
第二节 药事管理学的研究内容 ………………………………………………………… 169

第十一章 临床药学 ……………………………………………………………………… 194
第一节 概述 ……………………………………………………………………………… 195
第二节 合理用药 ………………………………………………………………………… 201
第三节 药学服务 ………………………………………………………………………… 205

第十二章 药学信息 ……………………………………………………………………… 209
第一节 药学信息与药学信息学 ………………………………………………………… 210
第二节 药学信息资源 …………………………………………………………………… 213
第三节 药学信息检索 …………………………………………………………………… 218
第四节 药学信息的评价与利用 ………………………………………………………… 221

第十三章 互联网＋药学服务 …………………………………………………………… 227
第一节 互联网＋药学服务概述 ………………………………………………………… 227
第二节 传统药学服务转型智慧药学服务 ……………………………………………… 232
第三节 互联网＋药学的探索与思考 …………………………………………………… 235

参考文献 …………………………………………………………………………………… 242

第一章 绪 论

学习目标

学习目的

本章对药品、药学作了概述,介绍了药物的起源,药品的定义、分类,药品的特殊性,药学的概念、性质、任务,药学的地位与作用,药学教育与就业,药学概论课程的教学要求、方法与教学建议,旨在使同学们了解药学的定义、性质和任务,知道药学工作者的职责和使命,明确专业学习的方向和目标,为今后进一步学习药学类专业课程奠定基础。

学习要求

掌握药学的定义,药学的地位与作用,药学类专业培养目标及毕业生就业去向。

熟悉药学的功能与任务,药品生产、经营、使用等岗位药学专业技术人员的职责。

了解药物的起源,药品的定义与分类,药品的特殊性,本课程的教学要求和方法。

案例 1-1　　　　　　　**中国药学家屠呦呦获 2015 年诺贝尔奖的启示**

1. 案例摘要　2015 年 10 月 5 日,瑞典卡罗林斯卡医学院宣布,将 2015 年诺贝尔生理学或医学奖授予中国中医科学院的药学家屠呦呦,以表彰她发现了一种治疗疟疾的新疗法。

疟疾是世界性传染病,每年感染数亿人,并导致几百万人死亡。20 世纪 60 年代,引发疟疾的寄生虫——疟原虫对当时常用的奎宁类药物已经产生了抗药性,影响严重。1967 年 5 月 23 日,在毛泽东、周恩来等中国领导人的亲自指示下,中国政府启动五二三项目,旨在找到具有新结构、克服抗药性的新型抗疟药物。

在当时极端艰苦的科研条件下,中国 7 个省市、60 多家科研机构、超过 500 名科研人员协力攻关。1969 年 1 月,屠呦呦以中医研究院科研组长的身份,参加了五二三项目。中药研究所团队于 1969 年开始抗疟中药研究。经过大量的反复筛选工作后,1971 年起工作重点集中于中药青蒿。又经过很多次失败后,1971 年 9 月,她再次翻阅古代文献,《肘后备急方·治寒热诸疟方》中的几句话引起了她的注意:"青蒿一握,以水二升渍,绞取汁,尽服之。"原来青蒿治疟疾用的是青蒿汁,它的使用和中药常用的煎熬法不同。屠呦呦重新设计了提取方法,改用低温提取,用乙醚回流或冷浸,而后用碱溶液除掉酸性部位的方法制备样品。1971 年 10 月 4 日,她在实验室中观察到这种提取物对疟原虫的抑制率达到了 100%。1972 年 8~10 月,开展了青蒿乙醚中性提取物的临床研究,30 例恶性疟和间日疟患者全部显效。同年 11 月,从该部位中成功分离得到抗疟有效单体化合物的结晶,后命名为"青蒿素"。屠呦呦发现的青蒿素,开创了疟疾治疗新方法,全球数亿人因此而受益。目前,以青蒿素为基础的复方药物已经成为疟疾的标准治疗药物,世界卫生组织将青蒿素和相关药剂列入其基本药物目录。

2. 案例问题

(1) 青蒿素是在什么情况下开始研究的?

(2) 屠呦呦设计的提取方法与原来的方法有何不同?其依据是什么?

(3) 青蒿素药品的研制成功对你有何启发?你认为如何整理、发掘中药?

3. 案例分析　中国药学家屠呦呦获 2015 年诺贝尔奖,是中医药对人类健康事业作出巨大贡献的体现。青蒿素药物研制成功的因素如下。

（1）是我国政府启动的药品研制项目。目标明确、坚定信念是成功的前提。中国7个省市、60多家科研机构、超过500名科研人员通力协作，学科交叉为研究发现成功提供了准备，团队精神与无私合作加速科学发现转化成有效药物。

（2）信息收集、准确解析是研究发现成功的基础。屠呦呦接受任务后，收集整理历代中医药典籍，走访名老中医并收集防治疟疾的方剂和中药，同时调阅大量民间方药。在汇集了包括植物、动物、矿物等2000多种内服、外用方药的基础上，编写了以640种中药为主的《疟疾单验方集》。正是这些信息的收集和解析铸就了青蒿素发现的基础。在面临研究困境时，屠呦呦又重新温习中医古籍《肘后备急方》，联想到提取过程可能需要避免高温，由此改用低沸点溶剂提取的方法。屠呦呦在青蒿素的发现和提取过程中发挥了关键性的作用，获奖实至名归。

（3）中医药是一个伟大宝库，青蒿素正是从这一宝库中发掘出来的。大自然给我们提供了大量的植物资源，医药学研究者可以从中开发新药。

第一节　药物及其分类

一、药物的起源

（一）我国医药的起源和发展

我国医药历史源远流长。远古时期人们通过长期的生产、生活实践，已逐渐认识了某些植物、动物药、矿物药的治疗作用。古代典籍有神农尝百草，一日而遇七十毒的记载，生动而形象地概括了药物发现的实践过程。根据现有史料，公元前11世纪以前的夏代和商代，我国就已有了酒和汤液的发明。周代的《诗经》《山海经》等著作中已收载许多种药物。《五十二病方》记载药物242种。《神农本草经》是我国现存最早的药物学专著，收载药物365种。

> **知识链接**　　　　《神农本草经》——我国现存最早的药物学专著
>
> 我国现存最早的药物学专著为《神农本草经》。此书又称为《本经》或《本草经》，托神农之名撰写。一般认为其主体约成形于西汉，又经东汉时期医药学家修润增补整理成书。它收载了365种药物，包括草、谷、米、果、木、虫、鱼、家畜、金石等。其中，植物药最多，计有252种；动物药为67种；矿物药46种。根据药物的性能和使用的目的不同，始创药物三品分类法，即把药物分为上、中、下三品，从而给人们提供了安全用药的简要方法。上品载药120种，为毒性小或无毒的营养、滋补、强壮药品，如人参、大枣、甘草、枸杞等。中品也为120种，有的有毒，有的无毒，该类药对疾病能起抑制作用，且能补虚弱，如黄芪、黄连、麻黄、五味子等。下品125种，一般药性强烈，多具毒性，可以降寒热、破积聚，如大戟、甘遂、乌头等。该书确立了君、臣、佐、使的配伍原则，用来表明处方中每味药物的地位和从属关系，告诉医生组方要巧妙，结构完整，不能随意拼凑。书中描述了药物相互间关系的理论，称为七情配伍，即单行、相须、相使、相畏、相恶、相杀、相反。说明除重视单味药治疗疾病外，更重视药物的配伍应用，配伍用药可以增加疗效、减少不良反应，或减低疗效，增加副作用。此外，该书对药物的寒、热、温、凉即四气，酸、咸、甘、苦、辛即五味，以及药物的产地、采收、贮藏、加工炮制、剂型制备、真伪鉴别等内容也作了论述。

南北朝时陶弘景将《神农本草经》加以整理补充，汇编成《本草经集注》，收载药物730种，其中新增药物365种；魏晋时代的葛洪著有《肘后备急方》，收载药物350种左右，其中植物药200种，动物药70种，矿物药和其他70多种。公元659年，由唐朝政府组织苏敬等20多人编写的药物书籍《新修本草》，收载药物850种，介绍了药物的性味、产地、采制、作用和主治，这是我国第一部由国家颁布的药物学权威著作，被称为世界上最早的一部国家药典。公元974年宋政府刊印的《开宝本草》记载药物达984种；1060年颁布的《嘉祐补注神农本草》，收载药物1082种。之后的《经史证类备急本草》收载药物1558种。1076年，宋代京都汴梁（今河南开封）创建了第一个国家药店——官药局，这是我国也是世界上最早开办的国家药局。当时称"熟药所"，也称"卖药所"。"熟药所"主要负责制造成药和出售中药。1103年"熟药所"扩展到5处，并将制造成药的业务从熟药所分离出来，建立了两所"修合药所"。1114年，朝廷将两个修合药所改为"医药和剂局"，5处卖药所改为"医药惠民局"。宋代官药局的设立，对我国中成药的发展起到了很大的推动作用。它所创制的许多有名中成药，诸如苏合香丸、紫雪丹、至宝丹等，经过800多年的医疗实践检验，迄今仍具有良好的治疗效果。明代李明珍所著的《本草纲目》，集历代本草之大成，内容丰富，传播海内外，成为世界上研究药学和生物学的宝贵参考资料。

案例1-2　　　　　　　　　　李时珍与《本草纲目》

1. 案例摘要　李时珍（1518～1593年），字东璧，号濒湖，湖北蕲春人，明代著名医药学家。李时珍在行医的过程中，发现旧的药物书籍有不少缺点，许多有用的药物没有记载；有些药物只记了个名称，没有说明性状和生长情况；还有一些药物记错了药性和药效。于是他决心重新编纂一部本草书籍，修正以往药物书籍的错误。明世宗嘉靖三十一年（1552年），李时珍开始着手编写《本草纲目》，以《证类本草》为蓝本，参考历代医药等方面书籍925种。其间，从嘉靖四十四年（1565年）起，多次离家外出考察，足迹遍及湖北、湖南、安徽、江西、江苏等地，万里跋涉，攀登了天柱峰、茅山、武当山等名山大川，采集了许多珍贵的药物标本，并拜渔人、樵夫、农民、车夫、药工、捕蛇者为师，写下了数百万字的访问记录，学到了许多书本上没有的知识，为进一步研究整理本草，积累了丰富的第一手资料。在此基础上，他进行艰苦探索，反复比较，去粗取精，去伪存真，弄清了许多疑难问题，一次又一次对药物资料加工整理，使本草科学体系日益完善。他历经27个寒暑，三易其稿，于明万历十八年（1590年）完成的巨著《本草纲目》。《本草纲目》共分52卷，16部62类，收载药物1892种，其中374种是新增加的药物。附方11 096个，书中还绘制了1160幅精美的插图。每种药物分列释名（确定名称）、集解（叙述产地）、正误（更正过去文献的错误）、修治（炮制方法）、气味、主治、发明（前三项指分析药物的功能）、附方（收集民间流传的药方）等项，是我国古代医籍中论述中药最全面、最丰富、最系统的典籍。书中首创了按药物自然属性逐级分类的纲目体系，这种分类方法是现代生物分类学的重要方法之一，比植物分类学创始人林奈的《自然系统》早了一个半世纪，被誉为"东方医药巨典"。

《本草纲目》不仅为中国药物学的发展作出了重大贡献，对世界医药学、植物学、动物学、矿物学、化学的发展也产生了深远的影响，先后被译成日、法、德、英、拉丁、俄、朝鲜等十余种文字在国外出版，成为国际上研究药物学和生物学的宝贵资料。

2. 案例问题

（1）李时珍为什么要编写《本草纲目》？

（2）《本草纲目》与以前的药物学书籍有何不同？

（3）李时珍编写《本草纲目》的案例对你有何启发？

3. 案例分析　《本草纲目》的成就及影响主要如下。

（1）成就：李时珍编写《本草纲目》，创造了药物分类的纲目体系，对1892种药物进行了深入研究，发展了药物学的内容；增加了374种药物，充实了药物学宝库；结合本草研究方剂，是医和药的紧密结合。

（2）影响：李时珍自幼在父亲那里受到良好的医药学知识的熏陶，有救死扶伤、济世利人的高尚医德。他利用天然课堂，实地考察药用动植物，他虚怀若谷，善于向有所长的民间人士、劳动者学习。促使他承担起历史使命，去推动本草学的发展和提高。他坚韧不拔、勇于探索的创造精神，实事求是、一丝不苟的科学态度对后人影响深刻，为后人树立了典范。

1840年鸦片战争后，西方医药大量传入，在传统医药之外逐渐形成了西方医药体系。

1. 传教士开办的教会医院和职业医师开办的医院使西药得以传入　据1905年的统计，当时全国的教会医院已达166所，诊所241处。这些医院大多设有药房，供应西药，负责调剂等工作。

2. 外商西药房和药厂的设立　如上海英商的屈臣氏药房（1841年）、上海药房（1850年）、老德记药房（1853年）、德商的科发药房（1865年），广州的屈臣氏药房。甲午战争后，外国取得在中国开设工厂的特权，纷纷在我国开办药厂，如英商的施德之药厂（1900年）、德商的科发药厂（1909年）、法商的致用（百部）药厂等。

清末时西药来源不仅限于国外进口，国内也能自制一部分。

3. 我国工商业者开始经营和制造西药　19世纪90年代，我国有些工商业者在沿海大城市也开办了药房和药厂，参与药品竞争。例如，1888年顾松泉在上海办起了中国人自己开设的中西大药房，1890年黄楚九开办中法药房，1900年陈伯清在广州开办了利济轩西药厂，1902年梁培基在广州开办了梁培基药厂，1912年黄楚九在上海开办了龙虎公司（后为中西制药公司）。

4. 西洋医药书籍的译著　从清同治到光绪年间，洋务运动兴起，西药书籍译著随之兴盛。这时期翻译的西药书籍有《西药略释》（1871年）、《西药大成》（1879年）、《英国官药方》（1888年）、《万国药方》（1890年）等，使西药知识在我国广泛传播。

至此，中国出现了中西药并存的局面。进入现代以来，中国传统药物的高度发展及西药的大量传入，促使了药学教育、研究及药学事业的发展。

（二）国外医药的起源和发展

1. 古典药学　西南亚幼发拉底河和底格里斯河流域（两河流域）是人类古文明的发祥地之一。公元前5000年至公元前4000年，这里产生了最早的苏美尔文明，发明了楔形文字，并为以后西亚古国所采用。公元前2000年时，阿摩利伊人入侵两河流域，建立了古巴比伦王国，创造了辉煌的古巴比伦文化，制定了著名的《汉谟拉比法典》。经1901年考古发现，发掘出一根玄武岩石柱，上面用当时两河流域通用的楔形文字，刻着公元前1800年汉谟拉比王制定、颁布的《古巴比伦法典》，其中一些条文涉及医疗活动，还记载了常用的动、植、矿物药物。此外，考古还发现了刻有楔形文字的黏土板（陶瓦片），其中涉及医药内容的黏土板有800多块，记载了大量的药用植物，如罂粟、曼得拉草、亚麻仁、甘草根、没药、香草、肉桂、药西瓜、阿魏、大麻、颠茄及明矾、硫黄、硝石和铜等矿物药。

古埃及在公元前3500年就有了象形文字，许多古老文献包括医药史料，多以纸草书的形式保存下来。流传至今的有关医药学的纸草文献著作年代在公元前2000年至公元前1500年，这些文献记载了人们对药物的认识和使用。其中抄写于公元前1522年的埃伯斯纸草书（Ebers Papyrus）被认为是目前世界上最早的药物治疗手册之一，全书收载了700多种药物和800多个处方。药物种类包括有动物药如牛、驴、鹿羚羊、老鼠、蝙蝠、昆虫等动物脏器及排泄物等；植物药如葱、蒜、乳香、芦荟、罂粟等；矿物药如盐、铜等。药物的剂型有煎剂、丸剂、软膏剂等，制药方法有浸出、渗滤、煎煮、粉碎和过筛等。

2. 古希腊、古罗马时期　公元前11世纪，古希腊已有了医药记载。希波克拉底（Hippocrates，公元前460至公元前370年）对古代医药学作出了巨大贡献，他主张将医药学从庙堂医学、祭祀中解放出来，他信奉自然痊愈的力量，强调用药的目的是帮助患者恢复自然，在他的著作中提到了500多种药物。古罗马人继承发扬了古希腊的医药成果，推动了西方药物的发展。公元40~90年，古罗马出现了第一个药物学家——戴欧斯考里德（Dioscorides），他于公元77年写成了《药物学》专著，记载了药物900多种，该书成为药物学的重要文献，对后书有较大的影响。公元200年左右，医药学家格林（Galen）创立了医学知识和生物学知识体系，尤其对植物制剂技术作出了巨大贡献，后人为纪念他，把用浸出方法生产出的药剂称为格林制剂。

3. 中世纪药学　中世纪（一般以约476年西罗马帝国灭亡至1640年英国资产阶级革命为欧

洲中世纪的时限）的欧洲，由于战争的破坏，古罗马文化被摧毁，医药中心随着社会的变动发生了转移，阿拉伯人继承了古希腊和古罗马的医药遗产，博采兼收了中国、印度和波斯等国的经验，形成了阿拉伯医、药学。阿维森纳（Avicenna，980～1037 年）总结了当时欧、亚、非洲的大部分药物知识，编写了《医典》。

《医典》分五大卷，其中第五卷描述了药物的成分及其制法，记载药物 800 多种，分类记述了常用药物的功效、组成、适应证、剂量、用法和毒性。12～13 世纪，阿拉伯鼎盛时期出现了许多医药学者，贝塔尔（1197～1248 年）就是其中一位杰出的代表，他编写的《药用植物大全》一书，记载药物 1400 种，其中有 300 种为新增药物。

在欧洲，12 世纪开始出现商店形式的药房。1240 年，费雷德里克二世颁布了一个法令，将医师和药剂师这两个行业分开。1498 年意大利佛罗伦萨学院出版的《佛罗伦萨处方集》，一般被视为欧洲第一部法定药典。其后有不少城市纷纷编订具有法律约束性的药典。其中纽伦堡的瓦莱利乌斯医生编著的《药方书》赢得了很高的声誉，被纽伦堡当局承认，被定为第一本《纽伦堡药典》，于 1546 年出版。在《纽伦堡药典》的影响下，在奥格斯堡、安特卫普、里昂、巴塞尔、巴伦西亚、科隆、巴黎和阿姆斯特丹等地也相继有药典问世。

4. 近代和现代药学发展　　自 18 世纪起，随着社会生产力的发展，世界文明中心逐渐移向了欧洲。科学家应用化学知识分离、提取、纯化天然药物，并合成了有机药物。18 世纪瑞典药剂师席勒在药房开展化学研究，发现了酒石酸、尿酸、草酸、乳酸、五倍子酸等有机酸和高锰酸钾、氰化钾等无机化合物。

现代药学的起源来自化学科学的发展。19 世纪，化学已经发展到了相当高的程度，人们掌握了一定的化学原理和化学方法，逐步地应用到制备治疗人体疾病的药物上来。当时主要是利用化学方法提取天然药物的有效成分。例如，1805 年，从阿片中分离出吗啡，1817 年从吐根中提到吐根碱结晶，1820 年从金鸡纳树皮中分离到奎宁，1828 年，合成了草酸和尿素。1833 年从颠茄和洋金花中提取出阿托品，1838 年，合成了水杨酸，并对提取的有效成分理化性质开始进行较为精确的试验，探讨它们的化学结构，进而利用化学合成方法大量制备药物。

19 世纪中叶以后，由于染料等化学工业的发展，以煤焦油的产品或染料工业的中间体与副产品为原料，进行了大规模的药物生产，如安替匹林、阿司匹林、非那西丁、苯酚、水合氯醛等，促进了化学药物的发展。

20 世纪初，在药物的研究中，主要是利用改变化学结构的取代基团和扩大结构的范围，又得到了更为广阔、有效的化学药物的药源，使药物研究取得了举世瞩目的成就，1935 年，德国化学家研制出了百浪多息，此后人们又相继合成了磺胺的类似物，开发出磺胺类抗菌药，1928 年，弗莱明发现了青霉菌，1940 年，人们开始生产青霉素。

20 世纪 40～60 年代，人们成功制得了维生素制剂、激素、抗生素和治疗恶性肿瘤的药物。在抗肿瘤药物的研制方面，1946 年发现了氮芥，50 年代研制出了卡氮芥、巯嘌呤、氟尿嘧啶、甲氨蝶呤等。60～70 年代开发出了长春新碱、三尖杉碱酯、喜树碱和丝裂霉素、多柔比星、博莱霉素、柔红霉素等抗癌药物。

20 世纪 70 年代后，进入了生物药学时期，随着生物科学和生物工程技术的不断发展，生物技术在药品生产领域内得到广泛的应用。生物技术主要包括基因工程、细胞工程、酶工程和发酵工程等 4 个方面。基因工程是生物技术的关键，细胞工程是生物技术的基础，酶工程是生物技术的条件，发酵工程是获得最终产品的手段。

近年来，医药生物技术制品已由试验研究走向应用研究和商品化，一些国家采用生物技术开发新的医药产品，生产出了许多价廉、特效、不良反应小的新药。生物技术药物成为医药产品更新换代的重要技术途径，引起了医药工业的重大变革，促进了医药事业的飞跃发展。

药学发展的线索见图 1-1。

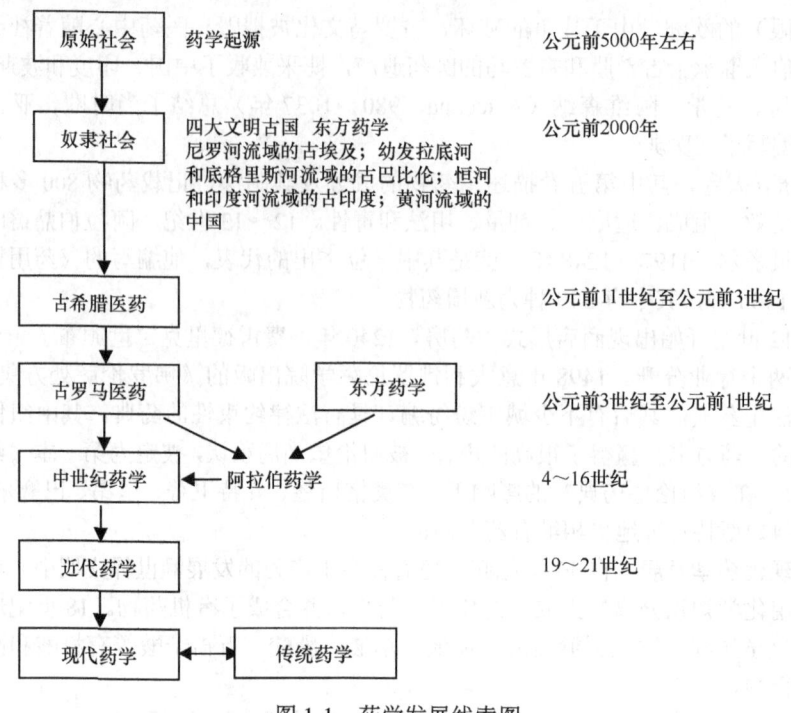

图 1-1　药学发展线索图

二、药品的定义与分类

（一）药品的定义

20世纪以来，各国政府为了加强对药品的管理，均在该国的药品法、药事法中，规定了药品的定义。不同的国家对药品的定义不同。

《中华人民共和国药品管理法》（简称《药品管理法》）中关于药品的定义：药品，是指用于预防、治疗、诊断人的疾病，有目的地调节人的生理功能并规定有适应证或者功能主治、用法和用量的物质。按照以上的定义，没有任何物质其本质就是药品，只有当人们为了防治疾病，按照一定方法和数量使用该物质，达到治疗或预防或诊断人的某种疾病时，或能有目的地调节某些生理功能时，才能称为药品。

截至2023年底，我国共有药品批准文号158 342件，其中国产药品批准文号155 308件，其中中药天然药物57 852件，化学药品95 640件，生物制品1816件，辅料68件。

（二）药品的分类

（1）按药品的来源分类，药品来源一是自然界，二是人工制备。来自自然界的药物称为天然药物，包括中药及一部分西药；来自人工制备的药物为化学药物，包括大部分西药。

（2）按使用目的（用途）不同分类，该分类法可将药品分为治疗药品、预防药品、诊断药品、计划生育药品4类。

（3）按使用方法分类，可将药品分为口服药、外用药、注射用药等。

（4）从药品管理的角度分类，可将药品分为处方药与非处方药、国家基本药物、基本医疗保险用药、新药、特殊管理的药品、现代药与传统药等。

（5）根据药物作用于人体系统的部位分类，可分为主要作用于中枢神经系统的药物、主要作用于传入或传出神经末梢部分的药品、主要作用于内脏系统的药品、影响血液和造血系统的药品、影响生长代谢功能的药品等。

> **知识链接**　　　　　　　　　处方药与非处方药分类管理
>
> 　　处方药（prescription drug）是指凭执业医师和执业助理医师的处方方可购买、调配和使用的药品。非处方药（nonprescription drug，over-the-counter drug，OTC）是指由国务院药品监督管理部门公布的，不需要凭执业医师和执业助理医师处方，消费者可以自行判断、购买和使用的药品。从1995年起，我国开始探索药品分类管理工作。1999年，颁布了《处方药与非处方药分类管理办法（试行）》，逐步对处方药与非处方药进行分类管理。遴选和审批非处方药品种，开展处方药与非处方药的转换工作，制定了OTC说明书范本和说明书规范细则，公布了OTC专有标识，出台了处方药与OTC分柜摆放、处方药不得开架自选销售的规定。国家逐步加强处方药广告管理，停止了处方药在大众媒介的广告发布。稳步推行处方药凭处方销售管理制度，先后出台了注射剂、抗菌药、激素等11类处方药必须凭处方销售的强制性规定。
> 　　1999年6月至2015年9月，国家药品监管管理局公布的非处方药目录中包括化学药1067种和中成药3847种，共4914个品种，以及非处方药说明书范本5822条，其中化学药1188条、中药4634条，基本上能满足消费者在零售药店选购的需求。

三、药品的特殊性

　　药品具有商品的一般属性，通过流通渠道进入消费领域。在药品生产和流通过程中，基本经济规律起着主导作用，其发展随着经济规律的沉浮而变化。但是药品又是极为特殊的商品，人们不能完全按照一般商品的经济规律来对待药品，必须对药品的某些环节进行严格控制，才能保障药品的安全、有效及合理地为人类服务。

　　药品作为特殊商品，其特殊性表现在以下四个方面。

　　1. 药品的专属性　　药品的专属性表现在对症治疗，患什么病用什么药。处方药必须在医生的检查、诊断、指导下合理使用。非处方药必须根据病情，患者自我判断、自我治疗，合理选择药品，按照药品说明书、标签的说明使用。药品不像一般商品可以互相替代。

　　2. 药品的两重性　　药品的两重性是指药品有防病治病的一面，也有导致不良反应的另一面。管理有方，用之得当，可以治病救人，造福人类；若失之管理，使用不当，则可致病，危害人体健康，甚至危及生命。

　　3. 药品质量的重要性　　药品是治病救人的物质，只有符合法定质量标准的合格药品才能保证疗效。否则，疗效不能保证，因此，药品只能是合格品，不能像其他商品一样可分为一级品、二级品、等外品和次品。药品的真伪需由专业人员依照法定的药品标准和测试方法进行鉴别，一般来说，患者不具备鉴别药品的能力。

　　4. 药品的时限性　　人们只有防病治病时才需要用药，但药品生产、经营部门平时就应有适当储备。只能药等病，不能病等药。有些药品虽然需用量很少、有效期短，宁可报废，也要有所储备；有些药品即使无利可图，也必须保证生产。

第二节　药学的定义与任务

一、药学的定义与特性

　　1. 定义　　药学（pharmacy）研究防治疾病所用药物的一门科学，包括生药学、制药工艺学、药剂学、药理学、药物化学、药物分析、临床药学、药事管理学等分支学科。

　　2. 特性

　　（1）具有浓厚的自然科学性质：药学与数学、物理学、化学、生物学、医学的关系密切，当研究的对象局限于药物的作用机制、分析鉴定、生产制备时自然科学属性较强。

（2）被赋予了社会科学性质：当药学的研究重点集中于应用时，药学体现了社会科学、人文性质。药品的流通、使用、管理涉及医院药学、药品营销学、药物经济学、药事管理学等分支学科，与行为科学、法学、经济学、心理学、伦理学、管理学等学科联系密切，因此具有明显的社会科学性质。药学已由过去单一化学模式进入化学-生物学-医学-社会科学的综合模式。

（3）药学研究的范围广泛：药学涉及药物的来源、成分、性状、生物活性、作用机制、分析检验、研制、生产、经营、使用、管理等方面，范围广、环节多。

（4）药学是由一系列分支学科组成的一级学科：药学是一个整体，是一个庞大的科学体系，包括生药学、药物化学、药理学、药剂学、药物分析学、微生物与生化药学、药事管理学、临床药学等二级学科。各个研究领域相互联系、相互交叉渗透，促进了药学的发展。

二、药学的任务

从药学所起的作用和药学能起的作用来分析，概括起来药学的功能和任务主要如下：为人类的健康研制新药，生产经营药品，保证合理用药，科学监管药品，培养药学人员。

（一）研制新药

药品是人们防病治病、康复保健的武器，新药是药品中最具活力的部分，新药代表着制药工业的科研和生产技术水平，新药的发展直接影响着防病治病的质量和进程。为防治疾病研制新药，为发展制药工作，不断提供更新换代的产品，这是社会寄予药学的期望，也是药学对卫生健康事业、经济社会发展的重要贡献之一。新药研究的发展促进了药学科学的发展，同时新药、新产品将产生巨大经济效益。研制新药具有专业性强和商业性强的特点。一种有效的新药诞生，不仅标志着国家制药工业的发展水平，而且能从根本上改变某种疾病的治疗状况。例如，1935年磺胺药的问世，大大提高了化学治疗水平；1940年青霉素的应用，改变了细菌严重感染疾病的治疗进程；1944年以后，链霉素、对氨基水杨酸、异烟肼的相继发现，开始了结核病治疗的新时期；消毒药、麻醉药的发现，改变了外科手术的整体面貌等，这一切都和新药紧紧相连。

中国药学家研制的青蒿素被称为"中国神药"，青蒿素在世界各地抗击疟疾显示了奇效。2004年5月，世界卫生组织正式将青蒿素复方药物列为治疗疟疾的首选药物，英国权威医学刊物《柳叶刀》的统计显示，青蒿素复方药物对恶性疟疾的治愈率达到97%，据此，世界卫生组织当年就要求在疟疾高发的非洲地区采购和分发100万剂青蒿素复方药物，同时不再采购无效药。

"中国神药"给世界抗疟事业带来了曙光。世界卫生组织说，坦桑尼亚、赞比亚等非洲国家近年来疟疾死亡率显著下降，一个重要原因就是广泛分发青蒿素复方药物。仅在赞比亚，由于综合运用杀蚊措施和青蒿素类药物疗法，2008年疟疾致死病例比2000年下降了66%。

据世界卫生组织统计，截至2009年年底，已有11个非洲国家的青蒿素类药物覆盖率达到100%，另有5个非洲国家覆盖率为50%～100%。而在2005年，仅有5个非洲国家的青蒿素类药物覆盖率为50%～100%。

药物的研究是一个漫长而复杂的过程，它包括了从药物的设计、筛选，到确定药物剂型、合成方法、药理毒理、质量标准，通过临床试验确证其安全性、有效性及用法用量，以及经过药品管理部门审查获得药品上市许可的全过程。

根据药物的不同种类，药物研究分为化学原料药研发，生化药物研发，微生物发酵或提取物、天然药物提取物研发，新给药途径研发，新剂型研发，新复方制剂研发，新适应证研发，制药新工艺研发，新药物辅料研发等。

药物研究分为临床前研究和临床研究。药物临床前研究，包括药物合成工艺、提取方法、理化性质及纯度、剂型选择、处方筛选、制备工艺、检验方法、质量指标、稳定性，药理、毒理、动物药代动力学等。中药制剂还包括原药材的来源、加工及炮制等，生物制品还包括菌毒种、细胞株、生物组织等起始材料的来源、质量标准、保存条件、生物学特征、遗传稳定性及免疫学的研究等。

药物临床研究包括临床试验和生物等效性试验。药物临床试验分为Ⅰ、Ⅱ、Ⅲ、Ⅳ期。新药在批准上市前，应当进行Ⅰ、Ⅱ、Ⅲ期临床试验。经批准后，有些情况下可仅进行Ⅱ期和Ⅲ期临床试验或者仅进行Ⅲ期临床试验。

Ⅰ期临床试验：初步的临床药理学及人体安全性评价试验。观察人体对于新药的耐受程度和药代动力学，为制订给药方案提供依据。

Ⅱ期临床试验：治疗作用初步评价阶段。其目的是初步评价药物对目标适应证患者的治疗作用和安全性，也为Ⅲ期临床试验研究设计和给药剂量方案的确定提供依据。此阶段的研究设计可以根据具体的研究目的，采用多种形式，包括随机盲法对照临床试验。

Ⅲ期临床试验：治疗作用确证阶段。其目的是进一步验证药物对目标适应证患者的治疗作用和安全性，评价利益与风险关系，最终为药物注册申请的审查提供充分的依据。试验一般应为具有足够样本量的随机盲法对照试验。

Ⅳ期临床试验：新药上市后由申请人进行的应用研究阶段。其目的是考察在广泛使用条件下的药物的疗效和不良反应、评价在普通或者特殊人群中使用的利益与风险关系及改进给药剂量等。

药物的非临床安全性评价研究机构和临床试验机构必须分别执行《药物非临床研究质量管理规范》（Good Laboratory Practice，GLP）、《药物临床试验质量管理规范》（Good Clinical Practice，GCP）。

案例 1-3　　　　　　　　　　沙利度胺（反应停）事件

1. 案例摘要　沙利度胺（thalidomide）是人类药物史上一个著名的案例，其出名不是因为药物疗效，而是毒性。20世纪50年代，德国某药厂投入大量人力物力，开始研究沙利度胺对中枢神经系统的作用，发现该药物不仅具有催眠镇静功效，还能抑制孕妇包括晨吐、恶心等在内的妊娠反应，但研究中忽略了该药物的副作用。1957年，沙利度胺正式投放欧洲市场，在广告中被形容为"没有任何副作用的抗妊娠反应药物"，是孕妇的理想选择（沙利度胺又称反应停，即只要服用就可停止妊娠反应）。"20世纪60年代前后，至少有15个国家的医生都在使用这种药治疗孕妇妊娠反应，很多孕妇服药后孕吐停止，恶心的症状得到了明显的改善，因此，沙利度胺被大量生产、销售，在有些国家，患者甚至不需要医生处方就能购买到沙利度胺。但随之而来的是，许多出生的婴儿都是短肢畸形，形同海豹，被称为"海豹肢畸形"。1961年，这种症状最终被证实是孕妇服用沙利度胺所导致的，该药被禁用，但受其影响的婴儿已多达1.2万名。沙利度胺对人类造成的危害被称为沙利度胺（反应停）事件。

2. 案例问题

（1）沙利度胺事件给人们带来的深刻教训是什么？

（2）结合沙利度胺事件论述药物安全性评价的重要性。

3. 案例分析　药物具有两重性，既有防病治病的一面，也有导致不良反应的另一面。管理有方，用之得当，可以治病救人，造福人类；若失之管理，使用不当，则可致病，危害人体健康，甚至危及生命。因此，对药物不能盲目依赖和滥用。

（1）由于药品上市前临床研究的局限性，用药存在一定的风险和某些不被认知的不良反应，因而对患者的健康有一定的威胁。

（2）国家要建立完善和严格的药品管理制度，审批人员要提高责任心和业务素质，依法严格审批药品。

（3）新药研究及开发部门要严格执行药品管理法规，加强药品安全性研究，要认真地对待药品不良反应。

（4）药品审批和管理部门要严格把关，特别对药品的安全性、有效性认真审核，并加强药品临床研究和上市后监测。

（5）药品生产企业促销产品时要实事求是，全面介绍产品的作用和不良反应，不能夸大其词。

（6）药品使用一定要合理，严格处方药管理，药师要开展药学服务，指导患者合理用药。

（二）生产经营药品

生产经营药品是药学的基本功能和任务。药品生产是指将原料加工制备成具有一定剂型的供临床使用的制剂的生产阶段。药品生产具有产品的种类和规格多、消耗大、机械化、自动化程度要求高，生产过程卫生要求严格，产品质量要求高，生产质量管理法治化等特点。药品由药品生产企业来生产。药品生产企业是指生产药品的专营企业或者兼营企业，是应用现代科学技术，获准从事药品生产活动，实行自主经营，独立核算，自负盈亏，具有法人资格的基本经济组织，习惯称其为药厂。

《中华人民共和国药品管理法》规定：从事药品生产活动，应当经所在地省、自治区、直辖市人民政府药品监督管理部门批准，取得药品生产许可证。无药品生产许可证的，不得生产药品。从事药品生产活动，应当具备以下条件。

（1）有依法经过资格认定的药学技术人员、工程技术人员及相应的技术工人。

（2）有与药品生产相适应的厂房、设施和卫生环境。

（3）有能对所生产药品进行质量管理和质量检验的机构、人员及必要的仪器设备。

（4）有保证药品质量的规章制度，并符合国务院药品监督管理部门依据本法制定的药品生产质量管理规范要求。

从事药品生产活动，应当遵守《药品生产质量管理规范》（Good Manufacturing Practice, GMP），建立健全药品生产质量管理体系，保证药品生产全过程持续符合法定要求。GMP 是世界各国对药品生产全过程监督管理普遍采用的法定技术规范。

药品生产企业必须对其生产的药品进行质量检验；不符合国家药品标准或者不按照省、自治区、直辖市人民政府药品监督管理部门制定的中药饮片炮制规范炮制的，不得出厂。

药品生产企业按经济所有制类型的不同，可分为全民所有制、集体所有制、民营企业、股份公司、中外合资、中外合作、外资企业等；按企业规模可分为大型企业、中型企业和小型企业；按所生产的产品大致可分为化学药生产企业（包括原料和制剂）、中药制剂生产企业、生化制药企业、中药饮片生产企业和生物制品生产企业等。

药品经营是指专门从事药品经营活动的有关组织和人员，按照医药经济的要求和市场的内在规律，将药品生产企业生产出来的药品，通过购进、储存、销售、储运等经营活动，供应给医疗单位和消费者的过程，也称为药品流通。药品经营方式有批发、零售连锁、零售三种。药品批发是指将购进的药品销售给药品生产企业、药品经营企业、医疗机构的经营行为。药品零售连锁是指经营同类药品、使用统一商号的若干门店，在同一总部的管理下，采取统一采购配送、统一质量标准、采购同销售分离、实行规模化管理经营的一种组织形式。药品零售是指将购进的药品直接销售给最终消费者——患者的经营行为。药品经营企业系指从事药品经营活动的专营企业和兼营企业。

《中华人民共和国药品管理法》规定：从事药品批发活动，应当经所在地省、自治区、直辖市人民政府药品监督管理部门批准，取得药品经营许可证。从事药品零售活动，应当经所在地县级以上地方人民政府药品监督管理部门批准，取得药品经营许可证。无药品经营许可证的，不得经营药品。

从事药品经营活动应当具备以下条件：

（1）有依法经过资格认定的药学技术人员。

（2）有与所经营药品相适应的营业场所、设备、仓储设施和卫生环境。

（3）有与所经营药品相适应的质量管理机构或者人员。

（4）有保证药品质量的规章制度，并符合国务院药品监督管理部门依据本法制定的药品经营质量管理规范要求。

从事药品经营活动，应当遵守《药品经营质量管理规范》（Good Supply Practice, GSP），建立健全药品经营质量管理体系，保证药品经营全过程持续符合法定要求。

药品经营企业的经营范围包括麻醉药品、精神药品、医疗用毒性药品；生物制品；中药材、中药饮片、中成药、化学原料药及其制剂、抗生素原料药及其制剂、生化药品。

（三）保证合理用药

随着药品品种急剧增加，药害事件不断发生，合理用药受到社会关注，成为人们对药学的期望。合理用药是以现代药物和疾病的系统知识与理论为基础，安全、有效、经济、适当地使用药物。

1. 有效性　药品的有效性，是指在规定的适应证、用法和用量的条件下，能满足预防、治疗、诊断人的疾病，有目的地调节人的生理功能的要求。有效性是药品的固有特性，若无法防治疾病，则不能成为药品。但有效性必须在一定前提条件下，即有一定的适应证和用法、用量，世界上不存在治百病的药品。

有效性的表示方法，在我国采用"痊愈""显效""有效"来区别；在国外有的采用"完全缓解""部分缓解""稳定"来区别。

2. 安全性　药品的安全性系指在限制的条件下，某药物用于该药适应证的患者时，在正常用法用量下不会对人体造成严重危害。因此，只有在衡量有效性大于不良反应，或可解除、缓解不良反应的情况下才使用某种药品。假如某物质对防治、诊断疾病有效，但是对人体有致癌、致畸、致突变的严重损害，甚至致死，则不能作为药品。

3. 经济性　用药的经济性不是简单的药品价格贵贱、药物治疗费用高低的问题，而是使用药品的费用（治疗成本）与获得的疗效（治疗效果）相比，值不值得的概念。对于某种疾病，同样消耗 50 元钱的药品，甲药可以治愈疾病，乙药只能暂时减轻症状，即说明甲药取得的效果大，消耗的药品比较值得，用药的经济性好，乙药药费花得不值得，也不合理。

4. 适当性　用药的适当性表现在给药过程的各个环节都要适当，即将适当的药物，以适当的剂量，在适当的时间，使用适当的疗程，经适当的途径，给适当的患者，达到适当的治疗目标。

（四）科学监管药品

药品管理的目的：保证公众用药安全、有效、经济、合理、及时方便，不断提高国民的健康水平，维护人民群众用药权益，促进经济社会协调发展。科学监管药品的实质是依法行政，即运用法律手段制定和颁布法律、法规、规章，规范行为，明确责任，依法治药。通过严厉打击制假、售假行为，依法严惩违法者，增强对制假售假行为的威慑力，增强对药品生产经营企业的约束力。

我国重视药品安全监管的法律法规体系建设。1984 年 9 月 20 日第六届全国人民代表大会常务委员会第七次会议通过《中华人民共和国药品管理法》，自 1985 年 7 月 1 日起施行。第一次以法律的形式对药品研制、生产、经营和使用环节进行规定，明确了生产、销售假劣药品的法律责任，标志着药品监管工作进入了法治化轨道。为加强药品监管，保证药品质量，维护人民群众用药权益提供了法律保障。《中华人民共和国药品管理法》于 2001 年 2 月 28 日由第九届全国人民代表大会常务委员会第二十次会议第一次修订，自 2001 年 12 月 1 日起施行；于 2019 年 8 月 26 日第十三届全国人民代表大会常务委员会第十二次会议第二次修订，自 2019 年 12 月 1 日起施行。依据《中华人民共和国药品管理法》，国务院颁布实施了一批行政法规，见表 1-1。国务院有关部门公布了一批行政规章，表 1-2。

知识链接　　　　　　　**中华人民共和国主席令（第三十一号）**

《中华人民共和国药品管理法》已由中华人民共和国第十三届全国人民代表大会常务委员会第十二次会议于 2019 年 8 月 26 日修订通过，现予公布，自 2019 年 12 月 1 日起施行。

中华人民共和国主席　习近平

2019 年 8 月 26 日

表1-1　国务院颁布（批准）实施的行政法规（部分）

法规名称	发布形式	施行日期
野生药材资源保护管理条例	国发〔1987〕96号	1987年12月1日起施行
医疗用毒性药品管理办法	国务院令第23号	1988年12月27日起施行
放射性药品管理办法	国务院令第25号	1989年1月13日起施行
中药品种保护条例	国务院令第106号	1993年1月1日起施行
血液制品管理条例	国务院令第208号	1996年12月30日起施行
中华人民共和国药品管理法实施条例	国务院令第360号	2002年9月15日起施行
麻醉药品和精神药品管理条例	国务院令第442号	2005年11月1日起施行
易制毒化学品管理条例	国务院令第445号	2005年11月1日起施行
国务院关于改革药品医疗器械审评审批制度的意见	国发〔2015〕44号	2015年8月18日起施行

表1-2　现行的药品管理的行政规章（部分）

规章名称	序号	施行日期
药品网络销售监督管理办法	国家市场监督管理总局令第58号	2022年12月1日
药物警戒质量管理规范	国家药监局公告2021年第65号	2021年12月1日
药物临床试验质量管理规范	国家药监局国家卫生健康委2020年第57号公告	2020年7月1日
处方管理办法	卫生部令第53号	2007年5月1日
药品类易制毒化学品管理办法	卫生部令第72号	2010年5月1日
药品生产质量管理规范	卫生部令第79号	2011年3月1日
抗菌药物临床应用管理办法	卫生部令第84号	2012年8月1日
药品经营质量管理规范	国家食品药品监督管理总局令第13号	2015年6月25日
药物非临床研究质量管理规范	国家食品药品监督管理总局令第34号	2017年9月1日
药品进口管理办法	国家食品药品监督管理局令第4号	2004年1月1日
药品经营许可证管理办法	国家食品药品监督管理局令第6号	2004年4月1日
生物制品批签发管理办法	国家市场监督管理总局令第33号	2021年3月1日
药品生产监督管理办法	国家市场监督管理总局令第28号	2020年7月1日
医疗机构制剂配制监督管理办法	国家食品药品监督管理局令第18号	2005年6月1日
医疗机构制剂注册管理办法（试行）	国家食品药品监督管理局令第20号	2005年8月1日
进口药材管理办法	国家市场监督管理总局令第22号	2020年1月1日
药品说明书和标签管理规定	国家食品药品监督管理局令第24号	2006年6月1日
药品流通监督管理办法	国家食品药品监督管理局令第26号	2007年5月1日
药品、医疗器械、保健食品、特殊医学用途配方食品广告审查管理暂行办法	国家市场监督管理总局令第21号	2020年3月1日
药品注册管理办法	国家市场监督管理总局令第27号	2020年7月1日
药品召回管理办法	国家药监局公告2022年第92号	2022年11月1日
蛋白同化制剂和肽类激素进出口管理办法	国家食品药品监督管理总局令第9号	2014年12月1日
药品医疗器械飞行检查办法	国家食品药品监督管理总局令第14号	2015年9月1日

案例 1-4　　刺五加注射液污染引起的严重不良事件

1. 案例摘要　2008年10月5日,云南省红河州第四人民医院使用黑龙江省×制药厂(黑龙江×药业股份有限公司,以下简称×药业公司)刺五加注射液后发生严重不良事件。经查,这是一起由药品污染引起的严重不良事件。

×药业公司生产的刺五加注射液部分药品在流通环节被雨水浸泡,使药品受到细菌污染,后被更换包装标签并销售。2008年7月1日,昆明特大暴雨造成库存的刺五加注射液被雨水浸泡。×药业公司云南销售人员张某从×药业公司调来包装标签,更换后销售;中国药品生物制品检定所、云南省食品药品检验所在被雨水浸泡药品的部分样品中检出多种细菌。此外,×药业公司包装标签管理存在严重缺陷,管理人员质量意识淡薄,包装标签管理不严,提供包装标签说明书给销售人员在厂外重新贴签包装。

2008年10月6日,国家食品药品监督管理局接到云南省食品药品监督管理局报告,云南省红河州6名患者使用了标示为黑龙江省×制药厂(2008年1月更名为黑龙江×药业公司)生产的两批刺五加注射液(批号:2007122721、2007121511,规格:100ml/瓶)出现严重不良反应,其中有3例死亡。

2. 案例问题
(1) ×药业公司上述行为属于何种性质?
(2) 药品监督管理部门如何处理该不良事件?
(3) 药品生产企业如何依法生产经营?医疗机构购进药品注意哪些问题?

3. 案例分析　依据《药品管理法》的规定,对×制药厂刺五加不良事件的处理如下。
行政责任:
(1) 该省食品药品监督管理局责令×药业公司全面停产,收回药品GMP证书,对该企业违法违规行为依法处罚,直至吊销药品生产许可证。
(2) 黑龙江省食品药品监督管理局依法处理企业直接责任人,在十年内不得从事药品生产、经营活动。建议该企业主管部门追究企业管理者的管理责任。
刑事责任:
×药业公司销售人员张某等的行为涉嫌违法犯罪,应追究其刑事责任。

(五) 培养药学人员

现代药学教育在我国已有100多年的发展历史,目前,我国的药学教育主要由高等药学教育、中等药学教育和药学继续教育三部分组成,已基本形成了多类型、多层次、多种办学形式的教育体系。我国现代药学教育经历了百年的发展历程,已形成由高等药学教育、中等药学教育、药学继续教育构成的多层次、多类型、多种办学形式的药学教育体系。根据教育部《普通高等学校本科专业目录(2023年)》,我国药学类专业有7个,中药学类专业6个,其他药学相关类专业2个,共有15个本科专业。药学类专业包括药学、药物制剂、临床药学、药事管理、药物分析、药物化学及海洋药学等专业;中药学类专业包括中药学、中药资源与开发、藏药学、蒙药学、中药制药及中草药栽培与鉴定等专业;化工与制药类包括制药工程专业;生物工程类包括生物制药专业。据2023年统计,全国开办药学类专业的本科院校269家,共有895个药学类本科专业办学点,招收药学本科生6万余人。

2023年底,全国医疗机构中共有药师56.9万人。1994年起,我国实施执业药师资格制度,凡参加国家执业药师资格考试,合格者取得执业药师资格,由国家主管部门发给执业药师资格证书,该证书在全国范围内有效。截止到2023年12月,全国通过执业药师资格考试总人数累计达到155万余人。

按照我国对执业药师管理的法规要求,持有执业药师职业资格证书的人员,经注册取得执业药师注册证后，方可以执业药师身份执业。

第三节　药学的地位与作用

一、药学在人民健康生活中的地位与作用

药学是医疗保健事业的一个重要组成部分，药学工作者为医疗卫生事业提供安全、有效、稳定和经济的药品，为消费者提供用药咨询服务，指导消费者合理使用药品，他们的工作为保证医疗质量提供了保证。

药品是医疗健康工作的物质基础。药品是医师防病治病的精良武器，没有足够的药品品种、数量，医疗卫生工作就失去了物质基础，医生也没有了武器，再好的医术也是难以发挥作用的。因此，医和药的关系，是唇齿相依、命运与共的关系。"有医无药医无用，有药无医药不灵"。只有医药紧密配合，才能提高医疗质量，促进医疗卫生工作发展。

一些严重危害人类健康、威胁人类生命的疾病，因新药的出现和使用而被征服。牛痘疫苗接种治疗天花就是一个著名的例子。

知识链接　　　　　　　牛痘疫苗的发现

天花（smallpox）是由天花病毒引起的一种烈性传染病。据报道，天花患者中每4人便有1人死亡，而剩余的3人脸上永远留下了丑陋的痘痕，还有很多人失去听觉，双目失明。18世纪，欧洲蔓延天花，死亡人数曾高达6000万人。

1796年5月，英国医生爱德华·琴纳（Edward Jenner）发现接种牛痘可以免疫天花。1798年，琴纳发表了"牛痘来源及其效果研究"，19世纪初，他又将牛痘接种技术编写成册，很快被译成5种文字在欧洲许多国家推广。由于琴纳牛痘接种法的推广，牛痘疫苗被全世界广泛采用。

20世纪上半叶，牛痘疫苗接种在世界各地不断推广，天花的发病率显著下降，但这种液态疫苗稳定性较差，接种失败时有发生。20世纪50年代初，科利尔（Collier）研制出用冷冻干燥法生产固态疫苗，才使大规模有效的预防接种成为可能。

20世纪50年代末至60年代中期，许多国家先后通过预防接种消灭了天花或使其感染率下降到最低水平。1966年世界卫生组织提出了一个彻底消灭天花的240万美元的预算计划，重点为发展中国家提供足够的疫苗。经过10多年的共同努力，1980年5月28日，世界卫生组织在第33届世界卫生大会上正式宣布，全世界已经消灭了天花。

二、药学在国民经济工作中的地位与作用

药学科学对促进国民经济的发展具有十分重要的意义。人类对药品的需求是医药经济发展的原动力。因此，医药产业被人们称为"永远的朝阳产业"。

2021年，我国医药工业增加值累计同比增长23.1%，增速较上年同期提升15.3个百分点，高于全部工业整体增速13.5个百分点。医药工业增加值占全部工业增加值比重持续上升，占比达到4.1%，稳定工业经济增长的作用进一步增强。2021年我国医药工业实现营业收入33 707.5亿元，累计同比增长18.7%，较上年同期提升11.4个百分点，增速创近5年来新高。实现利润总额7087.5亿元，累计同比增长67.3%。2021年，生物药品制造、基因工程药物和疫苗制造等子行业实现营业收入5918亿元，同比增长113.8%；实现利润在医药工业利润总额中的比重达41.7%，有力推动行业整体发展。

2021年，我国药品流通市场销售规模稳步增长。统计显示，全国七大类医药商品销售总额为26 064亿元，其中，药品零售市场销售额为5449亿元，药品批发市场销售额为20 615亿元，按销售品类分类，西药类销售居主导地位，销售额占七大类医药商品销售总额的71.1%，其次中成药类占14.4%，中药材类占2.2%，以上三类占比合计为87.7%；医疗器材类占7.8%，化学试剂类

占0.7%,玻璃仪器类占比不足0.1%,其他类占3.8%。

> **知识链接** **阿托伐他汀钙片——全世界年销量突破百亿美元的药品**
> [通用名称] 阿托伐他汀钙片
> [英文名称] atorvastatin calcium tablet
> [商品名] 立普妥
> [功效主治] 用于治疗高胆固醇血症和混合型高脂血症;冠心病和脑卒中的防治。
> [用法用量] 成人常用量 口服:10~20mg,每日1次,晚餐时服用。
> 阿托伐他汀钙是全合成、高纯化、高选择性抑制羟甲基戊二酰辅酶A(HMG-CoA)还原酶的药物,为第三代他汀类新药。2003年,该药作为全球最畅销药物,成为首个年销售额突破百亿美元的药物,销售收入达103亿美元,2007年销售收入127亿美元。

第四节 药学教育及就业

一、社会对药学人才的需求

2022年8月3日,国家卫生健康委员会印发了《"十四五"卫生健康人才发展规划》,该规划提出要加大药师配置和培养培训力度,到2025年医疗卫生机构药师达到77万人。医疗卫生机构严格落实药学专业技术人员配置标准,根据机构性质、任务、规模等合理配置药师。鼓励有条件的医疗卫生机构增加药师配置,鼓励医疗联合体内将二级以上医疗机构药师纳入家庭医生签约服务团队。强化药师在药品管理、处方审核和调配、药物重整、合理用药、短缺药品供应、药品使用监测和临床综合评价中的作用,加强药物治疗相关专业知识和临床实践能力培训。完善药师继续教育培训体系,实现医疗机构药师培训全覆盖,提升药师服务能力。2012年1月20日,国务院印发了《国家药品安全"十二五"规划》。该规划要求,自2012年起,新开办零售药店均配备执业药师。2015年零售药店和医院药房全部实现营业时有执业药师指导合理用药。

2022年我国卫生健康事业发展统计公报显示:到2022年末,全国医疗卫生机构达到1 032 918个,比上年增加1983个。全国共设置13个类别的国家医学中心和儿童类别的国家区域医疗中心。全国医疗卫生机构床位975.0万张,每千人口医疗卫生机构床位数由2021年的6.70张增加到2022年的6.92张。全国卫生人员总数1441.1万人,比上年增加42.5万人(增长3.0%)。每千人口执业(助理)医师3.15人,每千人口注册护士3.71人。

截至2022年底,全国获得药品生产许可证的企业有7974家。其中,生产原料药和制剂企业有5228家,生产化学药企业4144家,生产中药企业(含饮片)4569家,生产中成药企业2319家,生产中药饮片企业2250家。

截至2022年底,全国共有药品经营许可证持证企业64.39万家。其中,批发企业1.39万家,零售连锁企业6650家、下辖门店36万家,零售单体药店26.33万家。

截至2023年10月底,全国累计在注册有效期内的执业药师776 976人,环比增加5857人。每万人口执业药师为5.5人。注册在药品零售企业的执业药师704 192人,占注册总数的90.6%。注册在药品批发企业、药品生产企业、医疗机构和其他领域的执业药师分别为44 900人、5381人、22 314人、189人。

以上数据表明,我国药师、执业药师与要求相比缺口较大。

二、药学教育体系及其专业设置

我国药学教育始于1906年,到1949年中华人民共和国成立时共有11所药学院校,在校学生1000人左右。1978年改革开放初期,全国共有高等药学院校(系)41所,药学类专业7个。随后,在国家有关政策的指导下,设置药学类专业的高校日益增加,办学规模逐渐扩大。到2002年,全国所有的省、自治区、直辖市均有设置药学类专业的院校。根据2018年统计，全国共有469所高等院校开办涉药本科专业（共15个专业：药学、临床药学、药物制剂、药物化学、药物分析、药事管理、中药学、中药制药、中药资源与开发、海洋药学、中草药栽培与鉴定、藏药学、蒙药学、制药工程、生物制药），每年招生规模约为6.5万人。

2023年高校本科药学类专业点设置情况：药学专业点261个、临床药学专业51个、药物制剂专业104个、药物化学专业9个、药物分析专业23个、药事管理专业16个、中药学专业104个、中药制剂专业23个、中药资源与开发专业34个、海洋药学专业4个、中草药栽培与鉴定专业16个、藏药学专业4个、蒙药学2制药工程专业292个、生物制药129个。

2024年，药学学科博士学位授予权单位65个，其中药学博士学位一级学科单位28个，学科、专业点191个。中药学学科博士学位授予权单位24个，学科、专业点24个。药学学科硕士学位授予权单位170个，其中药学硕士学位（专业学位）授予权单位39个，学科、专业点752个。中药学学科硕士学位授予权单位113个，其中中药学硕士学位（专业学位）授予权单位43个，学科、专业点113个。药学、中药学学科研究生招生总人数为9194人，其中博士生948人，硕士生8246人。

三、药学类专业培养目标

1. 培养目标 依据2018年教育部发布的《药学类专业教学质量国家标准》，药学类专业培养人格健全、全面发展，掌握药学学科的基本知识、基本理论和基本技能，具备创新精神、创业意识和实践能力，能够从事药物研发、生产、流通、质量控制和药学服务等方面工作的高素质专门人才。

2. 课程体系 药学类专业课程体系由通识课程、基础课程、专业核心课程和专业实践环节等构成。

（1）通识课程：除国家规定的教学内容外，人文和社会科学、自然科学（数学、物理等）、外语、计算机与信息技术、体育、艺术等内容由各校根据办学定位和人才培养目标确定。应面向全体学生开设研究方法、学科前沿、创业基础、就业创业指导等方面的必修课程或选修课程。

（2）基础课程：主要包括基础化学课程群（含无机化学、有机化学、物理化学、分析化学等）、生物化学与分子生物学、微生物学、人体解剖生理学等，以及病理生理学、文献检索、数理统计、药学概论、药用植物学等。

（3）专业核心课程：药学专业的专业核心课程包括药理学、药物化学、药剂学、药物分析、药事管理学等。

（4）专业实践环节：主要包括实验、实训、毕业实习、毕业论文（设计）、科研训练、社会实践等。化学类、生物学类、医学类基础课程和药学类专业课程的实验课程与理论课程学比高于0.8，或实验课总学时不少于550学时。

毕业实习与毕业论文（设计）的时间不少于16周。毕业论文（设计）选题应符合医药行业人才能力素质目标要求，并结合药学科研与药品生产的实际问题；综述不能作为毕业论文选题。保证一人一题，使学生能够在解决实际问题的过程中学会综合运用所学知识。实验性论文选题占本专业全部论文选题的比例不低于90%。所有学生均须通过答辩获得毕业论文成绩。答辩程序规范。

毕业论文（设计）要特别重视学生理论与实际综合应用能力的培养及创新意识、创新精神的培养。药学专业毕业论文（设计）应包括以下环节：选题—查阅文献—设计研究方案—开题报告—实验操作（调查研究）—处理数据、结果分析—总结、撰写论文—论文答辩。

四、药学类专业毕业生就业去向

药学是朝阳产业，药学类专业毕业生深受用人单位的欢迎。以药学和制药工程两个专业为例予以说明。

药学专业是一个宽广的专业，通过上述培养目标可以看出，该专业涉及药品研发、生产、经营、使用、检验、管理、教育等各个方面。本科生毕业后主要面向各类制药企业、医药公司、各级综合性医院、药品检验机构、药学研究机构、药品监督管理、医药院校等部门工作，也可以继续深造，攻读研究生。药学专业毕业生部分就业岗位见图1-2。

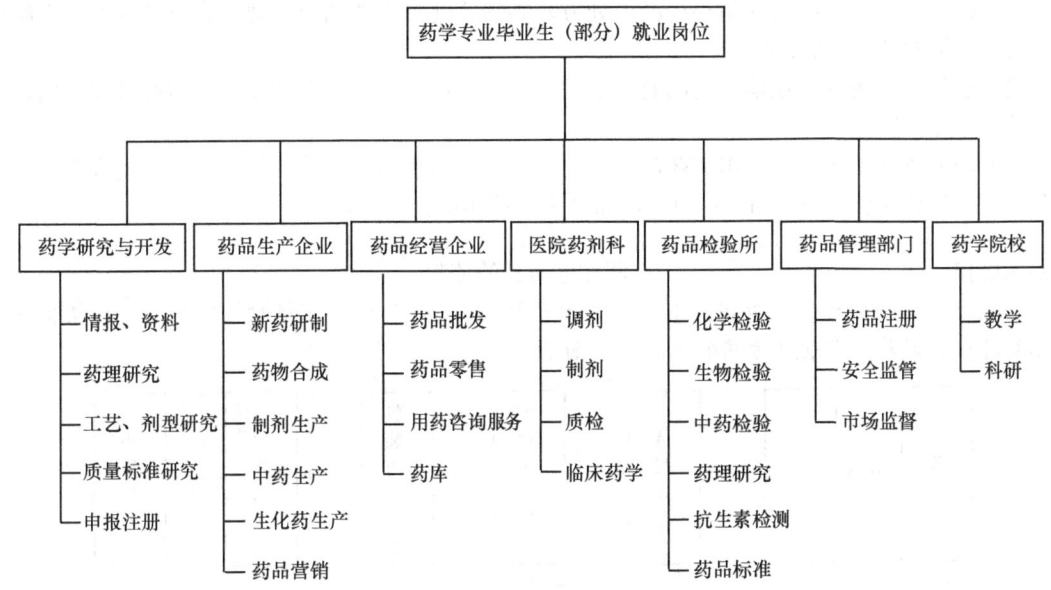

图1-2 药学专业毕业生部分就业岗位

五、药学工作岗位专业技术人员的职责

药学毕业生走上工作岗位后，在药学的各个领域从事与药品的生产、经营、使用、科研、检验和管理有关的实践工作，为社会提供合格的药品和药学服务。

（一）药品生产企业专业技术人员的岗位职责

药品生产企业是药学类专业毕业生就业人数最多的部门之一。在药品生产企业中，药学毕业生主要从事药品生产和质量管理工作，保证和提高药品质量。具体的岗位职责如下。

1. 质量保证 按照药品管理的法律、法规，制订药品生产操作规程及其他质量制度文件，并严格实施。

2. 质量控制 依据药品标准，对生产中所用的原辅料、中间品、半成品、成品进行质量检验，杜绝不合格品流入下道工序，杜绝不合格产品出厂。

3. 产品销售 了解药品市场，正确介绍药品，依法销售药品。

4. 新药研制开发 依据市场需求，制订研制计划并实施，申报注册药品。

5. 管理工作 从事有关生产、质量管理工作，药品再注册及上市后药品使用信息及药品不良反应的监测报告工作。

（二）药品经营企业专业技术人员的岗位职责

药品经营企业包括批发企业和零售企业。

1. 药品批发企业 药品批发企业是药品流通的重要环节，药学专业技术人员的主要职责如下。

（1）构建药品流通渠道，沟通药品供需环节，与医疗机构、药品零售企业的专业人员及时沟通交流，传递药品信息。

（2）依据市场需求，合理储运药品。保证药品流通环节的质量。

（3）承担药品质量检验工作，依法检验药品，杜绝假、劣药品，不合格品的购入及销售。

（4）从事药品质量管理工作及药品质量的跟踪。

2. 药品零售企业 药品零售企业应当配备依法经过资格认定的药师或者其他药学技术人员，

负责本企业的药品管理、处方审核和调配、合理用药指导等工作。药品零售企业（社会药房）直接为患者（消费者）提供药品，经营工作具有商业性特点，药学专业技术人员的岗位职责如下。

（1）供应合格药品：依法销售药品，处方药必须凭处方才能销售，要认真审核处方，无配伍禁忌及超剂量的处方才能调配。

（2）进行用药指导：在销售药品时，要向消费者提供用药的信息和指导，耐心解答疑问，保证药品的合理使用。

（3）药品管理工作：按照国家药品管理的法规，对销售药品实施分类管理，即处方药与非处方药分区、分类摆放、分开销售；负责药品质量管理和检验工作。

> **知识链接　　　　　　　　调配处方药的流程**
>
> 调配处方药分为6个步骤：①收方；②审方；③调配处方；④核对检查处方；⑤包装与贴标签；⑥发药。调配处方药的工作流程如下。

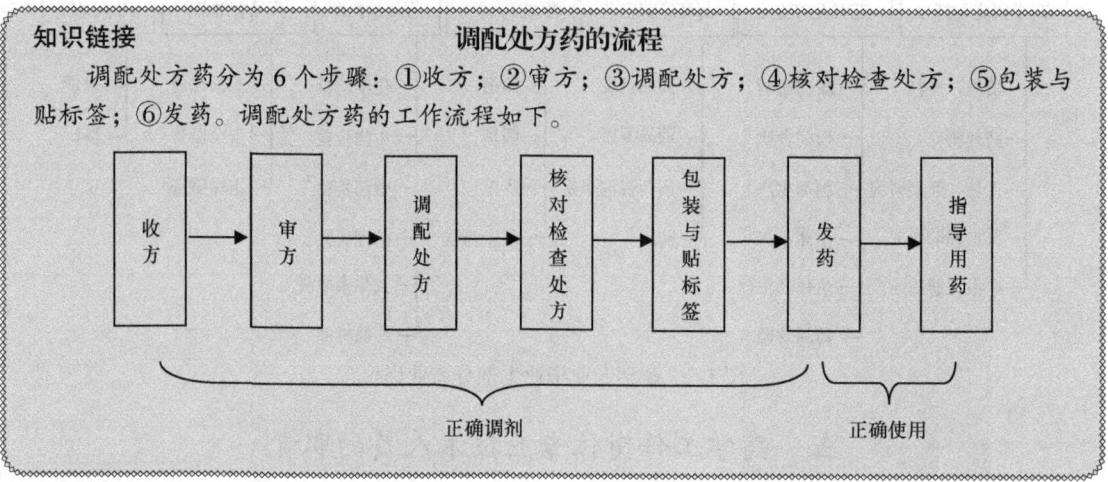

（三）医疗机构药学专业技术人员的岗位职责

医疗机构应当配备依法经过资格认定的药师或者其他药学技术人员，负责本单位的药品管理、处方审核和调配、合理用药指导等工作。医疗机构的药学技术人员是连接患者、医师和药品的纽带，要求熟悉本专业理论和基础知识，具有扎实的技术操作能力，能独立承担药品配制工作、检验工作、审核处方、调配处方，能做好药品质量控制工作，能开展药学咨询服务，正确解答医务人员和患者的疑难问题，指导合理用药。医疗机构药学专业技术人员的主要职责如下。

1. 调配处方　根据医师处方调配药品，保证患者使用合理、安全、有效的药品。

2. 配制制剂　根据本单位临床需要，依据药品管理法规，配制临床制剂，加工炮制中药材。

3. 检验药品　建立健全药品质量监督和检验制度，负责药品质量的检验。

4. 提供药品信息　向医务人员提供药学有关知识和信息，向患者提供药物使用咨询或指导。

5. 开展临床药学工作　具体内容参见第十一章。

6. 药品管理　根据本院医疗和科研需要，从事药品的采购、储存、供应、使用及经济管理工作，特别是做好麻醉药品、精神药品、医疗用毒性药品的管理工作。

> **知识链接　　　　　　　　临床药学介绍**
>
> 临床药学（clinical pharmacy）是随着药剂学、临床药理学和药物治疗学等新理论、新技术的发展而形成的一门医药结合型的综合性药学分支学科，是一门以患者为对象，研究安全、有效、合理地使用药品，提高药物治疗质量，促进患者健康的学科。
>
> "临床药学"一词于1953年首先在美国提出，至20世纪60年代逐渐推广。我国从20世纪60年代初期起，开始酝酿临床药学工作。1964年上海的医院药师首次提出了在国内医院开展"临床药学"的建议。1981年卫生部颁发的《医院药剂工作条例》要求医院药剂科要结合临床积极开展临床药学科研工作，以提高业务水平；积极创造条件开展临床药学研究，结合临床，协助医生制订合理给药方案，力求达到提高疗效、降低不良反应，确保用药安全有效。

临床药学的主要任务如下。
（1）收集药学信息资料，提供咨询服务。
（2）实施治疗药物监测及参与个体给药方案的制订。
（3）深入临床实践，参与药物治疗。
（4）参与药物不良反应的监测及管理工作。
（5）进行药物利用与评价的研究。
（6）建立患者的药历，进行处方、药历分析。

（四）药物研究开发机构药学专业技术人员的职责

药物研究开发机构的药学专业技术人员是指医药科研机构、药品生产企业新药研发部门中从事新产品、新工艺研究开发的药学专业技术人员。在药物研究开发过程中的主要任务如下。
（1）市场调研，分析新产品开发方向和前景。
（2）设计、筛选处方、制备工艺。
（3）试制产品，确定包装材料。
（4）进行药理、毒理、动物药代动力学研究，确定产品的有效性和安全性。
（5）产品的质量指标、检验方法的研究，确定新药质量标准。
（6）产品稳定性研究，提出贮藏的条件，确定药品有效期。
（7）承担药品注册申报工作。

第五节　药学概论课程的教学要求与教学方法

一、药学概论课程教学要求

药学概论课程是为大学一年级学生开设的一门药学启蒙课。本课程简要地向同学介绍药学的概念、性质、任务、各分支学科的基本概况、研究领域、学科进展，将药学专业教育早期引入教学，使学生早期了解药学、热爱药学、献身药学。

通过该课程的教学，应达到以下教学目的。
（1）了解药学的性质、任务及责任。
（2）简要地了解生药学、药物化学、药理学、药物分析、药剂学、中药学与天然药物、生物药物、临床药学、药事管理学等分支学科的历史、基本概况、学科范畴、学科发展等，了解各门课程的区别和联系。
（3）使学生明确药学工作者的职责和使命，激发学习药学科学的兴趣，培养良好的药学素养。

二、药学概论课程教学方法

本课程采用课堂讲授与实践教学相结合的方式进行教学。课堂教学可采用表格、流程框图、多媒体、实物等直观教学的形式和学生参与的互动式教学，以提高课堂教学的效果。

1. 突出案例教学　教师讲课时，尽可能多列举案例，进行剖析、论述、典型引导，启发学生，如新药研究开发成功的案例，药学科学家传记等。

2. 采用以问题为中心的教学方法　教师提供若干练习题供学生自学，学生可查阅一些课外资料，加深对问题的理解和记忆，也可以组织学生围绕某问题进行讨论，以发挥学生的主观能动性，提高学生的参与意识。

3. 引入实物，采用直观的教学方法　如讲授生药时，教师携带一些生药材的标本及药材让学生观看、比较；讲授药剂学时，携带常用药品的剂型供学生识别，以此加深理解。

4. 组织学生现场参观教学　任课教师带领学生参观教研室和教师的实验室，边参观，边讲解，以增加学生对本课程的了解。也可组织学生参观药品研制、生产、经营、使用、检验单位,了解制药厂原料药及制剂的生产过程,了解新药研制的过程,了解药品检验常用的仪器设备,也可组织学生参观药用植物园、学校的药圃,学习药材的采收、加工、炮制知识。

5. 组织学生参加有关学术讲座及社会实践 邀请药界名流、知名校友来校讲座,药界名流、知名校友结合自己走过的从药历程,现身说法;或者参加学校组织的药学专业研究进展的报告会,参加研究生、高年级本科生毕业专题的开题报告和论文答辩会,参加药界有关的社会实践,增加学生对药学的了解和兴趣,培养学生的专业思想。

三、对学生学习药学概论课程的建议

(1) 课堂认真听讲、积极互动、参与教学,加深对内容的理解。

(2) 课后及时复习、总结、归纳要点。

(3) 多看参考书,登录有关药学院校、药厂、医药公司、科研单位、医疗机构、药学报纸、期刊专业网站,了解学科发展,扩大知识面。

(4) 收集一些案例进行分析,培养自己发现问题、分析问题和解决问题的能力。

(5) 走出学校参加药学社会实践,去有关药厂、药店、药检所、医药研究院所等参观学习,调查研究,丰富自己的知识。

学 习 小 结

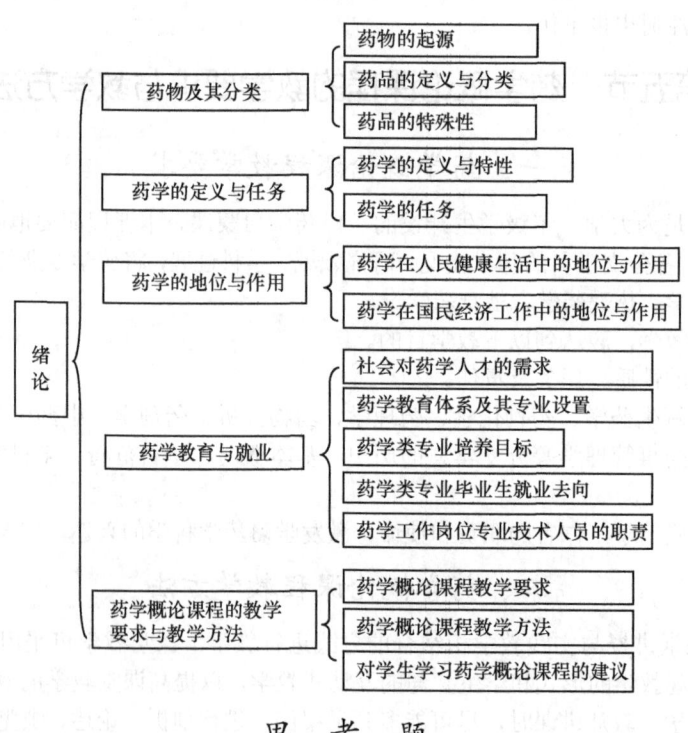

思 考 题

1. 简述药学的定义与任务。
2. 简述药品的定义及分类。
3. 为什么说药品是特殊商品?
4. 简述药学专业技术人员的岗位职责。
5. 谈谈自己对药学职业的理解及药学工作者的职责和使命。

(杨世民)

第二章　药物化学

学习目标

学习目的

本章简要概述了药物化学课程。介绍了药物化学的定义、研究对象及研究任务，简要介绍了药物化学的发展历程及新药研究过程中涉及的方法与技术。通过本章内容的学习，让学生对药物化学课程有了整体认识，了解药物化学在药学研究中的重要作用，为今后进一步学习药物化学课程奠定基础。

学习要求

掌握药物化学的定义及研究任务。
熟悉新药研究的一般过程及常用方法与技术。
了解药物化学的发展历程。

第一节　药物化学概述

药物化学（pharmaceutical chemistry，medicinal chemistry）是研究化学药物及天然活性成分的化学结构、理化性质、化学合成、体内代谢、化学结构与药效的相互关系，药物作用的化学机制，以及寻找新药的途径和方法的一门学科。与创制和发展新药有关的化学规律与方法均属药物化学研究的范畴。因此，药物化学是化学与生命科学的交叉学科，也是药学领域的带头学科，研究内容既涵盖了化学药物及天然活性成分的化学结构特征、与化学结构相关的药物的理化性质，又包含了药物进入人体后的一系列变化过程，如药物发挥作用的机制、药物在体内的分布及代谢过程、药物结构与治疗效果和不良反应之间的关系等，通过生理学、生物学、细胞学、免疫学等生命科学揭示了药物的作用机制及临床应用基础。

案例 2-1　　药物化学是药学领域的带头学科

1. 案例摘要　药物化学位于药学二级学科之首，是药学相关专业的专业核心课程，也是执业药师考试科目之一。药物化学通过发现与发明新药、合成化学药物、阐明药物的化学结构特征与化学性质，为药学及其他相关学科的研究提供物质基础。只有药物化学发现或发明了新的具有某种（或某些）生物活性的物质，才能进一步针对这种活性物质进行药理学、药效学、药代动力学、药剂学及药物分析等学科的相关研究。所以说，药物化学是药学领域的带头学科。

2. 案例问题　请结合上述内容，引申分析一下药物化学与药理学、药效学、药物分析及药剂学等学科的联系。

3. 案例分析　药物化学为药学领域的带头学科，研究内容广泛。药物化学阐明药物的化学结构，而化学结构中含有化学基团的种类、数量及位置等决定了该药物与作用靶点的作用方式和作用强度，即决定了药物的作用机制及可能发挥的药效、产生的不良反应等药理学内容。药物化学阐明药物的理化性质，即溶解性、稳定性、可与其他化学试剂或者药物等发生的反应等，而这些性质可用于药物的定性、定量分析及药物剂型的选择、制备等研究过程中。

具有预防、治疗、诊断疾病或调节人体生理功能、提高生活质量、保持身体健康等作用的药物，均为药物化学的研究对象。药物按照来源和性质不同可分为天然药物（植物药、动物药、微生物药、生化药物）、化学药物及基因工程药物等。药物化学则是以药物，尤其是化学药物为研究对象，承担着重要的研究任务。药物化学的研究任务之一是为药物的使用提供化学基础：通过阐明药物的理化性质、变化规律、杂质来源及代谢产物等，为药物的剂型设计、储存条件、质量标准制订及临床应用研究提供基础。药物化学的任务之二是研究药物生产的工艺：研究药物的合成原理、优化合成路线、设计适合我国国情的生产工艺，以实现药物的工业化生产。药物化学的研究任务之三是创制新药：不断探索具有进一步研究、开发价值的先导化合物（lead compound），对其进行结构改造和优化，创造出安全高效、不良反应小的新药，或者改造现有药物以获得更安全、更有效的药物。

> **知识链接**   **新药的发现**
>
>   新药的发现，从古代的经验积累式的偶然发现，伴随近代化学技术、生物学技术的发展，逐渐演变为化学、生物实验式的发现。今天，新药的发现不仅是免疫学、微生物学、化学、药理学、毒理学、医学等多种学科研究和应用的成果，也成为这些学科向前发展的重要推动力量。
>
>   而伴随着新药发现，制药技术、监管法规、健康理念也不断发展。新药发现的前端是蓬勃发展的科技体系，中间是高度发达的制药工业，后端是日益庞大的健康需求和医药市场。在今天，新药发现已经成为一个高度跨学科、跨行业、跨领域的概念。

第二节　药物化学发展简史

  药物是人类在同疾病不断斗争与实践的历史长河中对天然植物逐渐认识、发现、发展而来的，并在对药物的使用和研究过程中，不断发展、细化，形成了天然药物化学、药物化学、药物分析等众多药学相关学科。任何学科的形成和发展都是相辅相成、互相促进的，都与当时的经济、社会和科学技术发展水平密切相关。

  药物的最初来源为天然动物、植物，主要为天然植物的根、茎、叶、皮、花等，也有动物的分泌物、脏器及甲壳等。这些药物的获取途径主要有 3 种。第一种途径是取自食物，即人们从日常食用的食物中发现其具有改善或减轻某些病痛的作用，进而将具有这些作用的食物作为药物使用。第二种途径是有意识的尝试，是人们在生病之后通过品尝周围环境中的植物，选择其中可以令人产生舒适感或者有明确治疗效果的植物作为药物使用。例如，早在 1532 年，秘鲁人通过咀嚼古柯树叶来镇吐、镇痛。第三种途径是动物用药，是人们从动物用药中得到启发，进而发现可用于治疗人类疾病的药物。例如，在 20 世纪 20 年代，加拿大边界一带的牛常因外伤致大量出血不止而死，后经兽医学家和药物学家的系列研究，得到了抗凝药华法林。

  我国最早的药学专著《神农本草经》成书于东汉末年，书中收载了 365 种药物，为中药学的发展奠定了理论基础。在这一时期的西方各国也有以植物作为药物使用的记载，并形成了一种信号说：植物与人体的某一组织、器官相似，即可能具有治疗这一组织、器官的疾病的作用。例如，兜藓，为疗肺草属植物，因其叶片形似肺叶而被认为是自然界暗示可用于治疗肺病。

  随着对动、植物药用价值的不断挖掘，人类逐渐接触到了植物中的有机化学成分。我国伟大的医药学家李时珍在《本草纲目》中详述了采用升华法制备、纯化樟脑的过程。而国外文献记载的最早从天然药物中获取有机化学成分是 1769 年，舍勒将酒石转化为钙盐，再用硫酸分解制得酒石酸。19 世纪，化学学科的发展使人们主动探索具有药用价值的活性成分成为可能。第一种途径是从植物中寻找具有药用价值的小分子化合物：最早发现的植物化学成分均为生物碱类化合物，如 1803 年分离到那可丁，1806 年从鸦片中分离得到了吗啡，以及其他多种生物碱如尼古丁（1809 年）、马钱子碱（1817 年）、士的宁（1819 年）、奎宁（1820 年）、秋水仙碱（1820 年）及咖啡因（1820 年）等。这些活性成分的分离和鉴定，说明天然药物中所含的化学物质是其产生治疗作用的物质基础，这些化学成分的发现为药物化学的形成奠定了基础。第二种途径是从有机化合物中寻找活性物质作为药物研究：在有机化学工业的形成和发展过程中发现了很多有机化合物，如人们从煤焦油中分离出的苯、萘、蒽、苯胺、苯酚等新化合物；1856 年，第一个人工合成染料——苯胺紫，以及之后的系列合成染料和其他有机合成产物的问世，均为药物研究提供了大量原料，也取得了一定的成果，如水合氯醛的镇静作用、乙醚的麻醉作用、苯酚的杀菌作用等。1838 年，水杨酸首次由植物中分离得到；1860 年，科尔比（Kolbe）以苯酚钠为原料采用化学合成方法成功制备水杨酸并投入商业使用；之后合成的水杨酸衍生物水杨酸钠和水杨酸苯酯先后作为解热镇痛药用于临床，但由于强烈的刺激性等不良反应而停止使用；直到 1897 年，德国化学家费利克斯·霍夫曼成功制备了水杨酸衍生物——乙酰水杨酸，即阿司匹林。经过大量的试验之后，阿司匹林于 1899 年作为解热镇痛药正式用于临床。阿司匹林的成功上市标志着人类开创了通过化学方法改变天然化合物的化学结构——半合成研究，并使天然化合物成为更理想的药物的历史，也标志着药物化学作为一门独立的学科开始形成。阿司匹林为至今仍然广泛应用于临床的百年名药。

20 世纪初至 20 世纪 60 年代，是药物化学的飞速发展时期。继阿司匹林之后，涌现出了大量的药物，其中有些重要的药物至今仍然广泛应用于临床。这一时期发现的药物，如麻醉药、镇痛药、解热镇痛药、镇静药等神经系统用药，都是在实验药理学尚未发展的前提下，建立在人类亲身体验药效的基础上发现的、与人们的主观感觉有关的药物。1904 年，化学家们以从古柯树叶中分离到的、被证实具有局麻作用的可卡因为基础，通过大量的化学及合成实验获得普鲁卡因——至今仍广泛应用于临床的、效果优良的局麻药。在这些化合物的合成及药效研究过程中，化学家们认识到了药物化学结构中的某些化学基团与药效之间存在的必然联系。在这一理论的指导下，以可卡因为基本药效基团的局麻药研究得到了快速发展，仅 1910～1938 年就合成了 28 种局麻药。这一时期，以天然药物化学成分为目标寻找"药效基团"，并对其进行结构修饰和改造的构效关系研究开始萌芽。这种研究模式至今仍是新药研究的有效手段之一。作为偶氮染料合成中间体的磺胺早在 1908 年就被合成，但直到 1932 年，德国化学家约瑟夫·克拉雷（Josef Klarer）和弗里茨·米奇（Fritz Mietzsch）以磺胺为原料合成了百浪多息，多马克（Domagk）经过动物实验和人体试验（恰逢其女儿感染了链球菌，情况危急，便服用了百浪多息，最终获救）验证了百浪多息的抗菌作用，磺胺类药物才逐渐被认可和使用。Domagk 也因此发现获得了 1939 年的诺贝尔生理学或医学奖。磺胺类药物的发现使死亡率很高的细菌感染性疾病得到有效控制，开创了感染性疾病化学治疗的新纪元；其作用机制的阐明也开辟了一条从代谢拮抗寻找新药的途径，对药物化学的发展起到了重要作用。具有划时代意义的新药——青霉素也是在这一期间问世。微生物学的发展也为抗生素类药物的发展起到了重要的推动作用，随之而来的四环素类、大环内酯类、氨基糖苷类等各种不同类型的抗生素不断被发现。尤其是链霉素的发现，使得结核病这种在当时被认为是不治之症的疾病得以攻克，这也是药物化学对人类做出的重要贡献之一。

案例 2-2   **青霉素的发现**

1. 案例摘要   1928 年，英国细菌学家亚历山大·弗莱明爵士（Sir Alexander Fleming）偶然发现了培养皿中的葡萄球菌由于被污染而长了霉菌，而霉菌周围的葡萄球菌却被杀死，只有距离霉菌较远处的葡萄球菌才得以生存。随后，Fleming 鉴定了这种霉菌，将含有其分泌物的液体称为"青霉素"，并通过细菌培养实验验证了该霉菌对葡萄球菌、链球菌和白喉杆菌具有较强的抑制作用。1935 年，病理学家霍华德·瓦尔特·弗洛里爵士（Sir Howard Walter Florey）和生物学家厄恩斯特·鲍里斯·钱恩（Ernst Boris Chain）合作完成了青霉素的纯化研究。1941 年，青霉素作为抗菌药应用于临床；1943 年，建立了抗生素厂，实现了青霉素的工业化生产。1945 年，三位科学家因青霉素的发现荣获了诺贝尔生理学或医学奖。

数十年来，青霉素拯救了无数肺炎、脑膜炎、败血症等患者的生命，其医用价值不可估量。众多合成、半合成抗生素至今仍是临床上主要应用的抗感染药。但长期使用抗生素产生的耐药性也是如今医药学家们重点关注和解决的问题之一。

2. 案例问题

（1）青霉素是通过何种途径发现的新药？对你有何启发？

（2）目前临床常用的抗生素类药物有哪些？

（3）如何避免或者尽可能避免抗生素耐药性的出现？

3. 案例分析 青霉素的发现并成功应用于临床，开创了医药科学的新纪元，被誉为第二次世界大战期间最伟大的发明。青霉素源于意外发现和细心观察，其发现途径亦是新药创制的最简单、有效的途径之一。随着青霉素的发现和应用至今，不断研发上市的无数抗生素类药物，如β-内酰胺类抗生素、大环内酯类抗生素、氨基糖苷类抗生素、氯霉素类抗生素等，使各种细菌感染性疾病的有效治疗成为可能。但随着抗生素的广泛应用，很快出现了耐药菌。近年来，由于抗生素滥用而催生的超级（耐药）细菌已成为人类健康和生存的潜在威胁。因此，一定要在医生和药师的指导下，科学合理使用抗生素。另外，要通过合成、半合成方法针对耐药菌研发新型抗生素，解决耐药细菌感染的问题。

20世纪40年代，氮芥被意外发现具有抗肿瘤作用后便被广泛应用于临床，也是最早的肿瘤化疗药，自此打开了化疗药物发现之门，开启了肿瘤的化学治疗历程。20世纪50年代，随着皮质激素的免疫抑制、抗炎等活性发现之后，便展开了针对激素的大量研究工作，至60年代，在以皮质激素为基础的构效关系研究基础上成功获得了可口服的甾体避孕药。建立在细胞学及分子生物学重要研究成果基础上，以酶或受体为靶点设计的一系列新型药物研究获得了成功。1964年，布莱克（Black）在对异丙肾上腺素的构效关系研究过程中发现了第一个具有治疗心绞痛、心律失常作用的β受体阻滞剂普萘洛尔（商品名心得安），Black也因此发现获得了诺贝尔生理学或医学奖。在这一时期，构效关系研究得到了快速发展，并由定性研究转向定量构效关系研究。

知识链接　　　　　　　　定量构效关系

定量构效关系（quantitative structure-activity relationship，QSAR）是将化合物的结构信息、理化参数与生物活性进行分析计算，建立合理的数学模型，研究结构-药效之间的量变规律，为药物设计、指导先导化合物结构改造提供理论依据。定量构效关系常用的研究方法包括汉施（Hansch）线性多元回归模型、弗里-威尔逊（Free-Wilson）加合模型、基尔（Kier）分子连接性等。

针对喹诺酮类药物的研究可追溯到抗疟药氯喹的发现。在氯喹的结构改造研究过程中先后发现了仅对革兰氏阴性菌有效的第一代（1962~1969年）喹诺酮类抗菌药萘啶酸、吡咯酸，以1974年上市的吡哌酸和西诺沙星为代表的在抗菌谱和药代动力学方面显著提升的第二代（1969~1978年）喹诺酮类抗菌药。但直到1980年诺氟沙星的发现，喹诺酮类药物才取得了重要进展，也迅速掀起了喹诺酮类抗菌药的研究热潮，其间诞生的一系列抗菌药和一些新抗生素被认为是合成抗菌药发展史上重要的里程碑。

20世纪80年代以后，组合化学技术的出现为同时合成大量不同结构母核、不同取代基等相关化合物创造了有利条件。而将组合化学与高通量筛选技术及合理药物设计有效结合，进行大范围、快速、高效的活性筛选，加快了新药设计和发现的速度。随着人类基因组学、蛋白质组学、生物芯片等研究的不断深入，大量与疾病相关的基因不断被发现，为新药研究和设计提供了更多的靶点，而新发现的靶点也将会促进更多的新药不断问世。

近年来，诸如严重急性呼吸综合征（SARS）病毒、新型冠状病毒、猴痘病毒等全球性的公共卫生问题频频出现，是对全人类提出的严峻考验。而在对抗这些重大医药卫生问题的过程中，药物化学已经成功地将化学、物理学、医学、生命科学、信息学及其他很多科学技术有机结合起来，成为名副其实的高科技系统工程，成功创制出了战胜各种疾病的药物。新药的设计和研究，也由单纯的化学方法向以生物学为导向、化学和分子生物学相结合的方向发展。

药物的研究与开发经历了漫长的发展历程，逐步形成了规模巨大的全球性医药工业。药物研究与开发是一个高风险、高投入的过程，但同时也是一项高回报的事业。新药研究一旦取得成功，既为人类的生命健康保驾护航，也为制药企业创造巨额利润，为经济发展和社会进步做出巨大的贡献。

第三节　我国药物化学发展现状

随着整体国力不断提升和科学技术的飞速发展，我国医药创新能力显著提升，药物化学学科也取得了长足发展。从中华人民共和国成立初期到20世纪90年代，我国新药研究处于第一个阶段——跟踪仿制阶段，其间的新药来源基本上依靠仿制。20世纪90年代至今，进入模仿创新阶段，也取得了令人瞩目的成绩，近五年来，我国新药创制更是成绩斐然。未来，希望中国药物研发进入原始创新阶段，跟踪国际科技前沿热点，赶超世界医药研发前沿（图2-1，图2-2）。

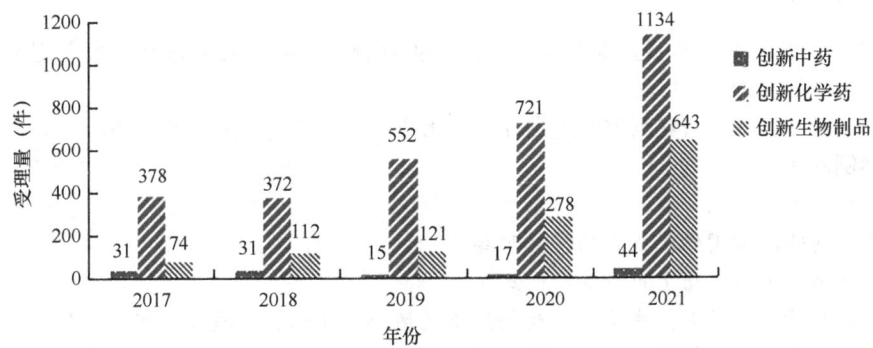

图2-1　2017～2021年创新药临床试验申请受理量

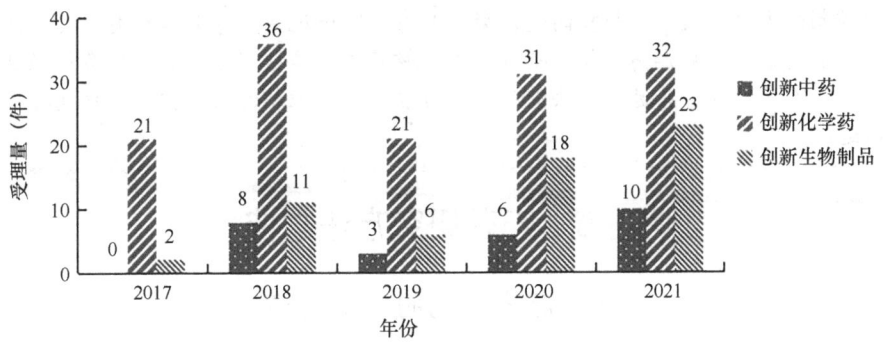

图2-2　2017～2021年创新药上市许可申请受理量

自《国家中长期科学和技术发展规划纲要（2006—2020年）》新药创制国家科技重大专项于2008年启动以来，新药研究成果丰硕。截至2019年，累计139个品种获得新药证书，其中1类新药44个，数量是专项实施前的8倍，部分新药已经产生重大经济效益和社会效益。新药创制专项技术副总师、中国科学院院士陈凯先指出：新药创制专项将加强后续战略研究，实现从"出新药"到"出新策略、新概念"，不断开拓新药研究和产业发展的新方向，为满足人民群众"用得上、用得起"的需求不懈努力。

案例 2-3　　　　　　　　　　阿兹夫定的研发历程

1. 案例摘要　2003 年，常俊标教授团队就开始了抗病毒药物的研究设计与结构优化。

2003~2014 年，耗时 11 年获得了与病毒复制过程中所需核苷酸底物非常相似的新型化合物——阿兹夫定，并确定了其作用机制：抑制病毒逆转录酶和辅助蛋白 Vif 双靶点。作为核苷类逆转录酶抑制剂，可抑制逆转录酶及病毒核酸链延长，阻止病毒复制；作为 Vif 抑制剂，可增加宿主抗病毒因子 A_3G 水平，降低新产生的病毒粒子感染性，进而达到强效抑制 HIV 病毒复制的作用。

2014~2021 年，展开了阿兹夫定治疗艾滋病的系列临床试验。2021 年 7 月，国家药品监督管理局附条件批准阿兹夫定作为艾滋病治疗药上市。该成果获得了中国专利金奖和中国 2021 年度重要医学进展，并被纳入《中国艾滋病诊疗指南（2021 年版）》，为全球首个双靶点抗艾滋病创新药。

2020 年 4 月，阿兹夫定获国家药品监督管理局批准用于治疗新型冠状病毒感染的Ⅲ期临床试验批件；2021 年年初，获得国外治疗新型冠状病毒感染的Ⅲ期临床试验批件。临床试验证实，阿兹夫定治疗新型冠状病毒感染具有用量低、效果好、安全性高、靶向性强且长效等优势，且对新型冠状病毒现已发现的各种变异毒株（阿尔法、贝塔、德尔塔、奥密克戎）均有明显抑制效果。

2022 年 7 月，国家药品监督管理局应急附条件批准阿兹夫定片增加治疗新型冠状病毒感染适应证注册申请。

从药物设计的基础研究到阿兹夫定片正式上市，整个研发过程历时近 20 年。

2. 案例问题

（1）病毒有何特点？

（2）目前临床常用的抗病毒药物有哪些？

（3）阿兹夫定的成功上市对你有何启发？

3. 案例分析　病毒是能感染所有生物细胞的微小有机体，病毒能利用宿主细胞的代谢系统进行寄生和增殖，一旦进入宿主细胞即开始循环式感染或停留在宿主细胞内。而恰恰是由于没有自己的代谢系统，病毒需依靠宿主细胞进行复制，才更容易变异，这也是病毒感染性疾病难以控制的主要原因。更严重的是，新型病毒不断出现，病毒引起人类新的疾病也不断"更新"。目前，常用抗病毒药包括金刚烷胺类、核苷类、非核苷类及流感病毒神经氨酸酶抑制剂等。但现有的抗病毒药远远无法满足人类日益变化的维护健康的需求，抗病毒新药研究任重而道远。

第四节　新药研究方法与技术

一、新药研究的一般过程

新药研究与开发是药物化学学科的主要任务之一，也是一个投资巨大且艰巨而漫长的过程。一般而言，一个新药的研发成功需要 12~15 年的时间，所需费用则高达 8~12 亿美元。总体上，新药的研发为分两个阶段：研究阶段和开发阶段。

候选药物的确定过程即新药的发现过程，可认为是研究阶段，主要包括治疗靶分子的选定、靶分子的优化、先导化合物的发现和优化。其中先导化合物的发现和优化是药物化学的研究重点。通过优化后的先导化合物即可作为候选药物，进一步按照规定要求进行系统的临床前研究（preclinical study）和临床研究（clinical study）。临床前研究、临床研究，以及申请上市等，均为新药开发阶段。临床前研究是药物在推广至临床用于人体之前进行的细胞水平及动物水平的实验，以检验药物的安全性和有效性，获取足够的科学数据。为申请药品注册而进行的新药临床前研究一般包括药物的合成工艺、提取方法、理化性质及纯度、剂型选择、处方筛选、制备工艺、检验方法、质量标准、稳定性、药理、毒理、动物药代动力学等研究。中药制剂还包括原药材的来源、加工及炮制等研究;生物制品还包括菌毒种、细胞株、生物组织等起始原料的来源、质量标准、保存条件、生物学特征、遗传稳定性及免疫学的研究等。在临床前研究阶段,将淘汰危害大的候选化合物,权衡有副作用的化合物,通过危害小的化合物,优选出安全有效、质量可控的候选化合物进行临床研究。临床研究是以药品上市注册为目的,为确定药物安全性与有效性在人体(包括患者或健康志愿者)开展的药物研究。临床研究一般分为Ⅰ期临床试验、Ⅱ期临床试验、Ⅲ期临床试验、Ⅳ期临床试验及生物等效性试验。根据药物特点和研究目的,研究内容包括临床药理学研究、探索性临床试验、验证性临床试验和上市后研究。

1. Ⅰ期临床试验 初步的临床药理学及人体安全性评价试验。观察人体对于新药的耐受程度和药代动力学,为制订给药方案提供依据。该期需要病例数较少,一般为20~80例。

2. Ⅱ期临床试验 治疗作用初步评价阶段。其目的是初步评价药物对目标适应证患者的治疗作用和安全性,也包括为Ⅲ期临床试验研究设计和给药剂量方案的确定提供依据。此阶段的研究设计可以根据具体的研究目的,采用包括随机盲法对照临床试验等多种形式。该期的病例数比一期多,一般为100~300例。

3. Ⅲ期临床试验 治疗作用确证阶段。其目的是进一步验证药物对目标适应证患者的治疗作用和安全性,评价利益与风险关系,最终为药物注册申请获得批准提供充分的依据。试验一般应为具有足够样本量的随机盲法对照试验。该期的病例数更大,一般为1000~3000例。

4. Ⅳ期临床试验 新药上市后由申请人自主进行的应用研究阶段。其目的是考察在广泛使用条件下的药物的疗效和不良反应;评价在普通或者特殊人群中使用的利益与风险关系;改进给药剂量等。

5. 生物等效性试验 是指用生物利用度研究的方法,以药代动力学参数为指标,比较同一种药物的相同或者不同剂型的制剂,在相同的试验条件下,其活性成分吸收程度和速度有无统计学差异的人体试验。

二、先导化合物的发现

先导化合物(lead compound)是在新药发现的过程中,通过活性筛选、功能评价和类药性研究,显示具有一定生物活性、选择性和类药性,可以用于结构优化获取新药的原型化合物。先导化合物的发现是新药研究的起点,通过对先导化合物的结构改造和优化,降低或消除其毒性、提高药理活性和选择性或特异性、改善理化性质和药代动力学性质,以达到安全、高效、可控的药用目的。先导化合物的发现有多种途径和方法。

(一)从天然产物中获取先导化合物

动物、植物、微生物及海洋生物等都含有众多不同类型的化合物,即天然产物。这些天然产物具有结构骨架和立体化学多样性的优势,能够与多种药物靶点蛋白作用而产生特定的活性。有些天然产物可以直接作为药物使用,更多的则需要作为先导化合物,经过结构优化后方可上市使用。从天然产物中成功发现先导化合物的例子不胜枚举。20世纪70年代,中国科学家屠呦呦团队从中药黄花蒿(*Artemisia annua*)中发现的抗疟药青蒿素(artemisinin)便是其中之一。为了改善青蒿素溶解性差的问题对其进行结构修饰,合成了大量衍生物,从中筛选出抗疟效价高、原虫转阴快、速效、低毒的还原产物双氢青蒿素(dihydroartemisinin),进一步衍生化得到了油溶性的蒿甲醚和水溶性的青蒿琥珀酸单酯并应用于临床。青蒿素的发现是疟疾治疗史上继氯喹之后的又一重大突破,屠呦呦也因此获得了2015年的诺贝尔生理学或医学奖(图2-3)。

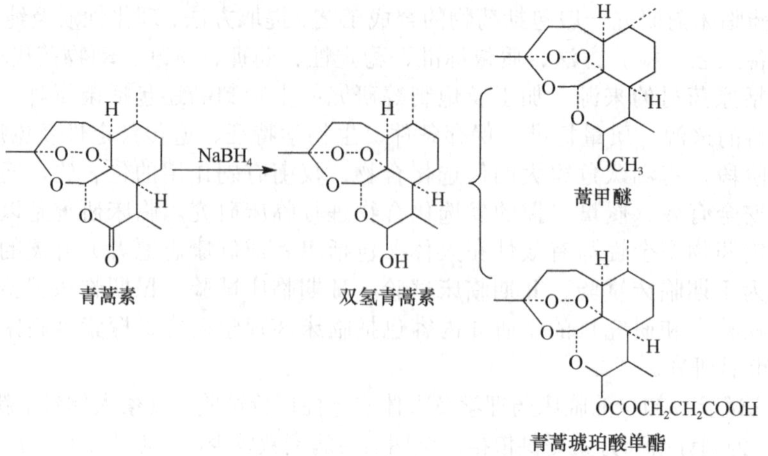

图2-3 青蒿素及其衍生物结构式

(二) 以内源活性物质作为先导化合物

人体内存在多种化学信使，发挥一系列复杂的生理作用。当机体内某一种或几种化学信使失去平衡，便处于患病状态，需要用外源性化学物质（即药物）帮助机体调节平衡、恢复健康。但一般而言，内源活性物质多存在稳定性差、活性低、选择性差等问题而无法直接作为药物使用。因此，可以内源活性物质为先导化合物，进行相应的药物研究，如选择性M受体激动剂——氯贝胆碱即是以内源活性物质乙酰胆碱为先导化合物进行结构改造得到的。氯贝胆碱上的氨甲酰基由于N原子上孤对电子的参与，其羰基碳的亲电性较乙酰胆碱中的乙酰基低，因此不易被化学和酶水解，增强了稳定性，口服有效。临床上主要用于手术后腹气胀、尿潴留及其他原因所致胃肠道或膀胱功能异常的治疗（图2-4）。

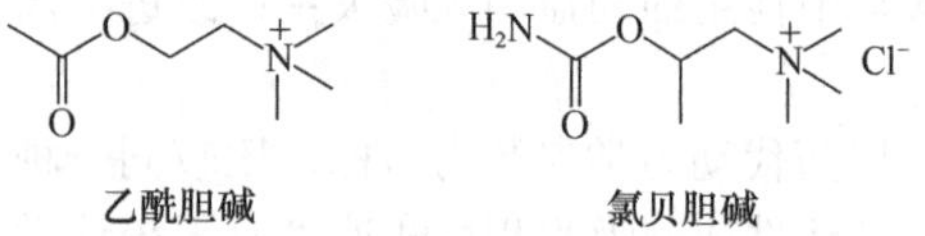

图2-4 乙酰胆碱和氯贝胆碱结构式

(三) 通过靶向筛选获得先导化合物

以生物靶点为基础，通过计算机辅助药物设计手段发现先导化合物。例如，目前应用比较多的分子对接（molecular docking）技术，通过计算被设计药物的分子与受体结合的空间和电性的互补性，修饰并优化药物分子的取代基和分子构象，优化受体与配体间相互作用的过程。因此，分子对接的过程就是确定复合物中两个分子的相对位置、取向和特定的构象，作为设计新药的基础，再按照设计结果进行化学合成，将合成产物作为先导化合物进一步开展药理学、药效学及结构改造研究（图2-5）。

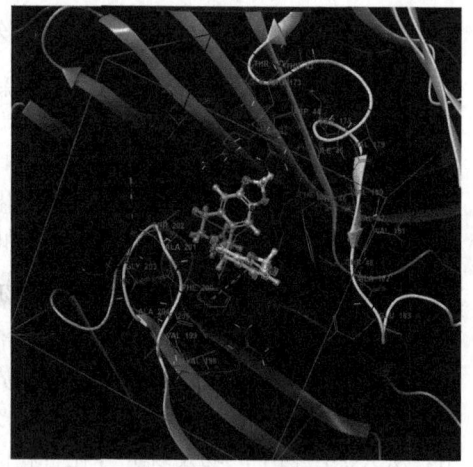

图2-5 分子对接示意图

知识链接　　　　　　　　　计算机辅助药物设计

计算机辅助药物设计（computer-aided drug design，CADD）是以生物化学、酶学、分子生物学及遗传学等生命科学的研究成果为基础，针对其揭示的酶、受体、离子通道及核酸等潜在的药物设计靶点，参考其他内源性配体或天然产物的化学结构特征，综合运用计算机图形学、计算化学、化学信息学、生物信息学等技术，科学地计算出药物分子靶标各种相互作用模式和能量变化，合理地设计出药物分子，并预测出其生物活性，以提高药物设计效率的方法。

（四）通过药物的体内代谢研究发现先导化合物

药物代谢（drug metabolism）又称生物转化（biotransformation），是药物作为一种异物进入体内后，机体动员各种机制使药物从体内消除的重要途径。一般而言，药物代谢多使有效药物转换为低效或者无效的代谢物，或无效结构经代谢活化转变为有效结构。有些药物在代谢的过程中，有可能经过体内某种酶的作用转变为不良反应较高的代谢产物。而在新药研究过程中，可以参考药物在体内被活化的过程，获得药物的体内活性代谢产物，将其直接作为药物使用，也可作为先导化合物进行结构修饰和改造，进而获得更优秀的药物。1946年，瑞士科学家合成了具有3,5-吡唑烷二酮结构的保泰松，其解热镇痛作用较弱，而抗炎作用较强，临床上用于各类风湿性关节炎、痛风的治疗，但是其不良反应较大。1961年发现了保泰松体内的代谢物羟布宗，同样具有消炎抗风湿作用，而且其毒性低，副作用小，临床上至今还用于治疗痛风及风湿性关节炎（图2-6）。

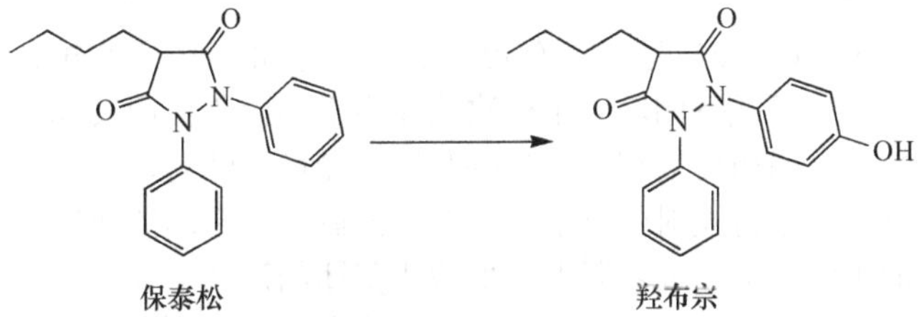

图2-6 保泰松和羟布宗结构式

（五）通过药物的副作用发现先导化合物

药物作用于机体之后将会产生治疗作用和不良反应。其中的副作用只是对非治疗目的而言药物所发挥的药理作用，对于另外一种疾病来说，可能就是治疗作用。因此，了解了药物的药效学基础就可以将其治疗作用和副作用分开。例如，20世纪40年代，在大量应用磺胺类抗菌药磺胺异丙基噻二唑治疗斑疹伤寒时出现了很多不明原因的死亡病例。进一步研究发现，病例死亡是由于磺胺异丙基噻二唑可刺激胰腺释放胰岛素，引起患者低血糖所致，便开启了磺胺类降糖药的研究。1955年发现，相对于抗菌活性而言，磺胺类药物氨苯磺丁脲具有更强的降血糖作用。由此，氨苯磺丁脲便成为第一个应用于临床的磺酰脲类降血糖药物。氨苯磺丁脲的发现促进了对磺酰脲类药物降血糖作用的研究，合成了大量衍生物，获得了如甲苯磺丁脲、格列苯脲、格列美脲等众多高效低毒的口服降血糖药物。

（六）利用组合化学和高通量筛选获得先导化合物

采用组合化学的方法构建化合物库，通过高通量筛选技术快速挖掘其中具有目标生物活性的组分，再利用现代分离、分析技术快速获得其单体并确定结构。将组合化学技术和高通量筛选技术有机结合，大大提高了发现先导化合物的效率。

> **知识链接**   **组合化学和高通量筛选**
>
> 组合化学（combinatorial chemistry）是一门将化学合成、组合理论、计算机辅助设计等相结合，并在短时间内将不同构建模块反复连接，从而产生大批的分子群体，形成化合物库（compound library），然后运用组合原理，对库成分进行筛选优化，得到可能的有目标性能的化合物结构的科学。

> 高通量筛选（high throughput screening）：一些针对特定靶点的微量生物活性筛选方法，由自动化机器人技术和完整数据处理技术有机结合而成，是一种新型、自动化、高灵敏度、高通量的筛选发现新药的技术。

三、先导化合物的优化

先导化合物是药物研发结构优化的起点。在新药研究过程中，从先导化合物的发现到新药开发还需要经历一个漫长的先导化合物优化设计阶段。先导化合物多因存在一定的缺陷而无法直接开发成药，需要进一步优化先导化合物的理化性质和生物学性质，使其生物活性进一步提高、药代动力学性质得到改善，不良反应明显减少，从而得到安全有效、有开发价值的最佳候选药物。这一过程称为先导化合物优化（lead compound optimization），是获得最佳药物的关键。先导化合物化学结构的任何改变都会导致其分子的三维构象、物理化学性质及活性的变化。因此，研究建立先导化合物优化设计的技术与策略有着十分重要的意义。本章将介绍几种先导化合物结构优化的常用方法。

（一）生物电子等排替换

生物电子等排体（bioisostere）是指具有相似的分子体积、形状和电子分布等物理或化学性质，而生物活性又相似的分子或基团。鉴于药物是作用于相应靶标而发挥治疗作用的，不同的生物电子等排体具有相似性，因而可以相互替换并与同一靶标相结合，发挥相同或相似的作用。采用生物电子等排方法进行基团替换对生物活性所产生的影响在不同的研究对象中会有所差别。基团替换对化合物活性的影响（提高或者降低）取决于基团的形状、大小、电子性质、极化率、偶极矩、极性、溶解性、解离常数等与作用靶点结合口袋微环境的适配程度，其化学本质是药物-受体的分子识别和相互作用力。生物电子等排也是避开药品专利保护、形成新知识产权的重要手段（表2-1）。

表 2-1 常见的生物电子等排体

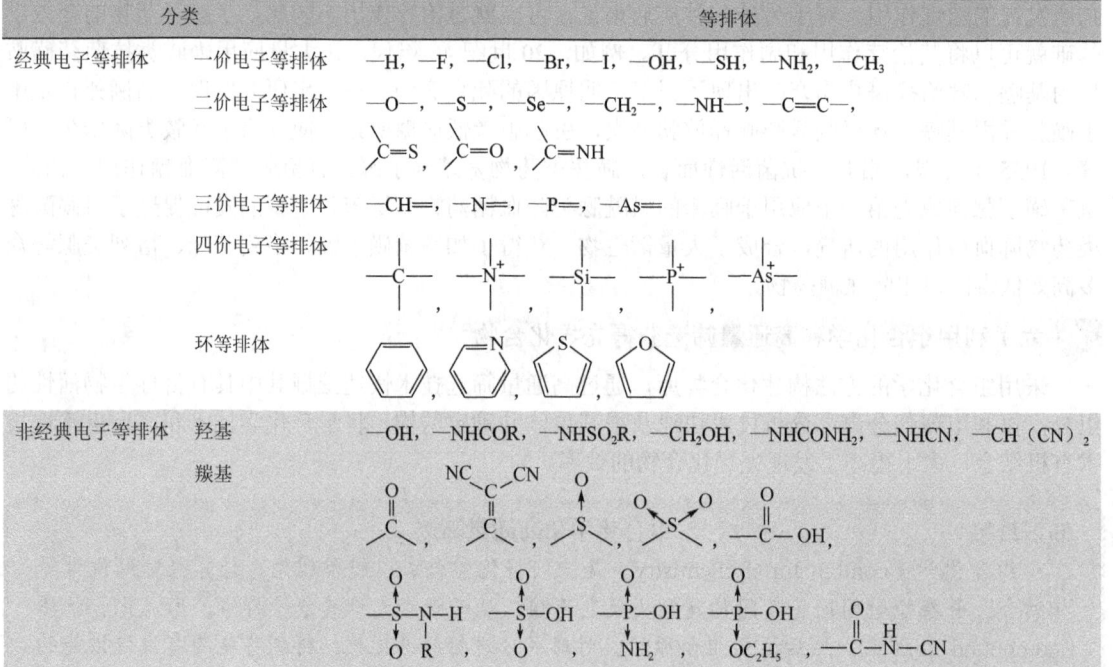

续表

分类		等排体
非经典电子等排体	羧基	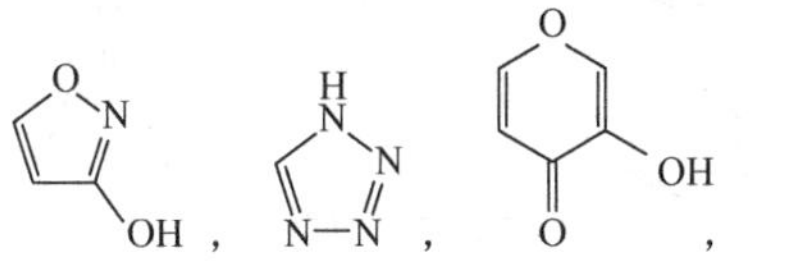 (异噁唑-3-OH, 四氮唑, 3-羟基-4-吡喃酮), —COOH, —SO$_2$NHR, —SO$_3$H, —CONHOH
	吡啶	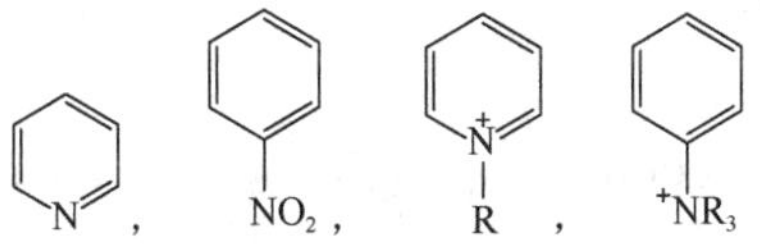 (吡啶, 硝基苯, N-取代吡啶鎓, 三取代苯铵)
	硫脲	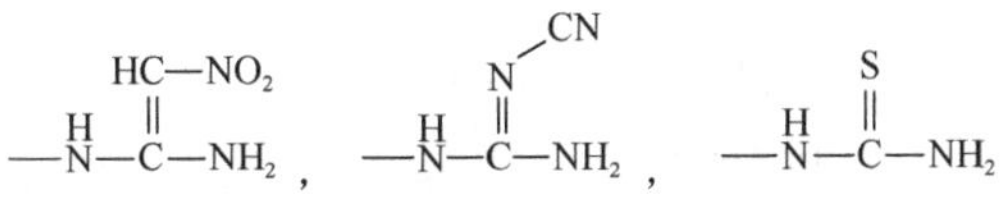 HC=NO$_2$—N=C—NH$_2$, CN—N=C—NH$_2$, S—N=C—NH$_2$

例如,将尿嘧啶中的 H 原子用其电子等排体 F 原子取代,得到氟尿嘧啶。氟尿嘧啶替代正常代谢物尿嘧啶后,抑制了胸腺嘧啶合成酶,使胸腺嘧啶脱氧核苷酸无法合成,进而抑制肿瘤细胞 DNA 合成,发挥了抗肿瘤活性(图 2-7)。

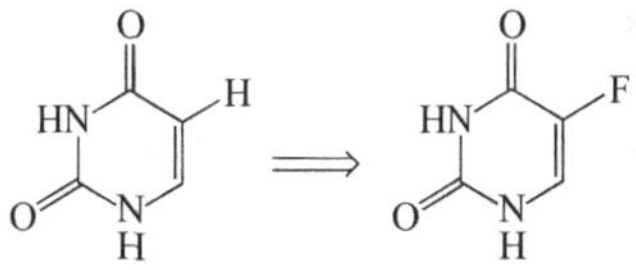

图 2-7 尿嘧啶和氟尿嘧啶结构式

(二) 前药设计

经过优化后的先导化合物可能仍然存在其他问题,如无法表现出合适的生物利用度、代谢稳定性、持续作用时间、良好的选择性、耐受性及穿透血脑屏障的能力等。这些重要性质的缺失导致优化出的化合物虽然具备了良好的生物活性,却也无法应用于临床。这些问题一般无法通过快速的结构修饰解决,却可以通过一种特殊的制备方法得到改善,即制成前药。所谓前药(prodrug),也称前体药物,是指在体外无生理活性,仅在体内被代谢为活性物质后才发挥效应的药物。有些药物,其代谢物也显示出良好的临床药物特性。某些情况下,可以从这些代谢物得到新的或者改善型药物,而原始药物被保留做为前药。

案例 2-4　　他汀类前药

1. 案例摘要　1976 年,微生物学家从桔青霉(*Penicillium citrinum*)的代谢物中分离得到一种可抑制羟甲基戊二酰辅酶 A(HMG-CoA)还原酶的物质,并将其命名为康帕定(compactin),即美伐他汀(mevastatin)。由此便开启了 HMG-CoA 还原酶抑制剂类调血脂药的新纪元。1987 年,第一个他汀类药物洛伐他汀成功上市。

洛伐他汀(lovastatin)为一种调血脂的无活性前药,需要在体内将内酯环水解成开链的 β-羟基酸衍生物才有抑制 HMG-CoA 还原酶的活性。该开链的羟基酸结构部分恰好与 HMG-CoA 还原酶的底物 HMG-CoA 的戊二酰部分具有相似性,由于酶的识别错误,与其结合后即失去催化活性,使胆固醇合成受阻,故能有效地降低血浆中的胆固醇而用于治疗原发性胆固醇血症和冠心病。继洛伐他汀之后发现的辛伐他汀,活性较洛伐他汀强 1 倍。

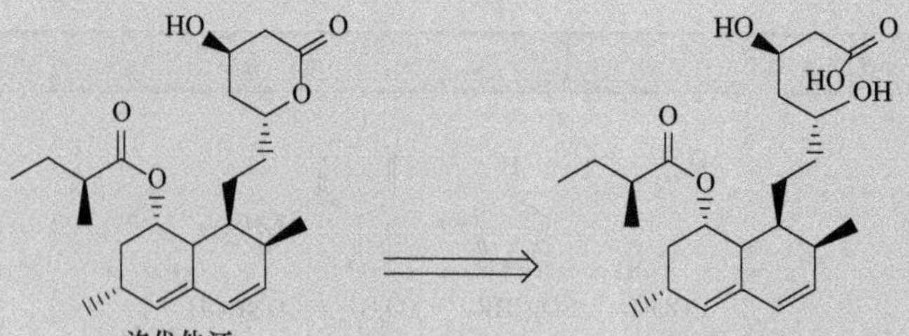

[洛伐他汀] ⟹ [活性代谢物]

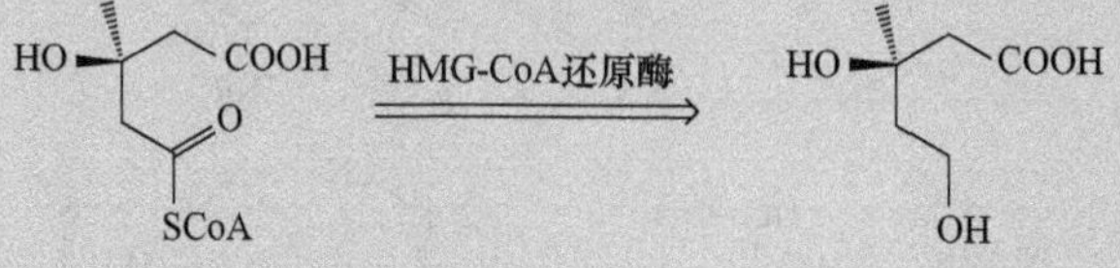

HMG-CoA —HMG-CoA还原酶→ 甲羟戊酸

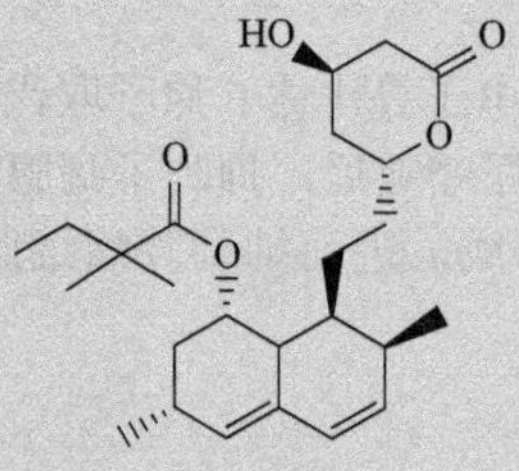

[辛伐他汀]

2. 案例问题
（1）试由洛伐他汀及其活性代谢物的结构分析其作为前药的特征。
（2）还可以设计出具有何种结构或者基团的前药？

3. 案例分析 血浆总胆固醇是临床上高脂血症的主要检测指标之一。内源性胆固醇是由乙酸在肝细胞内经26步生物合成而得，其中HMG-CoA还原酶是该合成过程中的限速酶。如果HMG-CoA还原酶被抑制，则体内的胆固醇合成减少，高脂血症得到缓解。他汀类调血脂药均为2-甲基丁酸萘酯衍生物，结构中均中含有六元内酯环，进入体内后水解开环，开链的羟基酸部分与HMG-CoA还原酶的底物结构相似，导致酶的错误识别，胆固醇合成受阻而发挥降血脂活性。了解了此类药物与活性相关的结构特点后，即可以内酯环或羟基酸为目标，设计出相应的前药。

（三）软药设计

代谢是药物的体内必经过程。有些代谢物会产生严重的不良反应，如解热镇痛药对乙酰氨基酚，大剂量服用后其代谢产物乙酰亚胺醌可与肝蛋白结合而引起肝坏死、低血糖、昏迷等。为了使药物代谢过程合理、可控，20世纪80年代初便有人提出了"软药"的概念。所谓软药（soft drug），是指容易代谢失活的药物，在完成治疗作用后以可控的代谢途径和代谢速率，进一步转化为无活性的代谢产物迅速排出体外，以便实现活性和毒性分离的一类药物。软药的代谢产物无毒性，且不蓄留在体内产生有害后续反应而迅速排出，缩短了体内过程，避免了有毒中间体的形成，降低了药物的不良反应，提高了治疗指数。例如，作为麻醉辅助用药的肌松药，希望在手术后即能尽快代谢，避免蓄积中毒，便在对氯筒箭毒碱类肌松药的构效关系研究过程中设计得到了阿曲库铵（atracurium）。阿曲库铵在生理pH和体温下，由于季氮原子β位上的酯基的强吸电子作用，可进行霍夫曼（Hoffmann）消除，生成N-甲基四氢罂粟碱和其他代谢物，链上的双酯也可被血浆中的酶水解。阿曲库铵的体内代谢产物可预测，在临床用药过程中就可以根据此性质控制给药量和给药时间，避免了肌松药蓄积中毒的不良反应（图2-8）。

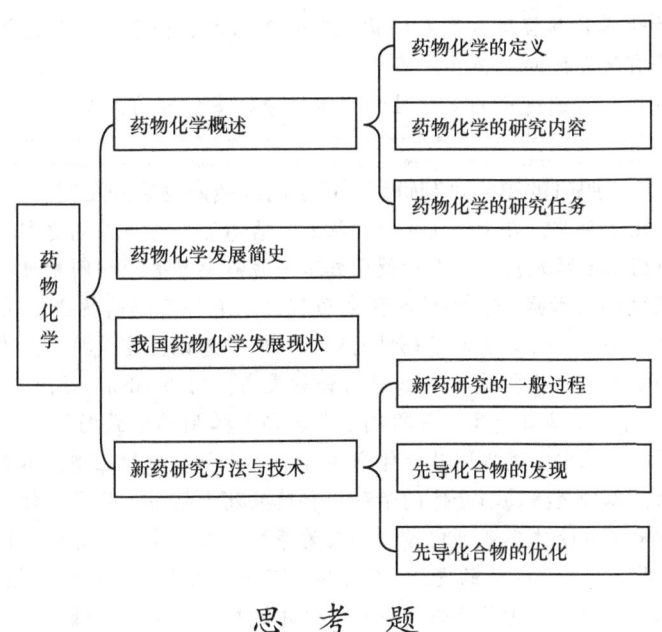

图 2-8 阿曲库铵结构式

与软药相对应的，为了避免产生有害的代谢物，曾经有人试图设计出具有发挥药物作用所必需的结构特征的化合物，该化合物在生物体内不发生代谢或转化，即称之为硬药（hard drug）。但实际上，硬药并未取得应有的效果，因此也未能像软药那样得到广泛的应用。

学 习 小 结

```
                    ┌─ 药物化学的定义
        ┌─ 药物化学概述 ─┼─ 药物化学的研究内容
        │              └─ 药物化学的研究任务
        │
        ├─ 药物化学发展简史
药物化学 ─┤
        ├─ 我国药物化学发展现状
        │
        │                    ┌─ 新药研究的一般过程
        └─ 新药研究方法与技术 ─┼─ 先导化合物的发现
                             └─ 先导化合物的优化
```

思 考 题

1. 试分析药物化学在药学领域的重要作用。
2. 药物化学的主要任务是什么？
3. 试述新药研究的一般过程。
4. 如何发现先导化合物？
5. 先导化合物的优化方法有哪些？

（孙晶波）

第三章 天然药物化学

学习目标

学习目的

本章在阐述了天然药物化学的内容和意义的基础上,从生物多样性入手,介绍了天然产物化学成分的多样性;叙述了天然产物的提取、分离的主要方法、原理及其新进展。扼要介绍了化学物质结构测定的主要方法的基本原理和用途;概述了天然药物化学主要类群与活性;进一步展望天然药物化学发展方向。

学习要求

掌握天然药物化学研究的主要任务和发展方向。

熟悉天然药物化学物质提取分离及结构测定的基本方法和原理,天然药物化学的主要类群和活性,以及具有代表性的化合物。

了解生物多样性、代谢途径的多样性和化学成分的多样性的关系。

案例 3-1   吗啡的镇痛机制研究促进了内源镇痛物质的发现

1. 案例摘要 几千年前,在古巴比伦、古埃及、古希腊、古罗马的史书就有罂粟特征和使用的记载。当可用药物寥寥无几时,人们就已知道阿片能够显著地缓解重度疼痛、治疗肠胃疾病。吗啡是阿片镇痛的有效成分,吗啡的探究历程可以看作天然药物研究的缩影,1803年首次从阿片中分离出了吗啡,由此奠定了吗啡的现代药理学基础,这是将天然产物发展成标准化药物的里程碑。吗啡在阿片生物碱中(25种)含量最高,约为10%,是阿片镇痛的主要成分。1954年有人提出体内存在吗啡受体,并推测了药物与其作用的模式图像。1973年在动物体内找到吗啡受体,存在于脑中,发现阿片受体分为 μ、κ、δ 和 σ 四种亚型,不同受体兴奋产生具有差别的生物效应,各种镇痛药与受体的亲和力和镇痛效力相关,且发现作用于 κ 和 μ 受体的药物有成瘾性。清楚阿片受体各亚型化学结构又为寻找高效、长效、非成瘾性镇痛药打下了基础。吗啡为外源性物质,而其受体的发现,提示脑内可能存在着与吗啡作用相似的镇痛性物质;随后从哺乳动物脑内发现了两种具有吗啡样镇痛作用的短肽,均为五肽,被称为脑啡肽或者内啡肽。脑啡肽与阿片受体结合后也产生吗啡样作用。随后又在垂体中分离出 β-内啡肽和 α-内啡肽。吗啡的药理研究为阐明疼痛的分子机制和发现内源镇痛物质起到重大作用。

2. 案例问题

(1)吗啡是哪种天然药物的化学成分?

(2)吗啡是植物产生的,对动物而言属于外源化学物质,它具有镇痛作用,这对我们有什么启示?

(3)植物产生的对动物有影响的化学物质对植物生存有什么意义?

3. 案例分析 天然药物化学的研究首先是分离天然药物的化学成分,以确定其结构,这在现代分离技术和物质结构测定技术发展之前是一项具有相当难度的工作。得到化学成分后,用药理学方法检查各种成分的药理活性,具有药理活性的化学成分有可能发展为现代药物。天然药物化学成分对人体或动物而言是异源成分,具有明显的药理活性的化学成分,其作用的分子机制必然会被揭示,因此,这些药物又成为研究基本生理过程的工具,发现药物的靶点,使得药理学研究进入分子领域,药物作用靶点的发现又提示在人和动物体内存在有类似药物作用效应的内源性物质,从而促进了基础生物学研究的进步。

第一节　天然药物化学研究的内容及其意义

运用现代科学理论和技术手段，研究天然产物中具有药物活性成分的学科被称为天然药物化学。天然产物包括动物、植物、微生物和矿物质，矿物质药物种类较少，因此天然产物主要指生物产生的物质，它们是生物为保护自身和繁衍后代而产生的化学物质，属于次级代谢产物，这些物质与特异性受体结合，产生生物活性，很多天然产物具有复杂、独特的化学结构。因此，天然药物化学是研究天然药物活性成分的提取、分离、结构测定、药理及生理活性、药物开发的基本理论和技术的学科。从天然药物中发现新药在药物发展中具有重要地位，目前临床使用的化学药物，来源于天然药物的超过30%。寻找结构独特的天然化学物质是新药创制的重点和热点研究领域。

一、天然药物发展的历史

在我国，传统药物就是中草药，中草药自成体系，种类繁多，天然药物化学在一定程度上和中草药化学重叠。全球陆地植物大约25万种，对植物的化学成分进行研究，就是植物化学，研究天然化学物质在整个生态系统中的作用，被称为化学生态学，研究涉及生物界所有生物的化学成分（小分子化学物质）的学科可称为天然产物化学。

人类对天然产物治疗价值认识历史悠久，世界各民族都有丰富的利用天然产物治疗疾病的知识，文字的发明使得天然药物相关知识得以积累。西亚的幼发拉底河和底格里斯河流域是人类文明早期中心，公元前3500年苏美尔人建立了城邦国家，考古发掘出自公元前1000年至公元前500年大约800块医药泥板书，记载了植物药、动物脏器、铜、铁、石油等矿物药。古埃及文明起源于公元前3000年，公元前1552年的《埃伯斯纸草书》在宗教、魔术、咒语的记载中混杂着准确的诊断、合理的处方和有效的药物，全书有700多种药物和800多个处方，药物来自植物、动物和矿物。公元前11世纪，古希腊诗人荷马在《奥德赛》等史诗中记载了大量古希腊的医药情况，如描写了用树根粉末止血。古希腊药物是吸收了外来医药文化，在宗教迷信束缚较少的情况下，在经验医学的基础上发展起来的。古罗马人继承了古希腊的医药成果，并有所发展，公元40至90年，古罗马历史上出现了第一个药物学家——迪奥斯科里德斯（Dioscorides），他是一名外科军医，有机会随军队到达多个地区，他广泛搜集药物资料，于公元77年写成《药物学》专著，书中记载的药物数量达900多种，被后人誉为古代西方药物学的先驱。古印度有着悠久的药物使用历史，大约于公元前1500年至公元前800年，雅利安人入侵印度次大陆，印度进入吠陀时代，此时成书的《阿育吠陀》，记载的植物、动物、矿物药达700多种。

我国人民利用天然药物治疗疾病的历史悠久，形成了在中医思想体系指导下的中药体系。成书于西周至春秋期间的《诗经》记载了药物100多种，《山海经》记载有药物124种。秦汉时期是我国古代药学奠基时期，长沙马王堆西汉古墓中出土的药方书《五十二病方》，介绍了五十二种疾病及其医疗药方，共计药方280个，提及药物240种，《神农本草经》奠定了药物应用的基础。从魏晋到唐宋时期是我国古代药物大发展阶段，中药方剂、中药炮制、药物品种、药典、中外药学交流、炼丹术均有较大发展，出现了第一部制药专著——《雷公炮炙论》、第一部药典——《新修本草》、第一部中外药物交流专著——《海药本草》和著名的医药学家孙思邈（唐）、唐慎微（宋）等。明代杰出医药学家李时珍（1518～1593年）在行医的实践中发现前代若干医药学著作存在着缺陷、疏漏，甚至错误。从1552年开始，李时珍着手实地调查，掌握第一手药物资料，三易其稿，历27年，写成《本草纲目》这部集成性的科学巨著，全书共52卷，收载药物1892种，其中植物药1094种，动物药443种，矿物药161种，其他药物194种。其中，新补入药物374种，有药物图1109幅，梳理了历代典籍对药物及其应用的全面记载，是16世纪我国药物学的百科全书。我国民族众多，各民族生活环境差异很大，各兄弟民族也发展出自己的传统药物，如藏药、蒙药、苗药等。

世界各民族不同历史时期发现的药物和方剂，很多至今仍然被广泛地使用着，公元4000年前西亚人民就使用阿片治疗疾病，现在吗啡仍然是镇痛的标准药物。部分中草药的有效成分及其分子结构已被研究清楚，如麻黄平喘的有效成分麻黄碱、延胡索止痛的主要成分四氢掌叶防己碱（延胡索乙素）、黄连和黄柏止痢的主要成分小檗碱（黄连素）、大黄泻下的有效成分番泻苷等。

二、天然药物化学研究的进展和意义

虽然世界各民族利用天然药物的历史悠久，积累了丰富的知识，但在近代自然科学特别是化学发展之前，对天然药物的了解仅限于经验性的药效学。最早从天然药物中分离化学物质的是舍勒（Schelle），他于1769年从酒石中分离出了酒石酸，之后又得到苯甲酸、苹果酸、没食子酸等有机酸。早期，确定天然药物中某个化学成分的结构，需要漫长的时间。例如，1806年，就从阿片中分离得到吗啡，1925年才提出其正确结构，1952年实现了人工合成，历时150年。现在，由于分离技术和结构测定手段的进步，研究天然药物中的化学成分变得相对容易，几个月甚至几天就可以完成一个未知成分的结构测定。以生物碱为例，1952～1962年，发现的生物碱数目（1107）超过此前100年的总和，而1962～1974年就发现了3443种生物碱，目前发现的生物碱总数已经超过10 000种。技术的进步使得天然产物中微量成分、水不溶成分、不稳定成分的结构确定成为可能，如从50万个蚕蛾中仅分离到12mg蚕蛾醇，一种昆虫雌性信息素；从500kg蚕蛹中得到25mg蜕皮素。结构测定技术的进步也使得样品需要量大幅度减少，过程相对简单，对分子量1000以下的样品，单用核磁共振（nuclear magnetic resonance，NMR）谱就可以确定其结构。

天然药物化学的研究，可以揭示传统药物作用的物质基础，配伍过程中化学成分的变化，如中药麻黄的平喘作用的有效成分是左旋麻黄素；甘草的消炎、抗过敏成分是甘草酸。中药治疗疾病，不同药物配伍是其特色，其中成分的变化应该进行重点研究。

天然药物化学的研究有助于揭示地道药材的本质，也有助于了解药物毒性的化学基础。例如，马兜铃中的马兜铃酸具有肾毒作用，含有该成分的药物如马兜铃、天仙藤、关木通、青木香、广防己、寻骨风和相应的中成药已经被禁止使用。

天然药物化学的研究有助于中药质量体系的建立。现行的中药质量标准模式基本是沿着天然药物化学的发展，分析工作者试图建立测定中药某一有效成分的方法和既能定性又可定量的质量标准，即选定某一中药的有效成分、活性成分或指标成分，建立相应的理化鉴别；再发展到以光谱、色谱为主的鉴别和含量测定的质量标准。然而，中药特别是中药复方，包含多个化学成分，其疗效是整体协同的结果，与化学药品的作用原理有差异，因此，仅从一个或几个成分对药物进行说明，并不能全面地、有效地进行质量控制，有一定局限性。近年发展出了综合的中药质量的评价模式——中药指纹图谱，中药材在给定的色谱条件下，经色谱分析后得到的色谱图，可较全面反映出中药的内在特性，虽然不能说明每个色谱峰究竟是什么物质，但至少说明这些成分的存在，由这些色谱峰可以构成某中药的内在质量。因此，天然药物化学的研究，包括指纹图谱的确定对制定天然药物质量控制标准，揭示栽培、采收、炮制对天然药物有效成分的影响具有重要意义。

结合分子、细胞、动物和临床药理筛选，天然药物化学研究是新药创制的重要途径。若干天然的先导化合物很有希望成为治疗疑难病症的新药。天然产物化学成分复杂、多样，种类远多于化学合成所能得到的化学物质，天然产物药理筛选的命中率比合成化合物高。天然先导化合物的发现为新药的目标化合物提供了结构模式，从天然结构活性成分出发，经结构修饰、类似物的合成及系统的活性研究，总结结构与活性（毒性）的相关性，作为设计新药目标化合物的基础，是国际上研究天然活性成分的基本思路和方法。

> **知识链接　　　　　　　　天然药物的重要地位**
>
> 　　我国以中草药为原料已经开发出了40多种特有新药,如黄连素、四氢巴马汀、东莨菪碱、莨菪碱、章柳碱、石蒜碱甲、芫花酯甲、靛玉红、草乌甲素、莪甲醚、丹参酮等。青蒿素是我国在世界首先研制成功的一种抗疟新药,它是从民间治疗疟疾的草药黄花蒿中分离出来的有效单体。
>
> 　　美国1984~1995年批准的64种抗菌新药,64%来源于天然产物或以天然产物为先导化合物,临床观察的299种抗癌药物中,61%是天然产物,1994年临床使用的抗癌药物,62%是天然产物,其中紫杉醇成为治疗某些癌症的首选药物;银杏提取物被称为GBE761,其工艺的基本原则:银杏叶以乙醇或丙酮提取,再以溶剂萃取除去其脂溶性和水溶性杂质,对心血管系统、脑循环系统有很好的保护作用。

　　创制天然药物,目前已经不限于以传统药物为对象,研究极端环境(海洋、深海、高压、高温、高原、极地等)的动物、植物、昆虫和微生物化学成分,有可能发现新的、结构独特的先导化合物。过去,对海洋生物认识相对少,海洋生态环境与陆地差别大(高压、高盐、缺氧、闭光),生物资源丰富、独特,使得海洋生物物种间的生存竞争激烈,为能在严酷的环境下生存,很多海洋生物代谢产生了一些结构特殊、生物活性显著的化学物质。现代药理研究表明,很多海洋次生代谢产物对人类多种疾病有着很好的疗效。由于海洋生物资源的相对完整性,丰富的生物多样性和次生代谢产物化学结构的多样性,以及对治疗重大疾病创新药物的迫切需求,促使世界各国,尤其是发达国家跨国制药企业斥巨资对海洋生物的资源、化学、生态学、生物活性等方面进行深入研究,目的是从海洋生物资源中寻找能有效预防、治疗严重威胁人类生命健康疾病的创新药物。

　　天然药物化学的研究又促进了药理和基础生物学的发展,吗啡来源于罂粟。吗啡的镇痛机制研究极大地促进了人们对疼痛分子机制和内源镇痛物质的研究。

　　所以,天然药物化学是现代药学的重要组成部分,目的在于揭示天然药物作用的物质基础;为天然药物生产提供理论依据;通过对天然产物化学物质的研究,寻找活性天然产物,开发创新药物;研究天然产物对有机体的作用,有助于理解自然界诸类生物间相互作用的化学本质。天然产物提取、分离和结构测定是天然药物化学研究的手段。化学、生物、药学等学科是天然药物化学的基础。

第二节　生物多样性和天然产物化学结构与活性多样性

一、生物多样性和天然化学物质的多样性

　　地球演化出多种多样的生物,不同区域因环境因素的差异,分布的生物有区别,用生物多样性这一概念衡量某地区的生物特性。生物多样性(biodiversity)是指一定范围内多种有机体(动物、植物、微生物)有规律地结合,构成的生态综合体。在生物进化的过程中,物种在生物和非生物因子的作用下,导致物种多样性的形成。生物多样性是生物、生物与环境形成的生态复合体,以及与此相关的各种生态过程的总和,可分为遗传(基因)多样性、物种多样性和生态系统多样性等层次。物种多样性是生物多样性的关键,它既体现了生物之间、生物与环境之间的复杂关系,又体现了生物资源的丰富性。

　　目前已经知道大约有200万种生物,这些生物构成了物种的多样性。遗传(基因)多样性是指生物体内决定性状的遗传因子及其组合的多样性。物种多样性是生物多样性在物种上的表现形式,可分为区域物种多样性和群落物种(生态)多样性。生态系统多样性是指生物圈内生境、生物群落和生态过程的多样性。遗传(基因)多样性和物种多样性是生物多样性研究的基础,生态系统多样性是生物多样性表现。

生物多样性对于人类具有直接、间接和潜在使用价值。直接使用价值：生物为人类提供了药物、食物、纤维、建筑和家具材料及其他工业原料。间接使用价值：生物多样性具有重要的生态功能，无论哪一种生态系统，野生生物都是不可缺少的组成成分。潜在使用价值：就药物而言，发展中国家80%的人口依赖来源于植物或动物的传统药物，现代药物有30%以上含有最初在野生植物中发现的物质。

生物多样性的三个主要层次是物种多样性、基因多样性（或称遗传多样性）和生态系统多样性。物种多样性以物种丰富度来表示。所谓物种丰富度是指一定面积内物种的数目，已被描述和命名的200万种生物中，昆虫和微生物占很大比例。基因多样性代表生物种群之内和种群之间的遗传结构的变异。种群之内的基因多样性是进化材料，具有较高基因多样性的种群，其中某些个体可以适应环境的不利改变，生存机会大。生态系统多样性既存在于生态系统之间，也存在于一个生态系统之内。人类对环境影响加大，使得基因多样性的保护在生物多样性保护中更为重要。

我国国土辽阔，地理环境多样，是地球上生物多样性最丰富的国家之一，排在12个全球生物多样性最丰富国家的第8位，是北半球生物多样性最为丰富的国家。我国生物多样性的特点如下：①物种高度丰富，有高等植物3万余种，仅次于巴西和哥伦比亚；②特有属、种繁多，我国高等植物中特有种约17 300种，占高等植物的57%以上，581种哺乳动物中，特有种约110种，占19%；③区系起源古老，各地都在不同程度上保存着白垩纪、第三纪的遗存成分；④栽培植物、家养动物及其野生亲缘种的种质资源丰富，有较多的药用植物；⑤生态系统的类型丰富。

生物多样，意味着其所产生的化学物质多样和活性多样，就药物而言，很多生物资源都被作为药物，如病毒和微生物的疫苗、抗生素、大型真菌的多糖、动物的脏器药物、源于动物基因重组的生物工程药物等，但占主导地位的是植物药物，未来开发天然药物要充分考虑生物的多样性，将整个生物界的生物和生物相互作用的化学物质作为筛选药物的资源库。

知识链接　　植物系统分类地位与其所含次生物质的关系

植物系统分类地位反映了植物之间的亲缘关系，系统地位与基因的表型有关，也与化学成分有关。亲缘关系越近，化学成分的共同性越多，如异喹啉类生物碱主要分布于多心皮类及其亲缘关系近的一些科中，如木兰科、睡莲科、马兜铃科、防己科、毛茛科、小檗科、罂粟科、芸香科等。同属植物的亲缘关系很近，往往含有近似的化学成分，如小檗属植物都含小檗碱，大黄属植物都含羟基蒽醌衍生物等。有些化学成分在系统发育过程中，经过一系列的突变，结构复杂，如马钱子碱、奎宁等，这类物质的分布往往只限于狭小的分类群中。植物分类系统位置与化学成分间存在联系对于药用植物的野生资源植物的寻找有指导作用。例如，具有降压与安定作用的蛇根碱在印度的夹竹桃科萝芙木属植物蛇根木中被发现后，从该属的其他约20种植物中也发现了这种物质，并根据植物的亲缘关系在萝芙木属的两个近缘属中找到了同类生物碱。为了发掘具抗菌作用的产小檗碱的植物，经植物分类学与植物化学综合研究，发现小檗碱在中国分布于5个科（小檗科、防己科、毛茛科、罂粟科、芸香科）的多种植物中都存在。莨菪烷类生物碱主要集中分布于茄科茄族中的天仙子亚族、茄参亚族及曼陀罗族植物中，并发现了含生物碱量较高，有生产价值的新原料植物——矮莨菪及马尿泡。人参皂苷在人参、三七、五加中都存在。

二、代谢途径的多样性

生物是自然界发展的结果，在热力学上属于开放系统，需要外界输入能量才能维持其存在。绝大多数生物均直接或者间接依赖于光能，具有光合作用的植物将光能转化为有机物，因此，植物是生物界的初级生产者；其他生物直接或间接依赖植物积累的有机质。植物生存在各种病原生物侵染、动物取食、各种物理因子胁迫的环境中，产生了克服或适应这些环境的化学物质，因此，植物处于生物界的能量和化学物质转化的核心，它们可以将光能固定为化学能，进而将光合作用的初级产物转化为不同的化学物质，维持生命的存在和繁衍。

生物体内所有化学变化总称为代谢（metabolism），又称新陈代谢，代谢是生命的基本特征。代谢包括合成代谢和分解代谢，前者又称同化作用，是指机体从环境中摄取营养物质，把它们转化为自身物质；后者又称异化作用，是指机体将自身物质转化为代谢产物，排出体外。代谢的过程和结果产生了不同的天然化学物质。

涉及生物基本结构及构件的物质和能量的代谢被称为初级代谢（primary metabolism），包括单糖和多糖、氨基酸和蛋白质、核苷酸和核酸、脂类物质的代谢，在这些代谢过程中伴随着能量的产生和消耗，是维持生命活动必不可少的过程，在不同生物中基本一致。在特定条件下，初级代谢产物作为原料或前体，进一步经历不同的代谢过程，产生一系列小分子有机物，它们在不同生物类群中有特异性，即在不同生物中具有差异，称为次级代谢（secondary metabolism）。通过次级代谢产生的化学物质即为次级代谢产物，如生物碱、黄酮类、萜类、有机酸、木质素、多炔等，次级代谢物质在维持生物的生长发育、生物与其他生物关系中具有重要作用，也是天然药物的主要活性成分和寻找新药的主要资源。次级代谢是可以调控的，改变条件和某些化学因素，可以影响次级代谢产物的产量。

微生物产生抗生素可抑制其他微生物的生长，植物产生花色素和芳香物质引诱昆虫，植物产生一系列小分子物质杀灭、驱避病原生物，抑制或者促进其他植物的生长，调节自身的生长和发育。例如，植物在被昆虫取食时产生的它感物质会引诱有益昆虫以杀灭有害昆虫，植物产生昆虫保幼激素抑制昆虫的发育。社会性昆虫分泌的挥发性信息分子在维持其社会活动中起重要的通信作用，雄性小白鼠的尿液中含有使怀孕母鼠流产的物质，一些哺乳动物凭信息素识别其中的个体。

次生物质研究较多的是植物和微生物。据估计，植物次生代谢产物在10万种以上，植物次生代谢产物对动物具有多样的生理活性及药理作用，如生物碱具有抗炎、抗菌、扩张血管、强心、平喘、抗癌等作用；黄酮类化合物具有抗氧化、抗癌、抗艾滋病、抗菌、抗过敏、抗炎等多种生理活性及药理作用，对肿瘤、衰老、心血管疾病的防治具有重要意义。几个世纪以来，人类一直从植物中获得大量的次生代谢产物用于医药卫生，目前，世界75%的人口依赖从植物中获取药物。

植物次生物质合成的基本途径有4条（图3-1）：①乙酸-丙二酸途径，合成脂肪酸、蒽酮、酚类物质；②甲羟戊酸途径，合成萜、烯类化合物；③桂皮酸途径和莽草酸途径，合成苯丙素类、香豆素类、木质素、木脂体、黄酮类化合物；④氨基酸途径，生物碱类成分多由此途径合成。

特殊植物类群会有独特的化学成分，如地衣，是菌类和藻类复合生物，次生代谢产物是储存于地衣菌丝细胞表面的化学组分，往往为水不溶性的胞外产物。这些地衣次生代谢产物开始是在菌丝细胞内合成，而最后则以结晶形式增大为不定型物而聚积于菌丝表面。富含缩酚（羧）酸类化合物，尤其是地衣二酚及β-地衣二酚衍生物，几乎只存在于地衣内。

微生物结构简单，代谢积累大量的初级和次级产物，其中一些结构独特，活性多样；微生物的次生代谢物的种类极多，与人类的医药生产和保健工作关系密切，如抗生素、色素、毒素、生物碱、信息素、动物和植物生长促进剂及生物药物素（指一些非抗生素类的、有治疗作用的生理活性物质）等。微生物次生代谢物有多种类型如内酯、大环内酯、多炔类、多肽类、四环类和氨基糖类等，次生代谢物合成途径与植物类似。

海洋环境与陆地及淡水环境差异显著，海洋生物具有提供大量的新化合物的潜力，近年来海洋生物中新化合物不断发现，不断有全新骨架的海洋化合物被报道。这些研究成果极大地丰富了有机化学的内容，促进了有机化学学科的发展。

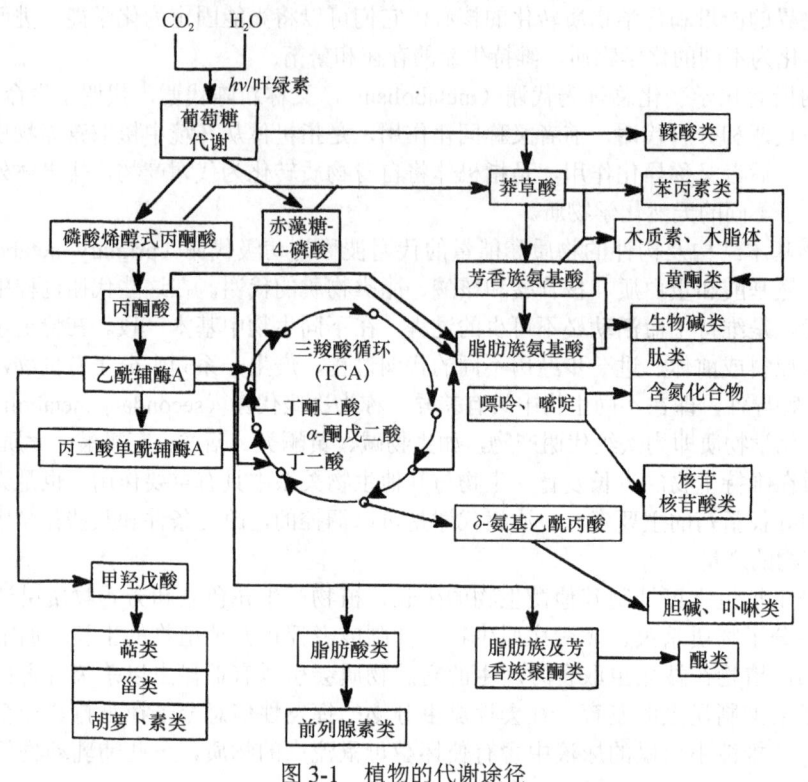

图 3-1　植物的代谢途径

第三节　天然有机化合物提取、分离的方法

一、天然有机化合物提取

天然药物化学研究常从有效成分或生理活性成分的提取、分离工作开始。在进行提取之前，应明确所用材料的分类地位和拉丁名、产地、药用部位、采集时间与方法等。如果目的物为已知成分或已知化学结构，如从甘草中提取甘草酸、从麻黄中提取麻黄碱，工作相对简单，应该先查阅有关资料，搜集、比较该种或该类成分的各种提取方案，尤其是工业生产方法，然后选择合理可行的方案。从天然药物或其他生物材料中寻找未知有效成分或有效部位时，情况比较复杂，只能根据预先确定的目标，在适当的活性检测、活性筛选方法的指导下，进行提取、分离。以相应的分子、细胞或动物模型进行筛选、临床验证，才能达到目的。天然药物化学成分通常使用的方法有溶剂提取法、水蒸气蒸馏法和升华法。

（一）溶剂提取法

溶剂提取法是指选择适当溶剂，将天然药物的化学成分从药材中提取出来；天然药物中的化学成分在溶剂中的溶解度与溶剂性质有关。溶剂可分为水、亲水性有机溶剂和亲脂性有机溶剂。一些常见溶剂的亲脂性的强弱顺序如下：

石油醚＞苯＞三氯甲烷＞乙醚＞乙酸乙酯＞丙酮＞乙醇＞甲醇＞水

只要天然药物中成分的亲水性和亲脂性与溶剂的此项性质相当，就会在其中有较大的溶解度，即所谓"相似相溶"原理。这是选择适当溶剂自原料药中提取所需要成分的重要依据（表 3-1）。

表 3-1　溶剂选择与被提取成分对照表

选择的溶剂	被提取成分
石油醚	脱脂（脂类、色素、萜类等）
苯、乙醚、三氯甲烷、乙酸乙酯	甾类、萜和挥发油、生物碱、各种苷元
正丁醇	苷
乙醇、甲醇	蛋白质、多糖以外的各类成分
水	苷、生物碱、鞣质、氨基酸、蛋白质、糖

可通过结构估计天然药物化学成分的极性，例如，苷类的分子中结合糖分子，羟基数目多，亲水性强，而苷元则属于亲脂性化合物；生物碱的盐，能够离子化，极性大。鞣质是多羟基衍生物，为亲水性化合物。油脂、挥发油、蜡、脂溶性色素都是强亲脂性成分。萜类、甾体等脂环类及芳香类化合物因为极性较小，易溶于三氯甲烷、乙醚等亲脂性溶剂中。提取溶剂选择的原则：目标成分易溶，杂质成分难溶；惰性，不与目标成分反应，即使发生反应，也是可逆性的；经济、安全、后续操作容易进行。根据提取溶剂的种类不同，可以将溶剂提取法分为四种。

（1）水提取法：适用于水溶性成分，如苷类、生物碱盐、有机酸盐、糖、蛋白质、氨基酸、鞣质等化学成分的提取。优点是经济、安全、无毒。其缺点是含杂质多，不易纯化；浓缩耗能大；容易发霉；难过滤；加热时易糊化等。

（2）醇提取法：常用的醇有甲醇、乙醇，以及不同浓度的甲醇、乙醇水溶液，适用于除蛋白质和多糖以外的其他各种水溶性与脂溶性成分。优点是溶剂较为便宜易得，兼有亲水性和亲脂性，对植物细胞渗透力强，可提多种成分。缺点是易燃，甲醇有一定毒性。

（3）其他常用有机溶剂：正丁醇、乙酸乙酯、三氯甲烷、乙醚、苯及石油醚等，有机溶剂种类不同，提取的成分不同。有机溶剂提取的选择性强，可除去水溶性杂质。不足之处是价格昂贵，多数易燃，特别是乙醚；有些毒性大，如苯和三氯甲烷。

（4）超临界流体萃取技术：超临界流体（supercritical fluid，SCF）是指热力学状态处于临界点之上的流体。超临界流体是气、液界面刚刚消失的状态点，此时流体处于气态与液态之间的一种特殊状态，具有独特的物理化学性质，以超临界流体萃取技术提取天然药物的有效成分是近年发展起来的新技术。

> **知识链接　　　　　超临界流体萃取技术**
>
> 超临界流体的黏度接近于气体，密度接近于液体，扩散系数介于气体和液体之间，兼有气体和液体的特点，既像气体一样容易扩散，又如液体一样有很强的溶解能力。因而具有高扩散性和高溶解性。超临界流体的密度与压力和温度有关，随着压力的增大，介电常数和密度增大，超临界流体对物质的溶解能力增大。超临界流体萃取就是利用超临界流体在临界点附近体系温度和压力的微小变化，使物质的溶解度发生几个数量级的突变这一性质实现其对某些组分的提取和分离，达到选择性地提取各种类型的化合物的目的。
>
> 超临界流体萃取近期应用于药物分析及分析化学中，并形成同时具有气相色谱和高效液相色谱优点的新一代色谱法——超临界流体色谱法。该方法大幅度提高分析的灵敏度，拓展了应用范围，特别是与质谱联用，为分析热不稳定和高分子量的化合物提供重要的分析手段。

溶剂提取的具体操作方法如下。①煎煮法：适用以水为溶剂的体系。②浸渍法（浸泡法）：适用以水、醇或稀醇为溶剂的体系。③渗滤法：适用一般是以水、醇或稀醇为溶剂时采用此法，使用其他有机溶剂时也可采用。④连续回流提取法：适用以醇或其他有机溶剂为溶剂的体系。⑤超声法及微波法：适用于任何溶剂提取体系，可提高提取率。

提取液体积较大需要浓缩，常用的浓缩方法如下。①常压蒸馏：一般是浓缩低沸点有机溶剂时使用。②减压蒸馏：浓缩较高沸点溶剂时可以使用。③旋转蒸发：浓缩较高沸点溶剂如甲醇、水等时使用。④薄膜蒸发：一般是浓缩较大量溶剂时使用此法，可用于工业生产。⑤喷雾干燥：工业化生产经常采用喷雾干燥浓缩水溶液。⑥冷冻干燥：一般是浓缩水溶液时使用此法，适用对热敏感化学成分的浓缩。

（二）水蒸气蒸馏法

水蒸气蒸馏法只适用于具有挥发性、能随水蒸气蒸馏而不被破坏，与水不发生反应，且难溶或不溶于水的成分的提取。天然药物中的挥发油、某些小分子生物碱如麻黄碱、烟碱、槟榔碱及某些小分子的酚如牡丹酚等的提取可采用水蒸气蒸馏法。

（三）升华法

某些固体物质如水杨酸、苯甲酸、樟脑等受热，在低于其熔点的温度下，可直接由固体转化为蒸气，蒸气遇冷后又凝结成固体称为升华。天然药物中有一些成分具有升华性质，能利用升华法直接从中药材中提取出来。但天然药物成分可升华的种类有限。

二、有效成分的分离与精制

天然药物的粗提物是一种混合物，需要对有效成分进行分离和精制，分离精制的原理主要如下：①根据物质溶解度差别进行分离；②根据物质在两相溶剂中的分配比不同进行分离；③根据物质的吸附性和静电引力的差别进行分离；④根据物质分子大小差异进行分离。后三种分离原理的本质是相同的，即利用待分离物质在两相介质中分配的差异对物质进行分离。

（一）根据物质溶解度差别进行分离

改变温度，改变混合溶剂的极性，改变溶液的pH，改变分子的状态都可能使物质溶解度发生改变；加沉淀剂也可以使某些物质变成不溶解物而析出。

1. 降低温度使沉淀析出　鉴定天然药物化学成分，研究其化学结构，必须首先将天然药物中的某种成分纯化，即制备出具有一定纯度的单体。天然药物的化学成分在常温下多半是固体的物质，常具有结晶性，可以根据溶解度的不同，用结晶法来达到分离精制的目的。天然药物的化学成分一旦结晶，就能有效地进一步精制成为纯品。纯化合物的结晶有一定的熔点和结晶学的特征，有利于鉴定。结晶法所用的溶剂在低温对目标成分溶解度较小，加热时溶解度较大。溶剂的沸点亦不宜太高。一般常用甲醇、丙酮、三氯甲烷等。有些化合物在一般溶剂中不易形成结晶，改变溶剂，则易于形成结晶。例如，葛根素在冰醋酸中易形成结晶，大黄素在吡啶中易于结晶。

经过精制的化合物，再蒸去溶剂、制成为无定型粉末，加入少量溶剂，往往立即可以溶解，稍稍放置即能析出结晶。例如，长春花总弱碱部分抽松后加入1.5倍量的甲醇溶解，放置后很快析出长春碱结晶。制备结晶溶液，除用单一溶剂外，也常采用混合溶剂。结晶的纯度可由化合物的晶形、色泽、熔点和熔距、薄层色谱或纸色谱等作初步鉴定。

2. 改变溶剂的极性　改变混合溶剂的极性使目标化合物析出，在溶液中加入另一种溶剂以改变混合溶剂的极性，使一部分物质沉淀析出，从而实现分离。例如，在药材浓缩水提取液中加入数倍量高浓度乙醇，以沉淀除去多糖。

3. 改变酸碱度　加酸碱调节溶液的pH，使目标化合物析出。对酸性、碱性或两性有机化合物，常可通过加入酸、碱以调节溶液的pH，改变分子的解离状态，从而改变溶解度，实现分离。内酯类化合物不溶于水，但遇碱开环生成羧酸盐而溶于水，再加酸酸化，又重新形成内酯环从溶液中析出，从而与其他杂质分离（碱/酸法）；生物碱一般不溶于水，遇酸生成生物碱盐而溶于水，再加碱碱化，又重新生成游离生物碱（酸/碱法）。

4. 加沉淀剂　在提取液中加入某些试剂使沉淀产生，以获得有效成分或除去杂质的方法。铅盐沉淀法为分离某些中草药成分的经典方法之一，醋酸铅及碱式醋酸铅，能与多种化学成分生成难溶的铅盐或络盐沉淀，故可利用这种性质使有效成分与杂质分离；用明胶、蛋白质溶液沉淀鞣质；用胆甾醇沉淀洋地黄皂苷。

5. 盐析 盐析法是在天然药物的水提液中，加入无机盐至一定浓度，或达到饱和状态，可使某些成分在水中的溶解度降低而沉淀析出，与水溶性大的杂质分离。盐析用的无机盐有氯化钠、硫酸钠、硫酸铵等。例如，三七的水提取液中加硫酸镁至饱和状态，三七皂苷即可沉淀析出。

6. 膜分离法 膜分离技术是一门新兴的高新技术，其机制：通过克服膜的渗透压实现两种或多种物质间的分离。如果将浓度不同的两种溶液用只能透过溶剂而不能透过溶质的半透膜隔开，假定膜两侧静压力相等，则溶剂在自身化学势差的作用下将自发地从溶液浓度低（溶剂化学势高）的一侧透过膜扩散到浓度高（溶剂化学势低）的一侧，这种现象就是渗透现象。在化学势作用下，系统最终达到动态平衡，此时的压力差被称为渗透压。如果在浓溶液侧加压，使膜两侧的静压差大于两溶液间的渗透压差时，溶剂将从浓溶液侧透过膜流向稀溶液侧，这就是反渗透现象。

（二）根据物质在两相溶剂中的分配比不同进行分离

分配系数（K）：两种互不相溶的溶剂（如三氯甲烷与水）如置于分液漏斗中充分振摇，放置后即可分成两相。此时如果其中含有溶质，则溶质在两相溶剂中的分配比（K）在一定温度及压力下为一常数，此现象被称为分配规律，可以下式表示：

$$K=CU/CL$$

式中，K 为分配系数；CU 为溶质在上相溶剂中的浓度；CL 为溶质在下相溶剂中的浓度。

某物质如果在两相溶剂中 K 不同，就可以通过不同的手段将其分离，应用之一是萃取法；如果将其中一相固定，另一相相对流动，就可以进行连续分离，这就是应用广泛的色谱法。后来发现，某物质在两相中的分配不仅仅限于溶解度差异，也可以是结合力、电荷力、吸附力、分子运行的路径、特异结合等差异，不同的物质，只要在两相中分布和行为有差异，就有可能被分开。

1. 萃取法 萃取法就是利用混合物中各成分在两种互不相溶的溶剂中分配系数的不同而达到分离的方法之一：萃取时各成分的分配系数相差越大，分离效率越高。水提取液中的有效成分是亲脂性的物质，一般多用亲脂性有机溶剂，如苯、三氯甲烷或乙醚进行两相萃取；有效成分偏于亲水性的物质，用弱亲脂性的溶剂，如乙酸乙酯、丁醇等。萃取法已经发展出以下专门分离设备。

（1）逆流连续萃取法：是一种连续的两相溶剂萃取法，其装置可具有一根或更多的萃取管。管内用小瓷圈或不锈钢丝圈填充，以增加两相溶剂萃取时的接触面。

（2）逆流分配法：逆流分配法又称逆流分溶法、逆流分布法或反流分布法。逆流分配法与两相溶剂逆流萃取法原理一致，但加样量恒定，并不断在一定容量的两相溶剂中，多次移位萃取分配而分离混合物。逆流分配仪是由几只乃至数百只管子组成，用于分离具有非常相似性质的混合物，往往可以取得良好的效果。

（3）液滴逆流分配法：液滴逆流分配法又称液滴逆流色谱法。为近年来在逆流分配法的基础上改进的两相溶剂萃取法，该法对溶剂系统的选择基本同逆流分配法，但要求能在短时间内分离成两相，并可生成有效的液滴。由于移动相形成液滴，在细的分配萃取管中与固定相有效地接触、摩擦不断形成新的表面，促进溶质在两相溶剂中的分配，其分离效果往往比逆流分配法好。

2. 色谱法 色谱法又称为层析法，是最重要的物质分离技术之一。色谱法的原理：不同物质在不同的两相，即固定相和流动相中具有不同的分配系数，这种差异可以是溶解、吸附、电荷吸引作用、运动路径、特异结合力（亲和）的差异，当这些物质随着流动相移动时，它们在两相中反复多次分配，从而使各物质得到完全分离的方法。分开的物质，再利用光、电技术进行定量检测，或使用标准品对已知成分进行定性检测。与质谱技术联用，可实现对已知物进行快速检测。

视窗　　　　　　　　　色谱法的发展历史和现状

1903年，植物学家茨维特（Tswett）在研究植物叶色素的成分时，在竖直的玻璃管内充填碳酸钙，然后将植物叶的石油醚浸取液由玻璃管的顶端加入，并用纯石油醚淋洗，不同色素在柱内得到分离而形成不同颜色的谱带，他称这种分离方法为"色谱法"（chromatography）。1931年，化学家科恩（Kuhn）等利用该方法在纤维状氧化铝和碳酸钙的吸附柱上将过去1个世纪以来公认为单一结晶状胡萝卜素分离成2个组分，并确定出了胡萝卜素的分子式。之后他还发现了八种新的类胡萝卜素；他从35 000L脱脂牛奶中分离出1g核黄素；从蛋黄中分离出了叶黄素；把腌鱼腐败细菌中所含的红色类胡萝卜素制成结晶。正是这些成果，使科恩获得了1938年诺贝尔化学奖。随着色谱技术的发展，色谱对象已不再限于有色物质，但色谱这一名词却沿用下来，现也称作色层法或层析法。凡是在两相中分配系数不一样的物质，都可以使一相固定而另一相流动的两相溶剂，建立色谱分离方法，目前已经发展出种类繁多的色谱技术。20世纪50年代以后，人们开始把这种分离手段与光谱、质谱等检测系统连接起来，成为一种快速、高效、实用的分离分析方法，是分离天然产物化学成分最有效的技术。也可用于对物质进行定性和定量。

色谱法可分类如下。

（1）按两相的状态分类：色谱法中，将填装填充物的玻璃管或钢管称为色谱柱，柱内的填充物（如碳酸钙）称为固定相，沿固定相流动的流体（如石油醚）称为流动相。以液体作为流动相，称为"液相色谱"（liquid chromatography，LC），用于分离溶液中不同的有机化合物，其流动相为溶剂，固定相可以是固体、离子交换树脂、吸附于载体（惰性固体物质，又称担体）表面的流体等。高效液相色谱（high performance liquid chromatography，HPLC），是一种利用高压泵以增加分离效率的液相色谱。用气体作为流动相，称为气相色谱（gas chromatography，GC），用于沸点较低、具有较高热稳定性、分子量较小的有机物的分离。

（2）按色谱的机制分类：吸附色谱：利用吸附剂表面对不同组分吸附性能的差异，达到分离的目的。分配色谱：利用不同组分在流动相和固定相之间的分配系数不同，而使之分离的方法。离子交换色谱：利用不同组分对离子交换剂结合力的不同，而进行分离的方法。凝胶色谱：利用某些凝胶对于分子量大小不同的物质阻滞作用不同的差异，即待分物质在凝胶中移动路径不同，进行分离的技术。亲和色谱：利用配体和配基特异结合的特性的色谱技术。

（3）按操作形式不同分类：柱色谱：将固定相装于玻璃或者钢柱内，加流动相使样品沿一个方向移动而达到分离的目的。纸色谱：以滤纸为液体的载体作为固定相的色谱，类似的还有醋酸纤维素薄膜色谱。薄层色谱：将适当粒度的吸附剂在玻璃板或者铝板上铺成薄层作为载体进行色谱分析。

色谱法与光学、电学或电化学仪器联用，可检测出色谱分离后各组分的浓度或质量，同时绘出色谱图。色谱仪与电子计算机联用，可使操作及数据处理自动化，大大缩短分析时间。由于色谱法具有分辨率高、灵敏度高、选择性好、速度快等特点，适用于杂质多、含量少的复杂样品分析，尤其适用于生物样品的分离分析。色谱法和质谱法联合使用，已经开发出了气相色谱-质谱、液相色谱-质谱等联用设备，使得测定物质结构，特别是已知物质的结构变得非常迅捷。

案例3-2　　　　　　　提取抗癌药物紫杉醇的技术路线

1. 案列摘要　红豆杉树皮粉碎，加85%~95%乙醇溶液，于35~55℃热回流浸提三次，50~70℃真空减压浓缩至比重为1.1~1.2g/ml，三氯甲烷萃取，萃取液浓缩成膏状，得紫杉醇含量1%三氯甲烷膏，用三氯甲烷溶解完全，加硅胶搅拌均匀，晾干、过筛，填装到色谱柱中，以三氯甲烷-甲醇梯度洗脱，分段合并，浓缩，得紫杉醇含量为5%~8%的半成品，将此半成品以丙酮溶解完全，加硅胶搅拌均匀，晾干、过筛，填装到色谱柱中，丙酮-石油醚梯度洗脱，分段合并，浓缩，得紫杉醇含量为20%~25%产物，用丙酮-石油醚系统结晶

醚梯度洗脱，分段合并，浓缩，得紫杉醇含量为20%~25%产物，用丙酮-石油醚系统结晶3~4次，抽滤，50℃真空减压干燥，紫杉醇含量可达75%~80%，再进行高压色谱分离，分段合并，浓缩，目标段浓缩物用丙酮-石油醚结晶，抽滤，干燥，得到紫杉醇含量≥99.5%成品。

2. 案例问题
（1）该技术路线使用了哪些提取、纯化方法？
（2）由该技术路线推测紫杉醇物理性质，并查找其结构，与你的推理进行比较。

3. 案例分析 紫杉醇存在于太平洋紫杉（Taxus brevifolia）树皮和木材中，我国特有植物红豆杉中（Taxus chinensis）也含有紫杉醇，是一种四环二萜化合物，可以促进微管的聚合，抑制解聚合，抑制癌细胞的有丝分裂，因而显著抑制肿瘤的活性，在植物中含量很低，分子结构复杂，热不稳定，在提取分离时候避免高温，反复层析富集，在层析分离时采用先吸附再装柱，避免有效成分的损失。由于分离过程复杂，产率低，药品价格昂贵。

三、结构研究方法和基本原理

对分离获得的单体化合物，需要进行纯度鉴定，20世纪30年代发展起来的紫外吸收光谱和随后发展起来的红外吸收光谱，为化学家提供了识别有机化合物生色基团和官能团的有效方法。研究者可以采用极少量的样品，非破坏性的实验得到有关结构的信息。20世纪50年代发展起来的质谱方法进一步为物质结构的测定带来了革命性的影响，质谱测定结果可给出化合物的分子式，并且通过裂解方式提供分子的结构信息。对有机结构化学影响最大的谱学方法当推核磁共振谱技术，它对有机化学的影响是里程碑式的。近50年来，有机波谱学尤其是核磁共振技术的发展，革新天然产物结构鉴定的方法。波谱技术已成为揭示大自然中有机结构最可靠、最有效的手段。今天波谱学已成为天然有机化学家不可或缺的工具。以往，要确定一个具有全新骨架的天然化合物难度很大，需要通过理化性质的测定、波谱数据、化学降解、化学转化、合成、半合成、晶体结构分析等手段，耗时数月甚至数年才能完成。20世纪80年代以来，随着二维核磁共振谱技术的发展，对组成分子的 ^1H、^{13}C 和 ^{15}N 等核的性质及它们之间的连接关系进行详尽的研究成为可能，从而揭示物质的化学结构。以上技术的使用使天然产物结构研究进入快速发展阶段，发现了大量新骨架的天然化合物，显著促进了天然药物化学的研究和新药的开发。

众所周知的吗啡是1806年由瑟图纳（Serturner）分离得到的，直到1952年全合成成功，才完成了结构确定，士的宁的结构确定用了半个多世纪。而今天确定一个比较复杂的天然化合物的结构已是研究生的科研训练课程，一般只需几个小时、几天即可，这显然得益于波谱技术的发展和普及，以及天然有机化学物质波谱数据的积累。严格地说，紫外分光光度法和红外分光光度法属于光谱，质谱不是光谱而是物质粒子的质量谱，核磁共振属于波谱，但已习惯称"四大谱"，为了方便起见，统称为波谱法。

（一）核磁共振谱技术

核磁共振技术：20世纪30年代，物理学家拉比（Rabi）发现，在磁场中的原子核会沿磁场方向呈正向或反向有序平行排列，而施加无线电波之后，原子核的自旋方向发生翻转，这是关于原子核与磁场及外加射频场相互作用的最早认识。1946年布洛赫（Bloch）和珀塞尔（Purcell）发现，将具有奇数核子的原子核置于磁场中，再施加特定频率的射频场，就会发生原子核吸收射频场能量的现象，这就是最初对核磁共振现象的认识。发现核磁共振现象之后很快就将其应用于实践，利用分子结构对氢原子周围磁场产生的影响，发展出了核磁共振仪。从最初的一维氢-1核磁共振（^1H-NMR，又称氢谱）发展到碳-13核磁共振（^{13}C-NMR，又称碳谱）、二维核磁共振谱等高级谱图，用核磁共振技术解析分子结构的能力也越来越强，1990年以后，几位科学家芬恩

(Fenn)、Tanaka 和 Wüthrich 利用核磁共振信息确定了蛋白质分子三级结构，使得溶液中蛋白质分子结构的精确测定成为可能。

1953 年世界上第一台商品化核磁共振仪出现。1964 年后，核磁共振仪经历了两次重大的技术革命：其一是磁场超导化；其二是脉冲傅里叶变换技术的采用，从根本上提高了核磁共振的灵敏度，核磁共振仪的结构也有了很大的变化。1964 年研制出世界上第一台超导磁场的核磁共振仪。随着计算机和核磁共振在理论和技术上的完善，核磁共振已成为物理、化学、生物、医学和地学研究中必不可少的手段。从核磁共振的发现到如今，已有 12 位科学家因该技术的研究而获得诺贝尔奖。1971 年，吉纳（Jeener）首先提出了二维核磁（2DNMR）概念。之后，恩斯特（Ernst）第一次全面系统地对 2DNMR 原理进行了论述，使 2DNMR 技术成为一门独立完善的学科。

核磁共振谱的基本原理：核磁共振仪可以给出小到原子核在分子中的精确位置及其周边环境的微小变化，大到整个人体的断层成像等丰富内涵的信息。自旋不为零的粒子，如电子和质子，具有自旋磁矩。如果把这样的粒子放入稳恒的外磁场中，粒子的磁矩就会和外磁场相互作用，使粒子的能级产生分裂，分裂后两能级间的能量差可计算出来。如果此时再在稳恒的外磁场的垂直方向加上一个交变电磁场，当该电磁场的能量等于粒子分裂后两能级间的能量差时，低能级的粒子就会吸收交变电磁场的能量产生跃迁，即所谓的核磁共振。简单地说，核磁共振谱法就是将自旋核放入磁场中，用适宜频率的电磁波照射，它们会吸收能量，发生原子核能级的跃迁，同时产生核磁共振信号，得到核磁共振谱的实验方法。

（二）质谱分析

质谱（mass spectrometry，MS）分析是将样品转化为运动的带电气态离子，在磁场中按质荷比（m/z）大小分离并记录的分析方法。20 世纪 40 年代初开始将质谱用于石油工业中烃的分析。之后，质谱仪器开始商品化，并被广泛用于各类有机物的结构分析。质谱方法与核磁共振、红外分光光度法等方法结合，成为分子结构分析的有效的手段。20 世纪 80 年代，非挥发性或热不稳定分子的分析进一步促进了质谱的发展。质谱分析可以提供样品的以下信息：①元素组成；②无机、有机及生物分子的结构，分子或原子碎片的质/荷比；③复杂混合物的定性定量分析，与色谱方法联用；④固体表面结构和组成分析，激光烧蚀等离子体-质谱联用；⑤样品中原子的同位素比。目前分离仪器（如色谱仪）与质谱联用技术大大方便了物质结构分析。

（三）红外吸收光谱

分子的振动能量比转动能量大，当发生振动能级跃迁时，不可避免地伴随有转动能级的跃迁，虽然无法测量纯粹的振动光谱，只能得到分子的振动-转动光谱，这种光谱称为红外吸收光谱（infrared absorption spectrum，IR）。红外吸收光谱也是一种分子吸收光谱。当样品受到频率连续变化的红外光照射时，分子吸收了某些频率的辐射，并由其振动或转动运动引起偶极矩的净变化，产生分子振动和转动能级从基态到激发态的跃迁，使得对应于这些吸收区域的透射光强度减弱。记录红外光的百分透射比与波长关系曲线，就可得到红外吸收光谱。红外吸收光谱在可见光区和微波光区之间，波长范围为 0.75～1000μm，习惯上又将红外光区分为三个区：近红外光区（0.75～2.5μm），中红外光区（2.5～25μm），远红外光区（25～1000μm）。近红外光区：此波段吸收带主要是由低能电子跃迁、含氢原子团（如 O—H、N—H、C—H）的伸缩振动的倍频吸收等产生的。中红外光区：绝大多数有机化合物和无机离子的基频吸收带出现在该光区。由于基频振动是红外吸收光谱中吸收最强的振动，所以该区适于进行红外吸收光谱的定性和定量分析。同时，由于中红外吸收光谱仪成熟、简单，而且目前已积累了该区大量的数据资料，因此是应用广泛的光谱区，中红外吸收光谱法又简称为红外吸收光谱法。远红外光区：该区的吸收带主要是由气体分子中的纯转动跃迁振动、液体和固体中重原子的伸缩振动、某些变角振动、骨架振动及晶体中的晶格振动所引起的，对异构体的研究特别方便。

红外吸收光谱一般用 T-l 曲线或 T 波数曲线表示。纵坐标为百分透射比 T%，因而吸收峰向下，向上则为谷；横坐标是波长 λ（单位为 μm），或波数（单位为 cm^{-1}）。

红外吸收光谱最重要的应用是中红外区有机化合物的结构鉴定。通过与标准谱图比较，可以确定化合物的结构；对于未知样品，通过官能团、顺反异构、取代基位置、氢键结合以及络合物的形成等结构信息可以推测结构。

（四）紫外吸收光谱

紫外吸收光谱（ultraviolet absorption spectrum，UV）的产生是由于有机分子在入射光的作用下，发生了价电子的跃迁，使分子中的价电子由基态跃迁到激发态，分子的结构不同，跃迁电子的能级差不同，紫外吸收的最大值（λ_{max}）不同；另外，发生各种电子跃迁的概率也不同，反映在紫外吸收上为最大摩尔吸光值（ε_{max}）不同。因而可根据 λ_{max} 和 ε_{max} 了解一些分子结构的信息。波长范围在 200nm 以下的区域称为真空紫外区，对普通有机物的结构分析的用处不大。普通紫外区波长范围为 200~400nm。对有机物结构分析的用处最大。共轭体系及芳香族化合物具有大 π 键，在此区域内有吸收，是紫外吸收光谱测定的主要对象。一般紫外吸收光谱图不会呈现尖锐的吸收峰，而是浑圆平滑的峰。有机化合物紫外吸收的最大吸收波长（λ_{max}）和最大光吸收（ε_{max}）在不同溶剂中略有差异。因此，有机物的紫外吸收谱图应标明所使用的溶剂。引起电子跃迁的不饱和基团被称为发色基团。由于不同的有机分子所含有的发色团不同，组成它们的分子轨道不同，能级不同，发生价电子跃迁的能量不同，故 λ_{max} 是紫外吸收光谱用于结构分析的主要依据。本身并无近紫外吸收，但与发色团相连时，常影响 λ_{max} 和 ε_{max} 的基团，被称为助色团，一般是带有 p 电子的基团。紫外吸收光谱不能用来鉴别具体的官能团。

知识链接   **四大谱解析有机化学物质结构要点**

紫外吸收光谱：吸收带、波长范围、吸光系数。可作为其他仪器测定的补充，紫外吸收光谱法灵敏度极高，可测定溶液中具有紫外吸收的微量杂质，常用来测定化合物的纯度。

红外吸收光谱：特征性强、测定快速、不破坏试样、试样用量少、操作简便、能分析各种状态的试样、分析灵敏度较低、定量分析误差较大。

质谱：特征离子、重排、各化合物的质谱特点。高的灵敏度能为亚微克级试样提供信息，能最有效地与色谱联用，适用于复杂体系中痕量物质的鉴定或结构测定，同时具有准确性、易操作性、快速性及很好的普适性。

核磁共振谱：影响化学位移的因素，各类化合物的化学位移。操作方便，能准确测定化合物的骨架结构等特点。

如果简单化合物，用四大波谱定性，一般先看核磁光振波谱和红外吸收光谱，判断氢分布及官能团，推导出组成的可能结构后，再用质谱验证。

第四节　天然有机化合物概述

水和矿物质之外，生物体主要成分是有机物质，核酸是生物体遗传信息（基因）的携带者，其基本构件是核苷酸或脱氧核苷酸，基因表达的产物为蛋白质，蛋白质的基本构件是氨基酸，是生物体的基本结构物质和具有催化功能及信息识别功能的物质，脂类物质和蛋白质一起构成生命-非生命的屏障——细胞膜，糖类物质和脂类物质除为有机体提供结构物质外，也是能量的主要供给者和重要的信息分子，单糖可以聚合成分子量不同的聚糖和多糖。蛋白质、多肽、核酸、多糖类药物被称为生物药物，不在本节论述的范围。天然药物化学的研究对象主要是植物和微生物次生代谢的产物，这些物质包括生物碱、萜烯类、皂苷、黄酮、蒽醌、香豆素、木脂体、甾体、多炔类和含硫化合物。另外昆虫信息素、微生物的抗生素实际也属于天然化合物的范畴。下面就天然药物的主要成分进行简单介绍。

一、生 物 碱

生物碱（alkaloid）是指生物体内含氮有机化合物，但不包括氨基酸、蛋白质和维生素。大多数具有复杂的环状结构，氮素多包含在环内，有显著的生物活性，是天然药物重要的有效成分之一。

植物、微生物、真菌、海洋生物、昆虫中都含有生物碱，以植物中生物碱研究较多，如三尖杉、麻黄、黄连、乌头等，分布于100多科中。同一科属或亲缘关系较近的科常含有同一结构或类似结构的生物碱，但同一种生物碱亦可分布在不同的科中，如小檗碱在毛茛科、芸香科、小檗科的一些植物中都存在。中草药中生物碱含量一般都较低，大多数少于1%，有少数含量特别多或特别少，如黄连中小檗碱含量可高达8%～9%，金鸡纳树皮中生物碱含量为10%～15%，而长春花中的长春新碱含量只有百万分之一。真菌中的麦角菌也含有生物碱（麦角碱）。一种植物往往同时含几种甚至几十种生物碱，如已发现麻黄中含7种生物碱，抗癌药物长春花中已分离出60多种生物碱。

按照生物碱的基本结构，已可分为60类左右，许多生物碱是治病活性成分，如毛茛科黄连根茎中的小檗碱，有抗菌消炎作用；石蒜中的加兰他敏对小儿麻痹后遗症有疗效，罂粟果皮中所含的吗啡碱是著名镇痛剂；奎宁碱是有价值的解热药；三尖杉碱和长春花碱可治疗癌症。在脊椎动物和无脊椎动物体内也分离到了生物碱，其中某些动物的生物碱与它们摄取食用的植物有关，但蟾蜍、蝾螈和某些鱼类中发现的生物碱是动物自身合成的。

二、萜类和类固醇

萜类和类固醇广泛存在于植物、昆虫及微生物等生物体中的一大类有机化合物。在生物体内有着重要的生理作用。萜类和类固醇虽然是两类不同的化合物，但在生物合成方面有同源性。

分子中含 C_{10} 以上且组成为5的倍数的烃类化合物称为萜类（terpenoid）。因分子中含有双键，所以，萜类化合物又称为萜烯类化合物。植物中的香精油——薄荷油、松节油等都属于萜类。萜类分子在结构上的共同点是分子中的碳原子数都是5的整倍数。上述化合物的碳骨架可以看成是由若干个异戊二烯单位以头尾相接而成。化学结构见图3-2。

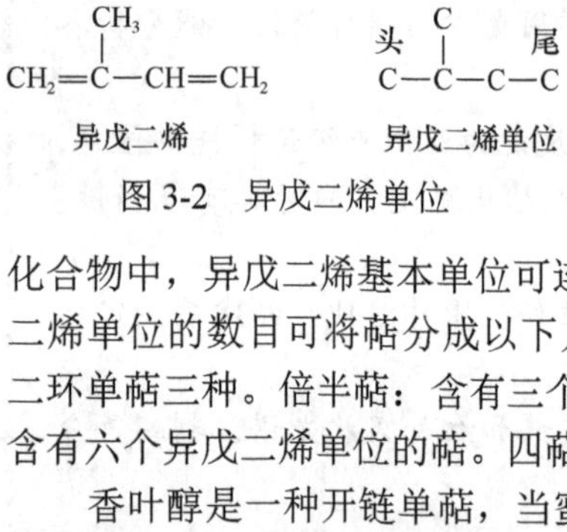

图3-2 异戊二烯单位

这种结构特点被称为萜类化合物的异戊二烯规律，萜类化合物中，异戊二烯基本单位可连接成链状化合物，也可形成环状化合物。根据组成分子的异戊二烯单位的数目可将萜分成以下几类。单萜：含有两个异戊二烯单位，包含开链单萜、单环萜、二环单萜三种。倍半萜：含有三个异戊二烯单位的萜。二萜：含有四个异戊二烯单位的萜。三萜：含有六个异戊二烯单位的萜。四萜：含有八个异戊二烯单位的萜。

香叶醇是一种开链单萜，当蜜蜂发现食物时，它便分泌出香叶醇以吸引其他蜜蜂，因此，香叶醇是一种昆虫外激素。薄荷醇是一种环状单萜，存在于薄荷油中，气味芳香凉爽，有杀菌、防腐作用。倍半萜是由三个异戊二烯单位连接而构成的，它也有链状和环状。例如，金合欢醇，是一种珍贵的香料，还有昆虫保幼激素的活性，可抑制昆虫的变态和性成熟，其十万分之一浓度的水溶液即可阻止蚊的成虫出现。青蒿素是我国科学家从菊科植物黄花蒿中发现的具有抗疟疾活性的倍半萜内酯，已经开发为抗疟疾新药。

二萜广泛分布于动植物体内。紫杉烷二萜是从红豆杉属植物中分离到的二萜类化合物，具有抗癌活性。1963年化学家瓦尼（Wani）和沃尔（Wall）首次从一种生长在美国西部森林中的太平洋杉树皮和木材中分离到含紫杉醇的粗提物，一种四环二萜化合物（图3-3）。它可以促

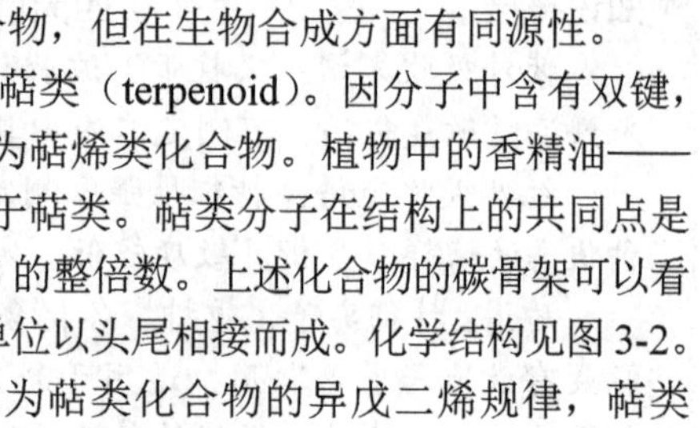

图3-3 紫杉醇的化学结构

进微管聚合、稳定已聚合微管，是一线抗癌药物。

角鲨烯是一种三萜，是鲨鱼肝油的主要成分，羊毛甾醇生物合成的前身，而羊毛甾醇又是其他甾体化合物的前身。四萜是由八个异戊二烯单位连接而构成的，具有一个较长的碳碳双键的共轭体系，都是有颜色的物质，如胡萝卜类色素、番茄红素等。

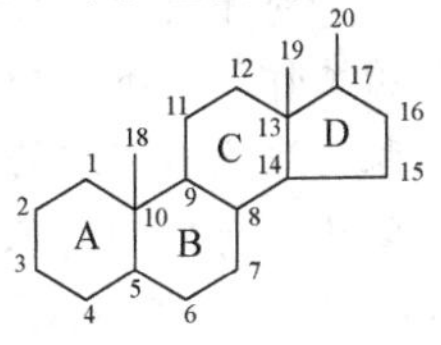

类固醇（steroid，又称甾族化合物）广泛存在于动植物组织内，并在动植物生命活动中起着重要的作用。类固醇分子中都含有一个被称为甾核的四环碳骨架，环上一般带有三个侧链，其通式见图3-4。

图3-4 类固醇基本结构

许多类固醇甾核上还有双键、羟基和其他取代基。甾环裂开时，称为开环类固醇。构成类固醇骨架的原子除碳原子外，还有其他原子时，称为杂环类固醇，如氮杂、氧杂、硫杂、硅杂、磷杂、硒杂类固醇。依据其生理性质并结合其结构分为下列几大类，甾醇、胆酸类、甾族皂苷、强心苷元、蟾蜍素、甾族激素和甾族生物碱等。环戊稠全氢化菲衍生物又称类甾醇类固醇，包括固醇（如胆固醇、羊毛固醇等）、胆汁酸和胆汁醇、类固醇激素、昆虫的蜕皮激素、强心苷和皂角苷配基及蟾蜍毒等。

三、皂　苷

皂苷（saponin）是存在于植物界的一类结构复杂的苷类化合物。它的水溶液易引起肥皂样泡沫，多数具有溶血等特性，是与螺甾烷相似的类固醇的低聚糖苷或三萜类化合物的低聚糖苷，分为甾体皂苷和三萜皂苷。三萜皂苷的皂苷元为三萜类衍生物，具30个碳原子，大多数在苷元上带有羧基，故又称酸性皂苷。此类皂苷在植物界分布较广，尤以石竹科、桔梗科、五加科等为多。甾体皂苷，皂苷元为甾体衍生物，具27个碳原子，不具羧基，又称中性皂苷，主要存在于薯蓣科、百合科植物中，其苷元基本骨架为螺甾烷。

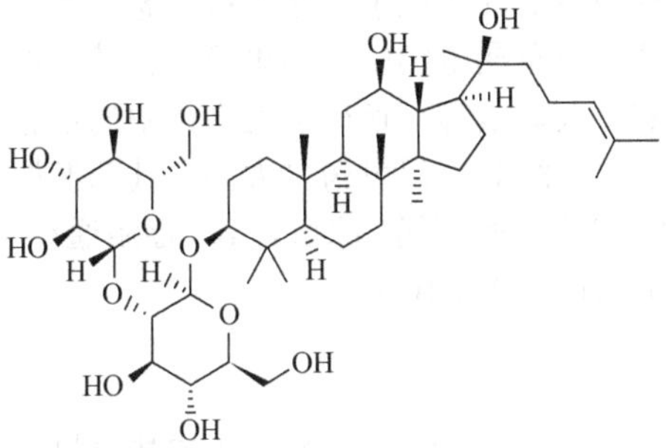

皂苷生物活性广泛，土贝母苷甲和人参皂苷Rg_3（图3-5）具有抗肿瘤活性，一些皂苷具有免疫促进或者免疫抑制活性，柴胡皂苷能抑制多种DNA和RNA病毒。

图3-5 人参皂苷Rg_3的结构

四、黄酮类化合物

黄酮类化合物（flavonoid），是指具色酮环与苯环的一类化合物的总称，是色原酮或色原烷的衍生物，以黄酮（2-苯基色原酮）为母核而衍生的一类黄色色素。基本结构见图3-6。

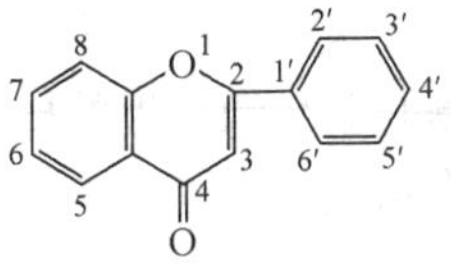

图3-6 黄酮类化合物基本结构

黄酮类化合物可分为黄酮、黄酮醇类、异黄酮类、黄烷酮类等，广义的范围还包括查耳酮、异黄烷酮、双黄酮及茶多酚。约有20%的中草药中含有黄酮类化合物。常见的黄酮及其苷类有芹菜素、木犀草素、黄芩苷等；黄酮醇及其苷类有山奈酚、槲皮素、杨梅素、芦丁等；二氢黄酮类如橙皮中的橙皮素和橙皮苷；甘草中的甘草素和甘草苷。豆科植物葛根中所含有的大豆素、大豆苷、葛根素和葛根素木糖苷属于异黄酮类化合物。花色素在中药中多以苷的形式存在，花色素的存在是植物器官呈现蓝、紫、红等颜色。黄烷醇类主要存在于含鞣质的木本植物中。双黄酮类是由两分子黄酮衍生物聚合而成的二聚物。天然黄酮类化合物多和糖形成苷而存在，并且由于糖的种类、数量、连接位置及连接方式不同，组成了各种各样的黄酮苷类。

> **知识链接**　　　　　　　　　　**银杏黄酮**
>
> 　　对银杏叶化学成分及药理作用的研究，国内外学者自20世纪60年代末以来进行了大量的工作。银杏叶中的化学成分有黄酮类、内酯类、有机酸类等。银杏提取物是银杏叶经过提取、纯化后得到的棕黄色粉末，被称为银杏叶标准提取物，简称EGB761或GBE。银杏叶提取物作为制剂的原料，可制成各种剂型，用于治疗心血管病。其标准是银杏提取物中总黄酮含量应大于24%，其中主要是山柰酚、槲皮素、异鼠李素的单糖苷、双糖苷、三糖苷及香豆酰酯的二糖苷，而游离的山柰酚、槲皮素、异鼠李素含量很少，双黄酮类也很少。银杏提取物中总内酯（银杏内酯A、B、C、M及白果内酯）含量不低于6%。质量好的银杏提取物中还同时要求银杏酸的含量应小于5ppm，因为银杏酸类成分对人体有不良反应。

五、蒽　醌

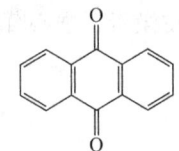

图 3-7　蒽醌的基本结构

　　蒽醌（anthraquinone），醌类化合物是分子中具有不饱和环二酮结构的一类天然色素有机化合物。以蒽醌及其衍生物最为重要，是许多中药的有效成分，存在于蓼科大黄、何首乌、虎杖、茜草科茜草、豆科决明子、番泻叶、百合科芦荟、唇形科丹参、紫草科的紫草等植物中；醌类在一些低等植物也有存在（图3-7）。

　　由蒽的衍生物与糖结合的苷称为蒽苷，生药中存在的蒽醌衍生物都是羟基蒽醌和它们的苷。大多数的蒽醌苷是蒽醌的羟基与糖缩合而成，也有少数是糖与蒽醌的碳原子直接连接。蒽醌的羟基在同一个苯环上时，称为茜草素型蒽醌，主要分布于茜草科茜草属植物中。如果羟基在蒽醌的两个苯环上，称大黄素型蒽醌，主要有芦荟大黄素、大黄酸、大黄素等。存在于植物体中的还有其他类型的蒽衍生物，如氧化蒽酚、蒽酚、蒽酮、二蒽酮、二蒽醌等。代表药物大黄，其药源植物有蓼科掌叶大黄、唐古特大黄或药用大黄的干燥根及根茎，具有泻热通肠、凉血解毒、逐瘀通经、利胆退黄之功效。主成分蒽醌类化合物，总含量为2%～5%，游离的占10%～20%。

六、香　豆　素

　　香豆素（coumarin）也称苯丙素，是指基本母核具有一个或几个C3～C6单元的天然有机化合物类群，包括了简单苯丙素、香豆素、木脂素和木质素，涵盖了多数的天然芳香族化合物。狭义的香豆素包括苯丙素、香豆素、木脂素，是由桂皮酸途径合成。香豆素最早由香豆提得，又因具有芳香气味而得名（图3-8）。

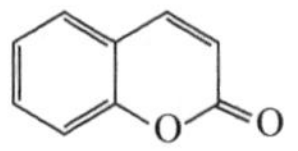

图 3-8　香豆素的基本结构

　　香豆素广泛存在于伞形科、芸香科、豆科、菊科、茄科、瑞香科等植物中，常与其生源相近的桂皮酸、黄酮类、木脂素等共同存在，尤以幼嫩的叶、芽中含量高。香豆素中七叶内酯和苷能治疗痢疾；滨蒿内酯能解痉、利胆；瑞香素、伞形花内酯可抗炎、止痛；蛇床子素可治脚癣、湿疹、阴道滴虫等；白芷能扩冠脉。补骨脂素具吸收紫外线，抗辐射作用。秦皮具有清热燥湿、明目、止泻等功效，是苦枥白蜡树、白蜡树、宿主白蜡树的干燥枝皮、干皮，主成分为香豆素类。

七、木　脂　素

　　木脂素（lignan）是一类由两分子苯丙素氧化聚合而成的天然产物。多数是游离的，也有少数是以苷的形式存在，较广泛地存在于植物的木质部和树脂中。按化学结构分类法，可以分为以下几类：二芳基丁烷类，由两分子苯丙素仅通过β-位碳原子连接而成；二芳基丁内酯类，包括单去氢和双去氢化合物；芳基萘类，有芳基萘、芳基二氢萘和芳基四氢萘三种结构；四氢呋喃类；双四氢呋喃类；联苯环辛烯类；联苯。水飞蓟宾既具有木脂素结构，又具有黄酮结构（图3-9）。

木脂素活性广泛，具有抗肿瘤、抗病毒、拮抗血小板活化因子和保肝作用。木兰科植物五味子或华中五味子的干燥成熟果实，具有收敛固涩、益气生津，补肾宁心的作用；药理实验证明有降转氨酶的作用，用于治疗慢性肝炎，主要成分为木脂素，已分出 50 多种，主要存在于五味子的醇溶部分。

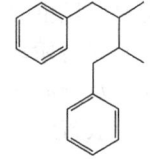

图 3-9　木脂素的基本结构

八、苷　类

苷类（glycoside）又称配糖体或苷，是由糖或糖的衍生物（如糖醛酸）的半缩醛羟基与另一非糖物质中的羟基以缩醛键（苷键）脱水缩合而成的环状缩醛衍生物。水解后能生成糖与非糖化合物，非糖部分称为苷元，通常有酚类、蒽醌类、黄酮类等化合物。按苷元的结构分为甾苷、黄酮苷；按在生物体内存在的形式分为原生苷、次生苷；按连接单糖的数目分为单糖苷、双糖苷；按连接糖的链数分为单糖链苷、双糖链苷；也可按生理活性分类，如强心苷等；还可按苷键原子分类，如氧苷、硫苷、氮苷、碳苷。

含硫苷又称芥子油苷，水解后生成异硫氰酸酯类（芥子油）与葡萄糖，是有一定挥发性的油状液体，一般具有特殊气味，在十字花科植物中广泛分布，并与芥子酶共存，当含此类苷的中草药加水研磨时即因酶解生成异硫氰酸酯类而具刺激性。例如，芥子中的芥子苷酶解后生成的黑芥子油即异硫氰酸丙烯酯，有局部止痛、消炎作用。氰醇苷，也称含氰苷，苷元为含氰基（—C≡N）的氰醇衍生物，氰苷在水中溶解度较大、不稳定、易被同存于植物体中的酶水解，苷元水解后可产生有剧毒的氢氰酸。苦杏仁具有镇咳作用即由于苦杏仁苷水解后产生的氢氰酸。酚和芳香醇衍生的苷类，此类成分在中草药中普遍存在，有不少具有一定的生物活性。柳树皮和杨树皮中的水杨苷有解热镇痛作用；牡丹皮和徐长卿中的牡丹酚有镇痛镇静作用。羟基蒽醌衍生物有蒽苷，中草药内存在的多为羟基蒽醌衍生物及其苷类，部分为羟基蒽酚衍生物及其苷类和二蒽酮衍生物及其苷类。黄酮苷又称黄碱素类，大多数黄酮类化合物与葡萄糖或鼠李糖结合成苷，部分为游离状态或与鞣质结合存在。香豆精及香豆精苷又名香豆素，有扩张冠状动脉、抑制肿瘤与防御紫外线作用而受到重视。强心苷为存在于自然界的一类对心肌有显著兴奋作用的苷类，在医药上多用作强心药，属于甲型强心苷元的基本结构称为强心甾，属于乙型苷元的基本结构称为海葱甾或蟾酥甾。含强心苷的中草药有洋地黄、毛花洋地黄、黄花夹竹桃等。皂苷前文已经讲述。环烯醚萜苷类和裂环烯醚萜苷类是由环烯醚单萜衍生物与糖所成的苷类。木脂素及其苷类木脂素多数为游离状态，也有与糖结合成苷的。

九、抗　生　素

抗生素（antibiotic），指由细菌、霉菌或其他微生物在生活过程中所产生的具有抗病原体或其他活性的一类物质。自 1940 年青霉素应用于临床以来，发现的抗生素的种类已达几千种。在临床上常用的亦有几百种。其主要是从微生物的培养液中提取的或者用合成、半合成方法制造。有以下几种：①β-内酰胺类青霉素类和头孢菌素类，分子结构中含有β-内酰胺环；②氨基糖苷类，如链霉素、庆大霉素、卡那霉素等；③四环素类，包括四环素、土霉素等；④氯霉素类包括氯霉素、甲砜霉素等；⑤大环内酯类临床常用的有红霉素、乙酰螺旋霉素等；⑥作用于革兰氏阳性细菌的其他抗生素，如林可霉素、杆菌肽等；⑦作用于革兰氏阴性菌的其他抗生素，如多黏菌素、利福平等；⑧抗真菌抗生素，如灰黄霉素；⑨抗肿瘤抗生素，如丝裂霉素、放线菌素 D、博来霉素、多柔比星等；⑩具有免疫抑制作用的抗生素，如环孢霉素。

十、昆虫激素和信息素

脊椎动物的发育受激素所调节，昆虫的发育和通信受到简单化学物质控制，这就是昆虫激素和信息素。昆虫的激素可分为两大类：一类统称为内激素，经血液运送到靶器官或靶细胞，在不同的生长发育阶段，相互作用，调节和控制昆虫的生长、发育、变态、滞育、交配、两性异态、多态现象及一般的生理代谢作用。另一类统称为外激素或信息激素，是昆虫个体间的信息传递的化合物，散布到虫体外，作个体间通信作用。昆虫激素（insect hormone）是指由内分泌器官分泌的，通过血液运送到作用部位，调节和控制昆虫的生理、发育和行为活动的，具有高度活性的微量化学物质。例如，由 27 个 C 原子组成的蜕皮激素又称蜕皮甾醇或蜕皮酮，控制昆虫的蜕皮。外激素（pheromone）又称信息激素（message），是由一种昆虫个体的分泌腺体所分泌到体外，能影响同种（也可能是异种）其他个体的行为、发育和生殖等的化学物质，具有刺激和抑制两方面的作用。昆虫的外激素主要有性抑制外激素、性外激素、警告外激素、集结外激素和标迹外激素等。蜜蜂蜂后的上颚腺分泌的长链不饱和有机物——性抑制外激素能抑制工蜂的卵巢发育；家蚕雌蛾腹部的特殊腺体分泌的家蚕醇能引诱雄蛾前来交配；甲虫类分泌的集结外激素能招引其他个体飞来集结。

视窗　　　　　　　　**从植物中分离到昆虫激素**

　　1965 年，捷克科学家斯拉玛（Salama）将在欧洲能够正常培养的无翅红蝽带到美国，但在哈佛大学的实验室，该昆虫不能正常发育为成虫，排除各种因素后，他认为是培养昆虫的纸所导致的。认为存在"纸因子"。后来从造纸材料枞树中分离出这种活性物质，是一种不饱和的倍半萜烯，命名为保幼生物素，这是首次从植物中分离到昆虫激素，意义重大。目前从植物中分离得到的保幼激素达到 15 种，这表明生物圈各种生物彼此通过化学物质互相影响。经过长期进化，植物在不同进化阶段分别产生了对付病原菌、昆虫、哺乳动物的化学物质，这正是很多天然药物都是植物的原因，也说明植物的代谢在生物界处于代谢的核心位置。

第五节　天然药物化学展望

　　天然药物化学研究的主要目标在于阐明药用生物有效成分；获得具有新结构的化合物或具有生物活性的单体；研究天然化学物质的提取分离条件、结构鉴定和活性，开发高效、低毒的创新药；解决自然资源有限的活性化合物或其前体的来源，进行半合成及生物转化研究；以天然活性化合物为先导物，合成一系列结构类似物，进行构效关系研究等。

一、加强研究中药质量控制标准

　　我国有丰富的天然药物使用传统，如何提高天然药物使用的科学性是天然药物化学的重要工作，天然药物成分复杂，短期对某种药物所有化学成分进行系统分析，难度和费用都很大，也不容易找到控制药效的关键成分，如人参是化学成分研究时间最长，研究资料积累最多的一个品种。其文献记载可追溯到 1854 年关于人参喹酮的报道。100 多年来，特别是近 30 年来，不断有新的成分被发现，现在已知含皂苷有 30 多种，挥发油 29 种，氨基酸 15 种，矿物质 29 种，糖类 16 种，有机酸 11 种，以及酯类、生物碱、维生素、甾醇和多种酶等物质。而且还不断有新的发现。一味药材尚且如此，复方成药的物质群更复杂。因此，要把质量控制建立在研究清楚每个内含成分的基础上比较困难，这就要求在尚不清楚全部化学成分的情况下，实现对物质群整体的控制。而现代色谱、光谱、波谱、质谱等仪器分析所得物质群的指纹图谱，展现了这种可能性。几个物质群在相同仪器、相同试验条件、相同操作方法下所得的指纹图谱相同性，即可反映这些物质群的同属性。不仅可以对天然药物定性鉴别，还可以半定量分析。指纹图谱质控技术的采用，对中药栽培、炮制、生产、配伍都有重要的指导作用，对寻找新的药物资源也有重要参考价值。复方中药讲究配伍，药物在配伍过程中成分的变化及其解析是天然药物化学研究的重要方向。

二、创新药物研究是天然药物化学的主要任务

天然药物化学研究应以创制新药为目标,知识产权的保护和市场竞争的形势促使各国将创新药物研究放在重要位置。新药研究周期长,风险大,投入高,我国天然药物资源丰富、从天然产物中寻找创新药物非常重要。研究经验表明,来自天然的先导化合物很有希望成为治疗疑难病症的新药,而且天然产物药理筛选的命中率比合成化合物高。天然先导化合物的发现为新药的目标化合物提供了结构模式,从天然结构活性成分出发,经结构修饰、类似物的合成及系统的活性研究,总结结构与活性(毒性)的相关性,作为设计新药目标化合物的基础,是国际上研究天然活性成分的主要思路和方法。创新药物的研究,是在得到活性单体的基础上,进行深入的构效关系研究,开发出新药。天然来源的新药创制在我国有较好的基础和潜力。天然药物化学基础研究不应仅仅停留在分离纯化、结构鉴定、活性测定、发表论文为止,应该加强后续工作。紫杉醇、三尖杉酯碱、长春新碱等抗癌药物,都是在国外有一定研究基础后移植过来的,我国自行发现疗效好、作用机制明确、得到国际公认的类似新药的工作有待加强。

> **案例 3-3   青蒿素的发现**
>
> **1. 案例摘要**   疟疾是人类最古老的疾病之一,奎宁在防治疟疾方面起到了重要作用。但随着药物的长期使用,疟原虫的耐药性逐渐增强。20 世纪 60 年代,我国开展了全国疟疾防治药物研究的大协作工作,有近 20 家单位参与协作研究。屠呦呦担任了其所在单位的研究组长,他们发现青蒿醇提样品具有明显的活性,进一步发现青蒿乙醚提取物活性更高。用硅胶柱分离,然后用石油醚和乙酸乙酯 - 石油醚洗脱,获得抗疟疾有效成分"针晶Ⅱ",又称为"青蒿素Ⅱ",最终命名为青蒿素。山东、云南的研究者也相继从其他蒿类植物得到该抗疟疾成分。
>
> 青蒿素的分子量为 282.34。它是一种新型倍半萜内酯,具有过氧键和 δ- 内酯环,有一个包括过氧化物在内的 1, 2, 4- 三噁烷结构单元,这种结构在自然界中罕见,它的分子中包括有 7 个手性中心。中国科学院上海药物研究所的科研人员对该化合物进行构效关系研究,获得双氢青蒿素,效价比青蒿素高 1 倍,成为抗疟疾的一线药物。2015 年 10 月,屠呦呦因该创新药物的研究获得诺贝尔生理学或医学奖(图 3-10)。
>
>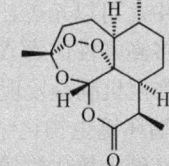
>
> 图 3-10 青蒿素的结构
>
> **2. 案例问题**
> (1) 青蒿素结构有何特点?
> (2) 传统药物发展为现代药物多学科协作为什么很重要?
> (3) 考察一下你的家乡有什么特别的治疗疾病的传统验方?
>
> **3. 案例分析**   青蒿素是我国科研人员创制的第一个化学药物,该研究在收集大量验方的基础上,用现代分离手段,获得具有抗疟疾活性的单体化合物,确定了其结构,研究了构效关系。是传统药物发展成为现代药物的典型例子。

三、完善分离和结构测定手段

在成分分离方面,各种现代新技术的应用,不仅使非极性的、小分子的化合物分离速度和分离质量有了大幅度提高,而且使那些长期以来分离纯化难度较大的苷类等水溶性化合物也得到较好的分离。继续探索紫外吸收光谱、红外吸收光谱、质谱、核磁共振、X 射线晶体衍射技术等在结构测定中的应用,为寻找结构和纯度测定的新的技术手段。

四、利用生物技术生产转化天然有机化合物

重视利用生物技术手段提高天然药物活性成分含量的研究。利用细胞和组织培养技术将药用植物的组织进行离体培养和植物的无性繁殖,提高种植效率;寻找形成植物活性成分的"关键酶",选择合适的载体、受体,在合适的部位和发育时期予以表达以提高目标成分含量;利用转基因生物(如转基因大肠杆菌、酵母菌、动植物细胞等)作为反应器以生产外源基因编码的产物;利用生物转化技术对一些天然先导化合物的结构进行修饰,得到不依赖自然资源的目标或前体化合物;将合成天然药物的一系列基因导入受体生物,实现化学合成法难以得到的天然产物;生物转化技术还有助于获得手性药物。

五、拓宽天然产物化学研究领域

随着人类探索领域的扩大,天然产物研究领域也在扩大。海洋、极端环境、民族药物资源受到重视。海洋生物的天然产物研究得到重视,海洋占地球面积71%,最深11 000m,生活着约40万种生物,是地球生物物种总数的80%。生长在海洋这一特殊环境(高盐、高压、缺氧、缺少阳光等)中的海洋生物,在其生长和代谢过程中,产生大量的具有特殊化学结构的物质,是开发新型海洋药物的重要资源。海洋抗癌药物研究在海洋药物研究中一直起着主导作用,科学家预言,最有前途的抗癌药物将来自海洋。现已发现海洋生物提取物中至少有10%具有抗肿瘤活性。扩大海洋生物的活性筛选,继续寻找高效的抗癌化合物,直接用于临床或作为先导物进行结构改造,开发新的高效低毒的抗癌成分,将成为海洋抗癌药物研究的发展趋势。目前已研究出多种药物可有效预防和治疗心脑血管疾病,如高度不饱和脂肪酸,具有抑制血栓形成和扩张血管的作用,现已有多种制剂用于临床。多种海洋生物毒素,不仅有强心作用,而且有很强的降压作用。海洋动植物共生的微生物是一种丰富的抗菌资源。海洋是新种属微生物的生存繁衍地,从众多的新种属微生物中,可以培养出一系列高效的抗菌药物。海洋毒素是海洋生物研究进展最为迅速的领域,由于许多高毒性的毒素以针对生物神经系统或心血管系统的高特异性作用为基础,因此,这些毒素及其作用机制是发现新神经系统或心血管系统药物的重要导向化合物和线索。

极端环境生物化学成分的研究,极端环境包括高海拔、极地、天坑地缝等独特生境,温泉,高盐、高碱土壤生物等,生境独特必然有独特的生物,独特的生物可能有独特的代谢产物。从这类环境生物中有可能寻找到新的结构,开发出创新药物。

重视民族药物化学成分的研究,各民族都有自己的药物传统,我国就有蒙药、藏药、苗药等。世界上各民族都积累了丰富的药学知识,应该加强研究各民族药物的化学成分,促进新药的开发。

学习小结

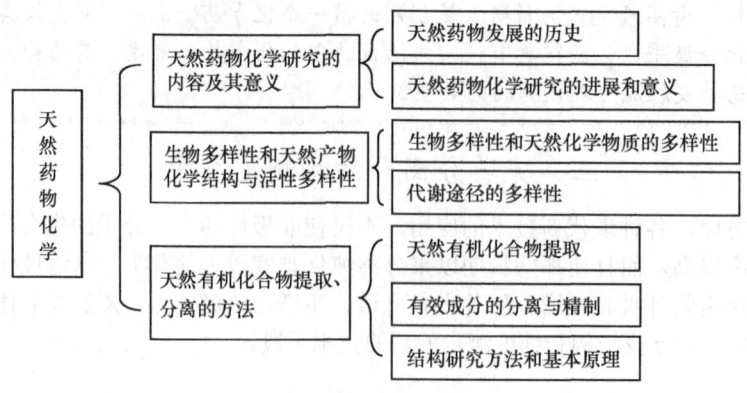

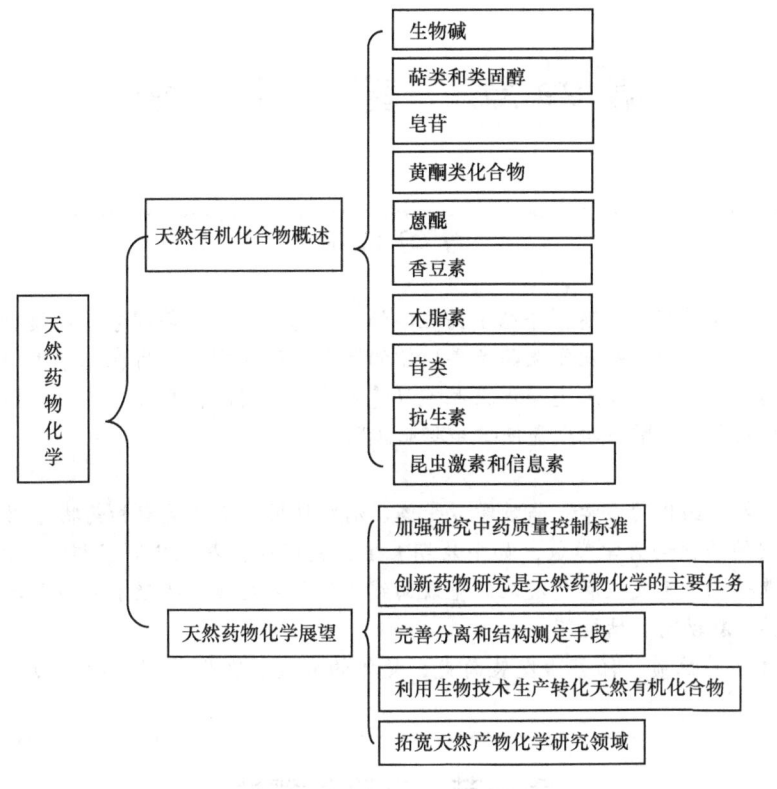

思 考 题

1. 天然药物化学对中药现代化有哪些作用?
2. 写出分离某一天然产物单体并进行结构测定的研究路线。
3. 某药用植物资源不足且难以种植,如何在天然药物化学知识的指导下寻找替代药物?
4. 从生物圈生物多样性角度思考开发新药有哪些新途径。
5. 如何从天然药物中开发出创新药物?
6. 什么是分配规律?为什么不同的物质在两相中分配系数不同?

(陈靠山)

第四章 药理学

学习目标

学习目的

本章对药理学进行了概述，介绍了药理学的一些基本概念、药理学的性质和任务、药理学的发展简史、常用药物药理学及药物毒理学的概念和研究方法，旨在让学生明确药理学专业学习的方向和目标，为今后进一步深入学习奠定基础。同时，启发学生针对药物毒性作用的预防进行拓展思维，增强学生责任心和职业认同感。

学习要求

掌握药理学、药代动力学、药效学、受体、治疗作用、不良反应和药物毒理学的概念。

熟悉常用的药代动力学参数，如半衰期、生物利用度、表观分布容积和清除率的意义；药物作用的选择性、量反应和质反应的量效曲线、半数致死量、半数有效量和治疗指数；不良反应的分类；激动药和拮抗药。

了解药理学的性质、任务、发展简史、受体的分类、常用药理学和药物毒理学的研究方法。

第一节 药理学概述

一、药理学的性质和任务

（一）药理学的性质

药理学（pharmacology）是研究药物与机体（包括病原体）之间相互作用的规律和原理的一门学科。由此可知，药理学主要研究两方面的内容（图4-1）。一方面为药效学（pharmacodynamics，PD），又称药物效应学、药物效应动力学，主要研究药物对机体的作用及作用机制，即在药物影响下机体发生的变化及其机制；另一方面为药动学（pharmacokinetics，PK），又称药物代谢动力学、药代动力学，主要研究药物在机体的影响下所发生的变化及规律，包括吸收、分布、代谢及排泄等药物的体内过程，即机体如何对药物进行处置，特别是血药浓度随时间而变化的规律。

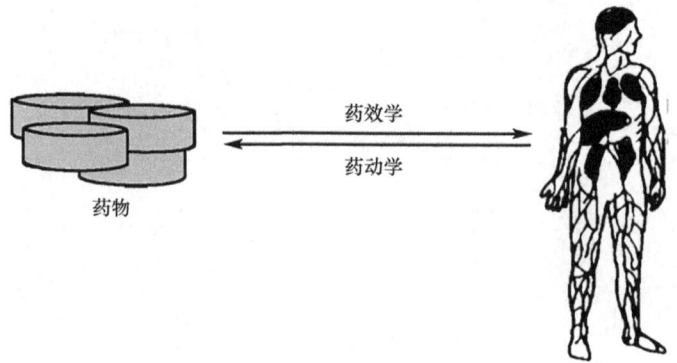

图4-1 药理学研究内容示意图

药理学的主要研究对象是机体，它与药物化学、药物分析、制药学、药剂学等其他药学学科有明显的区别，后者为主要研究药物本身的药学科学。药理学是在生理学和化学特别是有机化学相结合的基础上发展起来的，它是以生理学、生物化学、病理学、病理生理学等基础医学理论和药剂学、药物分析学、药物化学等基础药学理论为基础，指导临床各科合理用药防治疾病的基础学科，因此可以说药理学是基础医学和临床医学、药学与医学之间的桥梁学科。

（二）药理学的任务

1. 阐明药物作用及其机制 这主要是药效学研究的任务。

2. 阐明药物体内过程及其规律 这主要是药代动力学研究的任务。

3. 指导临床合理用药 在上述药代动力学和药效学研究的基础上，在临床诊断的前提下，可根据药物的药理学特点制订合理的药物治疗方案，包括合理选药、药物的剂量、给药途径、用药次数，同时还要考虑合并用药时药物间的相互作用和用药的个体化。

4. 开发新药，发现药物新用途 药理学的基础知识为新药研发和老药新用提供科学的依据与保障。运用药理学知识可以正确地评价一个新药的药效和安全性，以避免直接用于临床对人体造成不必要的伤害。另外，运用药理学知识在评价和应用老药治疗的过程中，可以发现和证实老药新的用途。

二、药理学的发展史

药理学的发展过程就是人类同疾病不断作斗争的过程。药理学的发展可概括为传统药物学阶段（或本草学阶段）、近代药理学阶段和现代药理学阶段。

（一）传统药物学阶段

详见本书第一章绪论中"第一节药物及其分类"中"一、药物的起源"部分。

（二）近代药理学阶段——有效成分的提取、作用及机制的研究

近代药理学的发展主要得益于实验生理学和有机化学的发展。

文艺复兴时期后，英国著名医生、解剖学家哈维（1578～1657年）发现了血液循环，开创了实验药理学新纪元。意大利生理学家凡塔纳（1720～1805年）对千余种天然药物进行了动物毒性测试，发现天然药物都有其活性成分，并选择作用于机体某个部位而引起典型的反应，开创了实验动物生理学和药理学实验方法。

19世纪初有机化学的发展为药理学研究提供了物质基础。1806年德国化学家Serturner从罂粟中分离并提纯出吗啡，并应用实验生理学的方法发现了其对犬的镇痛作用，从而也证实了凡塔纳的实验。其后从植物药中不断分离提纯，得到了多种纯度较高的药物，如士的宁（1818年）、咖啡因（1819年）、阿托品（1831年）等。德国的布赫海姆（Buchheim，1820～1879年）提出药物作用为细胞和药物相互作用所致，并于1846年建立了第一个药理实验室，1856年出版了世界上第一本药理教科书，成为世界上第一位药理学教授。从此，药理学作为一门独立的学科进行研究。其学生施米德贝格（Schmiedeberg，1838～1921年）继续发展了实验药理学，即用动物实验方法研究药物效应及作用部位，被称为器官药理学。

19世纪末英国生理学家兰利（Langley，1852～1925年）根据观察到的毛果芸香碱与阿托品对猫唾液分泌的拮抗作用，于1878年首先提出了接受物质（receptive substance）的说法，为后来药物作用的受体学说奠定了基础。

20世纪初德国微生物学家埃尔利希（Ehrlich）在实验室合成近千种有机砷化合物，并于1909年从中筛选出能有效治疗锥虫病及梅毒的胂凡纳明（606）和新胂凡纳明（914），此为化学药物治疗的开始。其后，德国Domagk于1932年发现一种叫百浪多息（protosil）的红色磺胺类染料，能有效抑制实验室小鼠的链球菌感染。磺胺类药物于1935年开始应用于临床，为解决细菌性感染做

出了巨大的贡献。Domagk 于 1939 年获得诺贝尔生理学或医学奖。我国于 1942 年合成磺胺噻唑。澳大利亚的 Florey 和英国的 Chain 在 Fleming（1928 年）从青霉菌培养液中分离出青霉素的基础上继续深入研究，于 1940 年开始将抗生素应用于临床。Fleming、Florey 和 Chain 共同获得 1945 年诺贝尔生理学或医学奖。从此也进入了抗寄生虫病和细菌感染的新时代，并促进了化学疗法（chemotherapy）的发展。二次世界大战后，随着科学技术的发展，涌现出许多药理学的新领域及新药，包括抗生素、抗癌药、抗组胺药、抗精神病药、抗高血压药、抗胆碱酯酶药、抗溃疡药等。

（三）现代药理学阶段——受体学说的完善和分支学科的出现

20 世纪中、后期，由于分子生物学、生物物理学、生物化学、免疫学、生物统计学的迅速发展，以及新技术的应用，如组织和细胞培养技术、微电极测量技术、同位素技术、电子显微镜技术、各种色谱和生物工程技术，药理学有了迅猛的发展。萨瑟兰（Sutherland）于 1957 年发现 cDNA，于 1965 年提出第二信使学说，是人们认识受体介导和细胞信号转导的里程碑；此后多种受体蛋白被分离纯化（如 G 蛋白、N 受体）。对药物作用机制的研究，已由原来的系统、器官水平，逐渐深入到细胞、亚细胞水平，甚至受体、分子水平。

药理学也形成了许多分支学科。从系统科学的角度来讲，有内分泌药理学、神经精神药理学、免疫药理学、心血管药理学、化疗药理学等；从交叉学科的角度上讲，有基础药理学、临床药理学、中药药理学、分子药理学、遗传药理学、时辰药理学、生化药理学等。这些分支学科分别从不同方面研究药物作用的基本理论，大大充实与丰富了药理学的研究内容。

第二节　药物对机体的作用——药效学

药效学是药理学的核心内容之一，主要研究包括药物对机体的作用及作用机制，为指导临床合理用药提供理论依据。

一、药物的作用

（一）药物作用的基本类型

药物对机体的作用是使机体原有生理、生化功能水平发生变化，而不会产生新的作用。药物作用的基本类型包括兴奋（stimulation）和抑制（inhibition）。使机体原有的功能水平增强称为兴奋，如利尿药使尿量增加，肾上腺素使血压升高等；使机体原有的功能活动减弱称为抑制，如地西泮的镇静催眠作用、氯丙嗪的抗精神病作用等。

（二）药物的作用方式

1. 直接作用（direct action）　药物直接对所接触的器官、细胞产生的作用。
2. 间接作用（indirect action）　通过机体反射机制或生理性调节间接产生的作用。

例如，肾上腺素收缩血管：血压升高为直接作用，血压升高后心率反射性减慢则为间接作用，即药物作用于甲部位使甲部位产生的作用为直接作用，而在乙部位产生的作用则为间接作用。

（三）药物作用的特点——选择性

药物只对少数器官或组织发生明显作用，而对其他器官或组织的作用较小或无作用的特性，称为药物作用的选择性（selectivity）。选择性高的药物主要影响少数器官或组织的功能；选择性低的药物效应范围较广，可影响多种器官或组织的功能，临床应用时可产生较多不良反应。例如，碘选择性地作用于甲状腺；强心苷选择性地作用于心脏；而阿托品的选择性较低，对腺体、内脏平滑肌、心脏、血管及中枢神经系统等多处组织器官都有作用。药物作用的选择性主要与下列因素有关。

1. 药物分布　如甲状腺腺泡细胞膜的碘泵可主动摄取血液中的碘，使甲状腺中碘的浓度达到血浆中的 25 倍。

2. 药物结构 如强心苷选择性地作用于心脏细胞膜的强心苷受体（Na^+，K^+-ATP 酶）。

3. 细胞结构 如青霉素通过抑制细胞壁合成选择性地杀灭革兰氏阳性细菌，而人和哺乳动物的细胞无细胞壁，所以不良反应很少。

4. 药物剂量 如小剂量阿司匹林主要作用于血小板，减少血栓素 A 的形成而起到抗血栓形成的作用；而大剂量阿司匹林则因直接抑制血管壁中前列腺素 I 的形成而削弱抗血栓形成的作用。

药物作用的选择性不仅是药理学中药物分类的基础，如作用于心血管系统的药物、作用于内脏系统的药物等，还对指导临床选药、提高疗效、减少不良反应具有重要作用。

二、药物的治疗作用与不良反应

（一）药物作用的两重性

由于药物的选择性是相对的，多数药物有多方面的作用。凡符合用药目的，能防病治病的作用称为治疗作用（therapeutic action）；凡不符合用药目的，对患者不利甚或产生病痛或危害的作用，称为不良反应（adverse drug reaction，ADR）。药物对机体能产生治疗作用，同时也会出现不良反应，称为药物作用的两重性。

（二）药物的治疗作用

根据药物的治疗效果，治疗作用分类如下。

1. 对因治疗（etiological treatment） 指能够消除原发致病因素的治疗，如青霉素应用于肺炎，治疗目的在于杀灭机体内的致病菌——肺炎链球菌，以达到治病求本、根治疾病的目的。

2. 对症治疗（symptomatic treatment） 指用药目的在于改善疾病症状的治疗，如解热镇痛抗炎药对乙酰氨基酚（扑热息痛）用于发热，镇痛药哌替啶（杜冷丁）用于癌症晚期剧痛，以达到治病治标，减少患者的痛苦，提高生活质量的目的。对症治疗在某些情况下比对因治疗更重要，如急性中毒的治疗，尤其是病因不明的重度病例，急救中应先采用对症治疗以维持患者的生命体征（血压、呼吸、脉搏），为对因治疗赢得治疗时机。因此，临床上应遵循"急则治其标，缓则治其本，标本兼治"的原则。

3. 补充治疗（supplement therapy）**或替代治疗**（replacement therapy） 指补充体内营养或代谢物质的不足，如硫酸亚铁治疗缺铁性贫血、胰岛素治疗 1 型糖尿病等。补充治疗虽能部分纠正病因，但并未去除病因，因此不能归于对因治疗。

（三）药物的不良反应

药物的不良反应与药物本身的特性和机体的反应特性有关，一般很难避免，因此在制订治疗方案时应充分考虑药物的治疗作用和不良反应，权衡利弊得失，制订合理的用药方案。药物的不良反应（表 4-1）可分类如下。

表 4-1 药物不良反应的分类及其特点

分类	特点	举例
副作用	治疗剂量下产生	阿托品治疗胃肠绞痛时引起口干
毒性反应	剂量过大或用药时间过长产生	急性或慢性有机磷酸酯类中毒
变态反应	与剂量和药理作用无关	青霉素过敏
后遗效应	停药后的残存效应	巴比妥类的宿醉现象
继发反应	治疗作用发挥后引起	二重感染
特异质反应	特异体质者产生	遗传性血浆假性胆碱酯酶活性降低者使用琥珀胆碱

1. 副作用（side reaction） 指药物在治疗剂量时产生的与治疗目的无关的作用。副作用与治疗作用同时发生，一般较轻微，多数可自行恢复。副作用的产生主要是由于药物的选择性低，药物的作用范围较广，对多数组织器官都有作用。当药物对某个组织器官的作用成为治疗作用时，其他作用则成为副作用，因此副作用可以随治疗目的的不同而改变。例如，阿托品松弛内脏平滑肌的作用在治疗内脏绞痛时成为治疗作用，其抑制腺体分泌的作用引起口干则成为副作用；而阿托品用于麻醉前以防止吸入性肺炎的发生时，其抑制腺体分泌的作用则成为治疗作用，而其松弛内脏平滑肌引起术后腹气胀、尿潴留则成为副作用。副作用是药物本身固有的作用，是可以预知的，因此也可以采取相应的措施减轻或避免。

2. 毒性反应（toxic reaction） 指药物剂量过大或用药时间过长使药物在体内蓄积而引起的不良反应。因用药剂量过大而立即发生，称为急性毒性（acute toxicity），如一次大量使用有机磷酸酯类农药导致喷洒农药者中毒；因长期用药使药物在体内蓄积而逐渐发生，称为慢性毒性（chronic toxicity），如长期使用牛黄解毒片导致慢性砷中毒。三致毒性反应（致癌、致畸、致突变）一般较严重，甚至危及生命。但毒性反应一般都可预知，因此可通过严格掌握用药剂量及疗程，并定时进行监测来预防毒性反应的发生。

3. 变态反应（allergic reaction，又称过敏反应，anaphylaxis） 指机体对药物产生的病理性免疫反应。这种反应与药物本身的药理作用、剂量无关，只发生于少数过敏体质的患者，并且不可预知。导致变态反应的可能是药物本身或其代谢产物或其中的杂质。变态反应的临床表现可有药热、皮疹、哮喘、溶血性贫血等，严重时还可引起过敏性休克。

4. 后遗效应（residual effect/after effect） 指停药后血药浓度降至阈浓度以下而残存的药理效应。例如，晚上服用巴比妥类催眠药，特别是长效巴比妥类后，次日早晨仍有头晕、困倦、乏力的"宿醉"现象。

5. 继发反应（secondary reaction） 指药物治疗作用发挥后所引起的不良反应，是治疗作用的不良后果，又称治疗矛盾。例如，长期服用广谱抗生素后引起的二重感染，即肠内敏感菌被抑制或杀灭后，使一些不敏感菌如白念珠菌等大量繁殖，导致继发性白念珠菌性肠炎。

6. 特异质反应（idiosyncratic reaction） 指少数特异体质的患者对某些药物特别敏感，可能与先天性遗传异常有关。例如，遗传性血浆假性胆碱酯酶活性降低患者在使用骨骼肌松弛药琥珀胆碱时由于其代谢受到抑制可产生呼吸肌麻痹、窒息的严重特异质反应。

三、药物的量效关系

量效关系（doseeffect relationship）是药理学的核心概念，是指在一定剂量范围内，药物剂量或血药浓度与药效的强弱呈一定关系。如以药物的效应为纵坐标，药物的剂量或血药浓度为横坐标作图所得的曲线，即为量效曲线。通过量效关系的研究，可定量地分析药量与效应之间的规律，阐明药物的作用性质，为临床用药提供理论依据。

（一）量效关系中效应的类型——量反应和质反应

量效关系中药理效应有两类：一类是量反应（graded response），其效应强度可在个体上用具体数量分级来表示，如血压、心率、尿量等效应；另一类是质反应（qualitative response），其效应强度是在群体中用某一效应出现的频率表示，如死亡、惊厥、治愈等效应。

（二）量反应的量效关系

量反应的量效曲线是长尾 S 形（图 4-2A）或对称 S 形（图 4-2B）的曲线。
从量反应的量效曲线上可观察到评价量反应的主要指标如下。

1. 最小有效量（minimum effective dose）、**阈剂量**（threshold dose）、**阈浓度**（threshold concentration） 指引起药理效应的最小剂量（或最小浓度）。

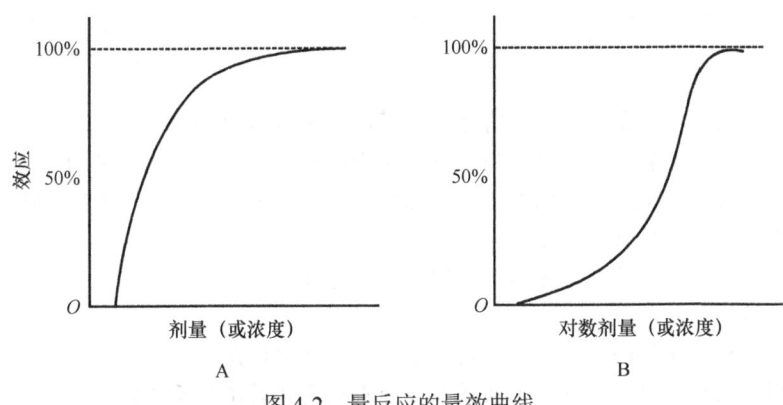

图 4-2　量反应的量效曲线

2. 最大效应（maximal efficacy，E_{max}）**或效能**（efficacy）　随着剂量或浓度的增加，效应强度也随之增加，当效应增强到最大时，再增加剂量效应也不再增加，这一药理效应的最大值又称为效能。

3. 效价强度（potency）　指多个药物等效剂量或等效浓度的比较。

（三）质反应的量效曲线

当以效应的累加频率为纵坐标时，质反应（qualitative response）的量效曲线亦为长尾的 S 形（剂量为横坐标）或对称的 S 形（对数剂量为横坐标）曲线（图 4-3）。

从质反应的量效曲线可观察到评价质反应的指标主要如下。

1. 半数效应量　群体中半数个体出现某一效应的剂量。

2. 半数有效量（50% effective dose，ED_{50}）群体中半数个体出现疗效的剂量。

3. 半数致死量（50% lethal dose，LD_{50}）　群体中半数个体出现死亡的剂量。

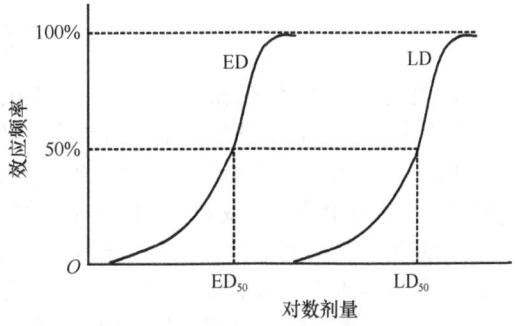

图 4-3　质反应的量效曲线

ED. 疗效的量效曲线；LD. 毒效 - 死亡的量效曲线；ED_{50}. 半数有效量；LD_{50}. 半数致死量

4. 治疗指数（therapeutic index，TI）　LD_{50} 与 ED_{50} 的比值，是用来表示药物安全性的主要指标，此数值越大越安全。但是 TI 并不能完全衡量安全性，还应联合可靠安全系数（1% 致死量与 99% 有效量的比值）或实效安全系数（5% 致死量与 95% 有效量的比值）全面评价。

案例 4-1　　　　　　　　　解热镇痛抗炎药阿司匹林（乙酰水杨酸）

1. 案例摘要　早在 2300 多年前，古希腊生理和医学家希波克拉底就发现水杨柳树的叶和皮具有退热与镇痛作用。1853 年，德国化学家杰尔赫首次合成水杨酸盐类的前体——纯水杨酸。它具有止痛退热作用，但毒性大，对胃的刺激较强。1897 年，德国化学家霍夫曼为解除父亲的风湿之苦，将纯水杨酸制成乙酰水杨酸（acetylsalicylic acid），即沿用至今的阿司匹林（aspirin）。它具有较强的解热镇痛、抗炎、抗风湿作用，不良反应却大为降低。

药理作用和临床应用如下。

（1）解热、镇痛、抗炎、抗风湿：用于感冒发热、头痛、牙痛、月经痛等轻、中度慢性钝痛及类风湿性关节炎、急性风湿热等。

（2）影响血栓形成：小剂量抑制血栓素 A_2（TXA_2）合成从而起到抗血栓形成作用，可用于防治缺血性心脏病及缺血性脑血管病的发生，并降低复发及死亡率；大剂量抑制前列腺素合成酶的形成减少血栓形成。

不良反应如下。

（1）胃肠道反应：最常见，表现有恶心、呕吐、上腹不适等。

（2）凝血障碍：一般剂量长期使用时可抑制血小板聚集，引起出血倾向。

（3）水杨酸反应：本药过量时可出现。表现为头痛、呕吐、耳鸣、视力下降、听力下降；严重者酸碱平衡紊乱，高热，昏迷。

（4）过敏反应：对哮喘患者可诱发"阿司匹林哮喘"。

2. 案例问题

（1）阿司匹林对血栓的作用反映了药理学的哪个核心概念？

（2）分析所列出的阿司匹林的不良反应，分别属于哪种不良反应？

3. 案例分析 阿司匹林小剂量抑制血栓形成，大剂量促进血栓形成，充分体现了药理学中量效关系的重要性，即不同剂量下，药物的效应强弱或者效应类型都有可能不同。

凡是不属于用药目的的反应，都称为不良反应。根据不良反应发生的条件，可以分为不同类型。阿司匹林引起的不良反应中，胃肠道反应，称为副作用，一般在常用剂量下出现，多不需要进行特殊处理，患者可自行恢复；凝血障碍和水杨酸反应，多在长期、大量使用后，药物蓄积过多引起，称为毒性反应；"阿司匹林哮喘"为变态反应，也称过敏反应。

四、药物的构效关系

药物的构效关系（structure-activity relationship，SAR）是指药物的结构与效应之间的关系，它是药物作用特异性的化学基础。构效关系可有如下几种情况。

（1）一般来说，结构相似的化合物能与同一靶点（如酶或者受体）结合，产生相似的作用（如同一类的多个药物）或者相反的作用（如激动药与拮抗药）。

（2）化学结构完全相同的旋光异构体，作用不一定相同：多数药物的右旋体无作用，而左旋体才具有药理活性，如左旋多巴可用于帕金森病的治疗。

（3）同一类药物的骨架结构相同而侧链不同，因此同一类药物往往具有相似的作用，但作用的强弱、快慢或久暂却不同，如可待因（甲基吗啡）与吗啡作用相似，但作用较弱。

因此，药物构效关系是药物设计的基础。先导化合物的设计和优化均依赖于对药物构效关系的认识，因此对构效关系的研究可为新药研发提供理论依据。

五、药物作用的机制

药物作用的机制是指研究药物作用起始到效应产生的过程，即药物在何处起作用和如何起作用。一般来说，药物可通过下列机制发挥效应。

1. 改变理化环境 如应用弱碱性抗酸药中和胃酸治疗消化性溃疡；应用碳酸氢钠碱化尿液解救酸性药物中毒。

2. 补充机体缺乏的物质 如应用铁制剂治疗缺铁性贫血；应用胰岛素治疗 1 型糖尿病。

3. 影响递质或激素的分泌与释放 如磺酰脲类口服降糖药可通过促进胰岛素的释放而发挥降血糖的作用。

4. 作用于靶点 药物可通过作用于其靶点（如酶、离子通道、受体或载体分子）发挥效应。

5. 基因治疗 是指将外源基因直接或通过载体间接导入患者体内，以选择性地改变机体内某种基因的表达而达到防治疾病的目的。这些外源基因称为基因药物，它们可包括正常基因、抑制基因、自杀基因或突变基因等。

六、受体学说

受体学说的提出和完善是药理学发展史上具有里程碑意义的事件，它使得许多药物的作用机制得以阐明，也促进了许多新药的研发。

(一) 受体的基本概念与特性

受体（receptor）是位于细胞膜、细胞质或细胞核，能与相应的配体分子特异结合，传递信息，引起生物效应的大分子蛋白质。它具有特异性、竞争性、可逆性、饱和性、灵敏性和多样性等特性。

(二) 药物与受体相互作用的学说

受体与药物结合后可产生效应，也可不产生效应，通过对药物与受体结合和效应的分析，科学家曾提出过几种学说，包括占领学说、速率学说和二态模型学说等。其中被广泛认同的是占领学说，其最初提出的基本观点如下。

（1）受体需与配体结合才能激活而产生效应。

（2）效应强度与药物占领受体的数量成正比，但是科学家发现药物占领了受体却可以不产生效应，以及发生最大效应时常有95%以上的受体尚未被占领，因此，科学家后来又对该学说进行了补充修订，提出产生效应必须具备如下两个条件。

1）要有亲和力（affinity）：即药物与受体相结合的能力。

2）要有内在活性（intrinsic activity）：即药物与受体结合后能激活受体引起特异药理作用的能力。

根据该学说，与受体结合的药物被分类如下。①激动药（agonist）：既有亲和力又有内在活性的药物，即它们可与受体结合，并激动受体产生效应。②拮抗药（antagonist）或阻断药（blocker），只有亲和力而无内在活性的药物，即它们可占领受体，但通常并不能激动受体产生效应。

> **知识链接　　　　　　　受体学说的发展**
>
> 受体学说对生命科学的发展产生了巨大影响。其发展已近1个世纪，历经4个阶段。
>
> 第一阶段为受体概念的提出。1878年，Langley发现，毛果芸香碱可促进猫唾液的分泌，使用阿托品后抑制了唾液的流出。因此，他设想在神经末梢或腺体上存在某种特殊的物质，阿托品及毛果芸香碱可与之形成复合物影响猫的唾液分泌。后来他发现烟碱可使鸟类的某些去神经的肌肉收缩，说明烟碱的作用不通过神经支配。而箭毒能明显拮抗烟碱所引起的肌肉收缩效应，说明这两种物质均作用于肌肉细胞，可能是与其中某些成分相结合，他称这些成分为"接受物质"（receptive substance）。1908年，Ehrlich等根据抗体对抗原具有高度特异性提出了受体（receptor）概念，并提出了"锁与钥"的受体-配体作用假说。
>
> 第二阶段为药理学研究阶段。克拉克（Clark）和加德姆（Gaddum）根据研究工作于1926年和1937年提出受体的占领学说（occupation theory）。1954年，Ariens修正了占领学说，指出药物与受体结合不仅要有亲和力，而且还要有内在活性才能激动受体产生效应。
>
> 第三阶段为放射配体结合研究阶段。1962年，雅各布森（Jacobson）和詹森（Jensen）首先用高放射比度的氚标雌二醇（3h-e2）证实大鼠子宫、阴道存在雌激素受体，进一步证实了受体作为实体的存在，是受体研究的里程碑。目前该方法仍是我们研究受体的基本方法。
>
> 第四阶段为分子生物学研究阶段。代表工作是从N胆碱受体α-亚单位的核苷酸顺序推出其一级结构的氨基酸顺序。此后受体研究突飞猛进，已有数十种受体的一级结构和功能关系被阐明。目前受体分子的三维结构的研究已取得可喜的进展。

(三) 受体的分类

根据受体位置和结构、信息转导过程、效应性质等特点，将受体大致分为下列四类（图4-4）。

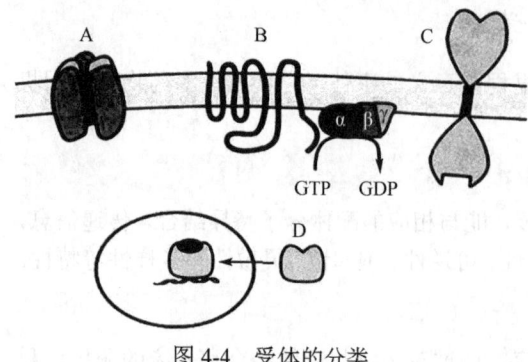

图 4-4　受体的分类
A. 离子通道偶联受体；B.G 蛋白偶联受体；C. 激酶偶联型受体；D. 细胞内受体

1. 离子通道偶联受体　它们位于快反应细胞的膜上，多由 4~5 个亚基组成，其中的几个亚基组成离子通道。当药物与该受体结合后，可影响离子通道的开关状态，进而影响离子在细胞内、外的跨膜流动，产生去极化或超极化，引起细胞兴奋性的变化，如 N 受体和 γ- 氨基丁酸 A（GABA$_A$）受体。

2. G 蛋白偶联受体　G 蛋白是鸟苷酸结合调节蛋白的简称。该类受体位于细胞膜内侧，可间接地影响离子通道或第二信使。当激动剂与受体结合后，只有通过 G 蛋白的传导，才能传递生物信息引起效应，如 M 受体、α 和 β 肾上腺素受体、阿片受体等。

3. 激酶偶联型受体　亦称跨膜酶受体，该类受体胞外有识别部位，胞内有催化部位，含有酪氨酸激酶活性或能激活胞内蛋白激酶，直接调节蛋白磷酸化，产生细胞反应，如胰岛素受体。

4. 细胞内受体　又称为基因转导型受体，主要通过 DNA 转录的调节而调节功能蛋白质的合成来发挥效应，因此这一过程较慢，以小时计，如位于细胞质的甾体激素受体和位于细胞核的甲状腺素受体。

第三节　机体对药物的作用——药代动力学

药代动力学主要研究药物在机体的影响下所发生的变化及规律，包括吸收、分布、代谢及排泄等药物的体内过程，即机体如何对药物进行处置，特别是血药浓度随时间而变化的规律。

一、药物的体内过程

药物的体内过程主要研究血药浓度随时间而变化的规律，它包括吸收（absorption）、分布（distribution）、代谢（metabolism）及排泄（excretion）等过程，简称 ADME 系统（图 4-5）。其中，吸收、分布、排泄属于转运过程，主要是药物在体内通过各种生物膜的过程；代谢又称为转化，主要是发生药物化学结构的变化。

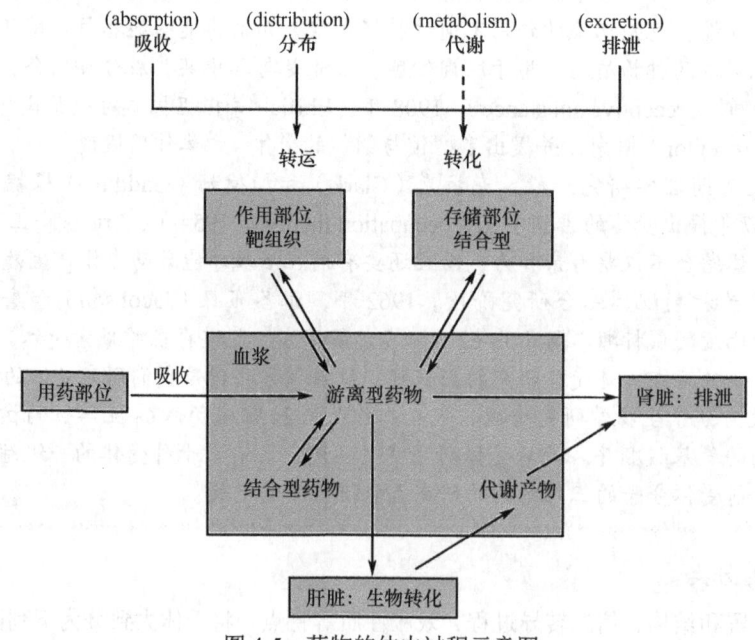

图 4-5　药物的体内过程示意图

（一）吸收

吸收是指药物由给药部位进入血液循环的过程。因此，可知除静脉途径给药外，其他给药途径均需经过吸收过程才能进入血液循环。

吸收的影响因素主要包括药物的理化性质、剂型、给药途径，用药部位的血流情况等。如果仅就给药途径考虑，吸收快慢的顺序依次为吸入、舌下、直肠、肌内注射、皮下注射、口服、皮肤。

口服途径因其简单、易于操作性成为比较常用的给药途径。口服药物在胃肠道吸收，当然大部分是在肠道中吸收，因其吸收面积大、血流量大等原因。药物在胃肠道吸收后首先进入肝门静脉，然后再进入体循环。某些药物在口服通过肠黏膜及肝脏时，由于酶的灭活代谢而进入体循环的药量减少，称作首过效应（first-pass effect）或首关消除（first-pass elimination）。舌下、直肠（仅指经直肠中、下静脉吸收部分）途径，因不经过肝脏，避免了首过效应。

生物利用度是指药物经血管外给药后其中能被吸收进入体循环的药物的相对分量及速度，一般用吸收百分率或分数来表示。药物的给药途径不同，生物利用度可能有明显的不同，尤其是口服有首过效应的药物其生物利用度会降低。例如，抗心绞痛药物硝酸甘油口服时生物利用度仅约为8%，而改为舌下含服避免了首过效应，生物利用度提高到约80%。另外，药物的制剂因素，甚至是不同的生产工艺、不同的生产批号等都可影响生物利用度，进而影响药物的临床疗效。

（二）分布

分布是指药物吸收后随血液循环到达各组织器官中的过程。影响分布的因素如下。

1. 与血浆蛋白结合 药物进入血液循环后可与血浆中的蛋白质，主要是与白蛋白结合成结合型药物（bound drug），未结合的药物称为游离型药物（free drug）。由于结合型药物分子大，不能跨生物膜转运，因此一般无药理活性。但其结合是疏松的、可逆的，与游离型药物处于动态平衡，因此结合型药物就成为药物的一种储存形式。游离型药物可跨膜转运发挥药理活性，如磺胺嘧啶与磺胺噻唑相比，血浆蛋白结合率低，易通过血脑屏障分布到蛋白含量低的脑脊液中，故在治疗流行性脑脊髓膜炎时是首选药物。

另外，血浆中白蛋白的含量是一定的，因此多种药物合用时，尤其是血浆蛋白结合率高的药物合用时可竞争性与白蛋白结合，因而使血浆中游离型药物的浓度增加，主要是血浆蛋白结合率高的药物增加明显，可能增强药物效应甚至是不良反应，因此应调整剂量或严密观察患者的反应。例如，抗凝血药双香豆素的血浆蛋白结合率高达99%，与血浆蛋白结合率为80%的阿司匹林合用时，因发生血浆蛋白的竞争置换，而使游离型的双香豆素浓度增高更明显，抗凝血作用增强而易发生出血。

2. 组织亲和力 药物在体内的分布多数是不均匀的，有些药物可较集中分布于某特定器官，如甲状腺腺泡细胞膜的碘泵可主动摄取血流中的碘，使甲状腺中碘的浓度达到血浆中的25倍。

3. 各种体内屏障 如血脑屏障、血眼屏障和胎盘屏障等。血脑屏障是比较致密的保护中枢神经系统的重要生理屏障，包括血液与脑细胞、血液与脑脊液及脑细胞与脑脊液三层隔膜。许多药物（如分子量大、极性高或结合型药物）不易穿透血脑屏障，因此在临床选药时应全面考虑。例如，帕金森病主要是黑质多巴胺能神经元变性导致纹状体处多巴胺递质不足引起，但由于多巴胺不能穿过血脑屏障，因此治疗时应选用左旋多巴，其通过血脑屏障后再变成多巴胺发挥治疗作用。

（三）代谢

代谢又称为转化（transformation）或生物转化（biotransformation），指药物在体内经过氧化、还原、水解和结合等反应发生化学结构的改变。药物经过代谢后其药理活性或毒性发生改变。大多数药物被灭活，活性降低或完全消失；少数药物代谢后代谢产物活性更强；还有少数药物本身无活性，须经代谢活化才可产生药理效应，称为前体药。药物的转化有赖于酶的催化。参与代谢的酶分类如下。

1. 专一性酶 如单胺氧化酶，可专一性地代谢儿茶酚胺类药物（如肾上腺素、异丙肾上腺素等）；血浆胆碱酯酶可代谢胆碱类药物，如琥珀胆碱。

2. 非专一性酶 主要为肝微粒体混合功能酶系统，简称肝药酶，该系统主要为细胞色素P450酶系，简称P450。肝药酶具有选择性低（可催化多种药物）、酶活性易受外界因素影响（药酶诱导剂或抑制剂）及个体差异大等特点。药物代谢主要发生在肝脏，因此肝药酶活性受到影响时，药物代谢必然受到影响，例如，肝功能不良患者因药物代谢受到抑制而须注意调整药物剂量。

（四）排泄

排泄是指药物及其代谢物经机体的排泄或分泌器官排出体外的过程。排泄是大多数药物从机体消除的主要方式。因此可通过加速或延缓药物的排泄来影响药物在机体内的作用。

肾脏是主要的排泄器官，有些药物中毒时可考虑促进药物经肾脏的排泄。例如，酸性药物阿司匹林中毒时可用碳酸氢钠碱化尿液，减少药物在肾小管的重吸收而加速其排泄。另外，肾功能不全有少尿或无尿症状的患者，肾脏排泄能力减弱，须酌减药物用量与给药次数，以免严重不良反应的发生。

经胆汁排泄也较重要，有些药物经肝脏转化为极性高的代谢产物后可经胆汁排泄，其在胆管内的浓度较高，可用于肝胆系统疾病的治疗，如红霉素用于胆囊炎。经肝细胞分泌进胆汁后排进十二指肠的结合型药物在肠道中经水解后再吸收的过程称为肝肠循环（hepato-enteral circulation）。进行肝肠循环的药物排泄减慢，可使药物作用时间明显延长。

某些药物还可经肺、乳腺、唾液腺或汗腺排泄。

二、药代动力学的常用参数及其意义

药代动力学模型及参数是药代动力学研究中反映药物体内过程随时间变化规律的较客观的指标，它可以反映药物在体内的动态过程与药理效应间的定量关系，对于新药研制、临床制订合理的给药方案等具有重要的指导意义和实用价值。

（一）药代动力学的基本概念

1. 药物浓度 - 时间曲线（drug concentration-time curve，药时曲线、时量曲线） 是指给药后随着时间的改变血药浓度不断变化，以时间为横坐标，药物浓度为纵坐标绘制的曲线（图4-6）。

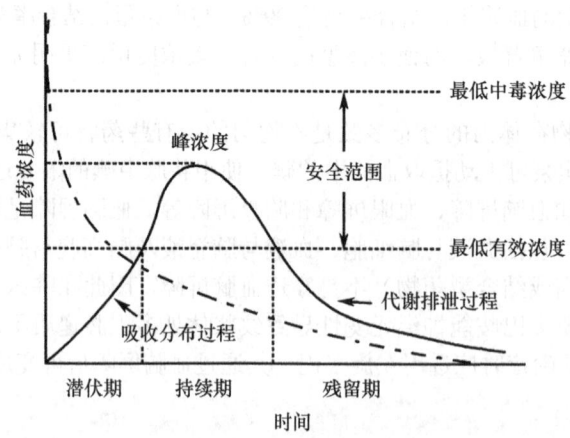

图4-6 单次给药的药时曲线

虚线曲线表示单次静脉给药后药物的药时曲线；实线曲线表示非静脉途径给药后药物的药时曲线

药物的吸收、分布、代谢及排泄过程是同时进行的，非静脉途径给药时，药时曲线的升段表示此时药物以吸收分布过程为主，因此称为吸收分布过程；降段表示此时药物以代谢排泄过程为主，因此称为代谢排泄过程。

2. 房室模型 建立房室模型（compartment model）是药代动力学研究药物体内过程的基本步骤之一，是应用房室概念对药物在体内过程的特性进行研究，以建立相应的数学公式，求得一系列的药代动力学参数以指导临床合理用药和评价新药。所谓房室不是指机体的某一部分，房室模型假定药物在一个房室内呈均匀分布，在不同房室之间按一定规律进行转运。一个机体分为几个房室，取决于药物在体内的转运或转化情况及研究所要求的精度。常用的有一室模型和二室模型。一室模型（one-compartment model）指给药后血药浓度衰减速率始终一致，其药时曲线表现为一直线，即将机体看作是单一的房室，药物可立即均匀地分布至全身各体液和组织中，仅少数药物符合一室模型。二室模型（two-compartment model）指给药后血药浓度衰减及分布、代谢、排泄的速率不同，其药时曲线为双曲线，通过计算可将其分解成两条直线，即分布相直线和消除相直线。此时假设机体分为两个房室：中央室和周边室。药物首先进入中央室（代表血液供应丰富的组织，如肝、肾、心、肺等），然后再由中央室进入周边室（代表血液供应较少或血流缓慢的组织，如脂肪、皮肤和不活动的肌肉等），最后药物再回到中央室消除。多数药物符合二室模型。

将机体划分为若干个房室是为了研究的简化，实际上机体并无此解剖学间隔。房室模型也不能完全模拟药物在体内的过程，因此，越来越多的研究者转向研究适用于所有药物的无房室方法（non-compartment method），以更好地研究药物的体内过程。

3. 药物消除动力学 药物在体内分布达到动态平衡后，因代谢和排泄，自血浆消除的速率可决定血药浓度的变化。因此，药物的消除动力学可按照消除速率进行如下分类研究。

（1）一级动力学或一级速率：指单位时间内药物按照恒定比例消除，简称恒比消除。绝大多数药物在体内的消除速率符合一级动力学。

（2）零级动力学或零级速率：指单位时间内药物浓度按照恒定的量消除，简称恒量消除。少数药物在大剂量给药时超过机体的最大消除能力只能按恒定的最大量进行消除，属零级速率消除。随着血药浓度降低，又可转为一级速率消除。例如，阿司匹林和苯妥英钠在大剂量应用时都属于零级速率消除，当血药浓度降低后又转为按照一级速率消除。

（二）药代动力学的常用参数及其意义

1. 半衰期（half-life，$t_{1/2}$） 是指血浆药物浓度降低一半所需的时间，代表药物在体内消除快慢的参数。对于一级动力学消除的药物半衰期是固定的数值。

其临床意义如下。

（1）反映药物消除的快慢：一次用药后经过 5 个半衰期后体内药物消除 96% 以上（表 4-2）。

（2）指导临床用药间隔：每间隔一个半衰期用药一次，则给药 4～6 个半衰期后体内药物累积量可达到稳定状态（表 4-2）。可据此设定给药方案，以维持药物的有效浓度，保证治疗效果。

表 4-2 一次用药后药物的残留量及多次规律用药后药物的蓄积量与半衰期的关系

用药后半衰期数	一次用药药物的残留量	多次规律用药后的蓄积量	用药后半衰期数	一次用药药物的残留量	多次规律用药后的蓄积量
1	50.000%	50.000%	5	3.125%	96.875%
2	25.000%	75.000%	6	1.562%	98.438%
3	12.500%	87.500%	7	0.781%	99.219%
4	6.250%	93.750%			

2. 药时曲线下面积（area under the drug concentration time curve，AUC） 指药时曲线与坐标轴围成的区域，它与吸收后体循环的药物量成正比，反映相应时间内药物在血浆中的相对累积量，是计算生物利用度的重要参数。

3. 生物利用度 指药物经血管外给药后其中能被吸收进入体循环的药物的相对分量及速度，

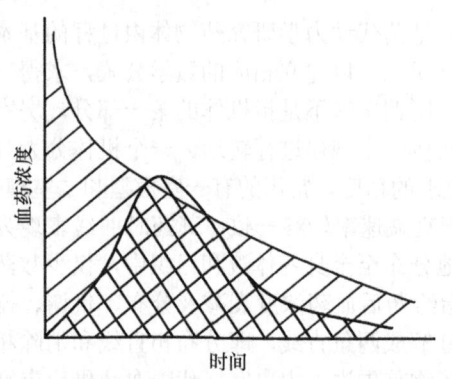

图 4-7 采用 AUC 计算绝对生物利用度示意图

斜线表示静脉注射途径的药时曲线下面积（$AUC_{静脉}$）；加粗黑色网格斜线表示口服途径的药时曲线下面积（$AUC_{口服}$）。所以该口服药物的绝对生物利用度为 $AUC_{口服}/AUC_{静脉}$

一般用吸收百分率或分数来表示。

（1）绝对生物利用度：指血管外给药的 AUC 与静脉给药的 AUC 的比值的百分数（图 4-7）。

（2）相对生物利用度：指采用相同给药途径时测试药物与标准药物的 AUC 的比值的百分数，可用于评价不同厂家同种制剂的吸收率。

4. 表观分布容积（apparent volume of distribution，V_d） 指药物在体内分布平衡后理论上或计算所得的表示药物应占有的体液容积（以 L 或 L/kg 为单位），因此它并不是药物在体内真正占有的体液容积。

V_d 是重要的药代动力学参数之一，它可以反映药物在体内分布的情况，如 V_d 约为 5L 则提示药物主要分布于血浆；V_d 为 10～20L 则提示药物主要分布于细胞外液；V_d 约为 40L 则提示药物主要分布于全身体液；V_d 约为 100L 则提示药物主要集中分布于某个组织器官。

案例 4-2　　抗心绞痛药物硝酸甘油在体内的药代动力学过程分析

1. 案例摘要　硝酸甘油（nitroglycerin），又称硝化甘油，是甘油的三硝酸酯，是一种爆炸能力极强的炸药。1864 年，诺贝尔以硝酸甘油及硅藻土为主要原料，制造出了安全炸药。安全炸药的工业化生产给诺贝尔带来了荣誉和金钱，使他得以创立科学界的最高奖项——诺贝尔奖。而同时，硝酸甘油也是扩血管药物，可有效地缓解心绞痛。至今已应用了 100 多年，仍是临床最常用的抗心绞痛药物之一。它的作用机制也困扰了医学家、药理学家百余年，直到 20 世纪 80 年代弗奇戈特、伊格纳罗及穆拉德三位美国药理学家才发现硝酸甘油及其他有机硝酸酯类是通过释放一氧化氮舒张血管平滑肌。三位科学家也因此获得了 1998 年诺贝尔生理学或医学奖。

药代动力学：舌下含服立即吸收，生物利用度为 80%，而口服因肠道和肝脏酶的灭活代谢生物利用度仅为 8%。舌下给药 2～3min 起效、5min 达到最大效应，血药浓度最高值为 2～3ng/ml，作用持续 10～30min。半衰期为 1～4min，V_d 为 170L。与血浆蛋白的结合率约为 60%。主要在肝脏代谢，中间产物为二硝酸盐，具有较弱的扩血管作用。代谢后经肾脏排出。

2. 案例问题

（1）试分析硝酸甘油口服和舌下含服的生物利用度差别明显的原因是什么？

（2）硝酸甘油舌下含服作用的潜伏期、持续期、峰浓度各是多少？V_d 值说明其在体内的分布情况如何？

（3）苯巴比妥是典型的肝药酶抑制剂，可抑制肝药酶的活性，与硝酸甘油合用时可能对其药效产生什么影响？

3. 案例分析　硝酸甘油具有明显的肝脏首过效应，口服后，经过肝门静脉入肝，被肝药酶大量代谢失活，故而生物利用度明显下降；舌下含服硝酸甘油，经舌下静脉丛吸收入血，直接分布，避免了肝脏的首过效应，故而具有较高的生物利用度。

根据硝酸甘油舌下给药药代动力学参数可知，潜伏期为 2～3min，持续期为 10～30min，峰浓度为 2～3ng/ml。V_d 为 170L，提示其靶向性较好，主要集中于心脏中。

苯巴比妥是典型的肝药酶抑制剂，可抑制肝药酶的活性，抑制硝酸甘油的代谢失活，故而两药合用时，能提高硝酸甘油的药物效应。

5. 血浆清除率（plasm clearance，CL） 又称为总体清除率（total clearance，CL_{tot}），是肝、肾和其他器官的药物清除率的总和，指单位时间内多少容积血所含的药量被机体消除。如果仅计算某个组织器官的清除率，则称为该器官清除率，如肝清除率、肾清除率等。

清除率是表示机体清除药物的速率的重要药代动力学参数。由于一级消除动力学是按照恒比消除，因此其清除率也是一个恒定值。

6. 多次给药的稳态血药浓度 临床治疗为了维持有效血药浓度，通常采用多次规律用药。当药物以恒量恒速（规定剂量、规定途径、以半衰期为间隔给药）给药4~6个半衰期后，给药量与消除量达到动态平衡，血药浓度稳定在一定水平称为稳态血药浓度（steady state concentration，C_{ss}），也称为坪值，其最高值称峰浓度（C_{ssmax}），最低值称谷浓度（C_{ssmin}）（图4-8A）。由此可知，如想维持稳态血药浓度，必须坚持多次规律用药，才能保证临床治疗效果。

为较快达到稳态血药浓度，可在常规恒量恒速给药前用一次负荷剂量（图4-8B）。负荷剂量通常为常规剂量的2倍，因此通常称为首剂加倍。虽然理论上首剂加倍可迅速达到稳态水平，但有些患者对某些药物的不良反应不能耐受。

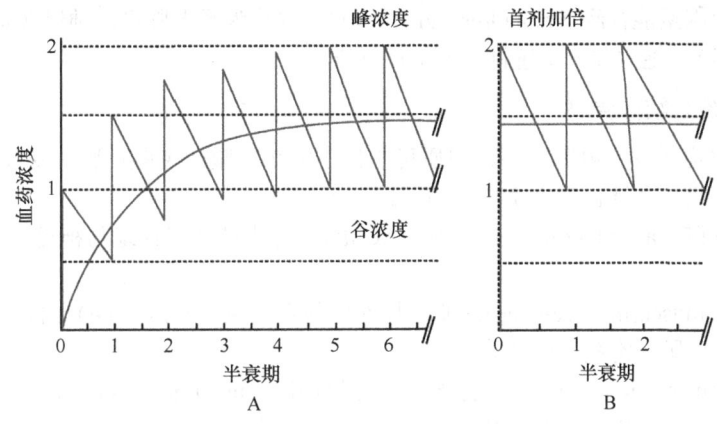

图 4-8 恒量恒速多次给药的药时曲线

A.药物每间隔一个半衰期给药；B.首次用药为常规剂量的2倍，其后每间隔一个半衰期服用常规剂量

案例 4-3 "首剂加倍"

1.案例摘要 患者，感冒流涕、打喷嚏、浑身发冷。因听说服药"首剂加倍，加强疗效"，便自行将说明书上未注明首剂加倍的药物加倍服用。服药不久患者感觉恶心、头晕。待送至医院时已昏迷。经过抢救，患者终于脱离了危险。医生确认患者系过量服用药物导致中毒，神经系统受到麻痹所致。

2.案例问题

（1）患者本次过量用药与"首剂加倍"有关吗？

（2）"首剂加倍"应注意什么？

3.案例分析 为了使药物迅速产生明显效应，血药浓度快速达到稳态血药浓度，可以采用首剂加倍的方式给药。但不是所有的药物都适用这种方法，一般来说，需要药物治疗窗比较大，不易产生毒性才可以。案例中患者明显属于擅自增加药物剂量，导致药物过量引起毒性反应。

除了药物本身特点，"首剂加倍"还应注意患者不可自行增加药物剂量，须在医师或者药师指导下方可进行。此外，对一些特殊人群，如老年人、孕产妇、儿童及肝肾功能不全等患者，也要更加谨慎用药。

第四节 常用药物药理学

一、传出神经系统药物药理学

(一)传出神经系统分类

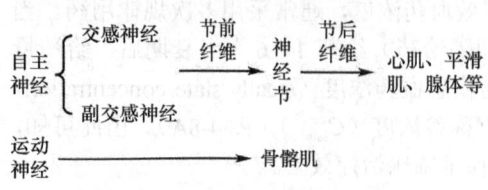

图4-9 传出神经系统按照解剖学分类

1. 按解剖学分类 如图4-9所示。

2. 按照神经末梢释放的递质分类 传出神经系统末梢释放的递质主要有乙酰胆碱(acetylcholine, ACh)和去甲肾上腺素(nonadrenaline, NA),传出神经可相应地分为胆碱能神经和去甲肾上腺素能神经。

(1)胆碱能神经(cholinergic nerve):其末梢释放递质ACh,包括交感、副交感神经的节前纤维、副交感神经的节后纤维、运动神经纤维、极少数交感神经的节后纤维。

(2)去甲肾上腺素能神经(nonadrenergic nerve):也称为肾上腺素能神经(adrenergic nerve),其末梢释放递质NA,绝大部分交感神经的节后纤维。

(二)传出神经系统的受体

神经末梢释放递质到突触间隙后,递质可与位于突触前膜或突触后膜的受体结合传递生物信息,因此受体可按照与之结合的递质分类如下。

1. 乙酰胆碱受体(acetylcholine receptor, AChR) 是指能选择性地与神经递质ACh结合的受体,分为如下两类。

(1)M受体(muscarinic receptor):能选择性地与毒蕈碱(muscarine)结合的乙酰胆碱受体,主要分布于心脏、内脏平滑肌和腺体。

(2)N受体(nicotinic receptor):能选择性地与烟碱(nicotine)结合的乙酰胆碱受体,主要分布于自主神经节、肾上腺髓质和骨骼肌。

2. 肾上腺素受体(adrenoceptor) 是指能选择性地与神经递质NA结合的受体,分为如下两类。

(1)α受体:分为$α_1$受体(分布于血管平滑肌、瞳孔开大肌)和$α_2$受体(主要存在于突触前膜)。

(2)β受体:分为$β_1$受体(主要位于心脏、肾入球动脉的球旁细胞)和$β_2$受体(主要分布于支气管、血管平滑肌、肝脏)。

(三)传出神经系统药物药理学

传出神经系统药物按照其作用与ACh和NA相似或相反,分类为拟、抗胆碱药和拟、抗肾上腺素药。常用药物分类、代表药物、主要药理作用和临床应用见表4-3。

表4-3 常用传出神经系统药物药理学

分类	常用药物分类	代表药	主要药理作用	主要临床应用
拟胆碱药	M受体激动药	毛果芸香碱	缩瞳、降眼压、调节痉挛	闭角型青光眼、虹膜炎
	抗胆碱酯酶药	新斯的明	兴奋骨骼肌、胃肠道和膀胱平滑肌	重症肌无力、术后腹气胀和尿潴留、非去极化型肌松药中毒、阿托品中毒
抗胆碱药	M受体阻断药	阿托品	抑制腺体分泌、扩瞳、升眼压、调节麻痹、松弛内脏平滑肌、解除心脏抑制、改善微循环、中枢兴奋	内脏绞痛、全麻前用药、验光配镜、查眼底、虹膜炎、慢性心律失常、抗休克、拟胆碱药中毒

续表

分类	常用药物分类	代表药	主要药理作用	主要临床应用
拟肾上腺素药	α受体激动药	去甲肾上腺素	缩血管（皮肤、黏膜、内脏）、兴奋心脏、平均动脉压升高	药物中毒性低血压、神经性休克早期、上消化道出血
	β受体激动药	异丙肾上腺素	兴奋心脏、扩血管（骨骼肌、冠脉）、平均动脉压下降、支气管扩张、促进代谢	心搏骤停、房室传导阻滞、支气管哮喘急性发作、休克
	α、β受体激动药	肾上腺素	兴奋心脏、缩血管（皮肤、黏膜、内脏）、扩血管（骨骼肌、冠脉）、平均动脉压升高、支气管扩张、促进代谢	心搏骤停、过敏性休克、支气管哮喘急性发作、与局部麻醉药合用或局部止血
抗肾上腺素药	β受体阻断药	普萘洛尔（心得安）	抑制心脏、缩血管、降低血压、支气管收缩、抑制代谢	心绞痛、快速型心律失常、高血压、充血性心力衰竭

二、中枢神经系统药物药理学

中枢神经系统药物的作用方式主要是通过作用于中枢的受体、影响中枢神经递质的体内过程或者影响神经细胞的能量代谢或膜稳定性来发挥作用的。作用不外乎是兴奋作用和抑制作用，因此中枢神经系统药物按照药物作用的基本类型分为中枢兴奋药（如咖啡因、茶碱、尼可刹米）和中枢抑制药，其中临床应用较多的主要是中枢抑制药（表4-4）。

表4-4 常用中枢抑制药药理学

分类	常用药物分类	代表药	主要药理作用	主要临床应用
镇静催眠抗焦虑药	苯二氮䓬类	地西泮（安定）	抗焦虑、镇静催眠、抗惊厥、抗癫痫、中枢性肌松	焦虑、失眠、惊厥、癫痫、肌肉僵直痉挛
抗精神病药	吩噻嗪类	氯丙嗪	抗精神病、镇静、镇吐、体温调节、扩血管	精神分裂症、呕吐、低温麻醉、人工冬眠
抗帕金森病	影响多巴胺能神经类药	左旋多巴	进入中枢，补充多巴胺	帕金森病、肝性脑病
解热镇痛抗炎药	水杨酸类	阿司匹林（乙酰水杨酸）	解热、镇痛、抗炎、抗风湿、抗血栓（小剂量）	轻度疼痛、急性风湿热、类风湿性关节炎、缺血性疾病
	选择性环氧酶-2抑制剂	美洛昔康	解热、镇痛、抗炎、抗风湿	类风湿性关节炎、疼痛性骨关节炎
镇痛药	阿片类生物碱类	吗啡	镇痛、镇静、抑制呼吸、镇咳、缩瞳、扩血管、兴奋内脏平滑肌	其他镇痛药无效的急性锐痛、心源性哮喘、止泻
	人工合成镇痛药	哌替啶（杜冷丁）	与吗啡相似，但较弱	代替吗啡用于各种剧痛、麻醉前给药、人工冬眠、心源性哮喘

三、心血管系统药物药理学

心血管系统疾病是当今世界对人类健康造成威胁的重大疾病，心血管病引起的死亡仍然居于各种疾病导致的死亡之首。

心血管疾病是多种危险因素相互作用的结果。大规模队列研究表明，生活方式、血压、血糖、血脂等是导致心血管系统疾病的主要危险因素。

心血管疾病包括充血性心力衰竭、高血压、冠心病、心律失常和高脂血症等，具有发病率高、致残率高、复发率高、死亡率高及并发症多的特点。因此，作用在心血管系统的药物具有重要的临床意义。本类药物种类较多，作用机制较复杂，分类介绍见表4-5。

表4-5 常用心血管系统药物药理学

分类	常用药物分类	代表药	主要药理作用	主要临床应用
治疗充血性心力衰竭的药物	强心苷类	地高辛 毛花苷丙	加强心肌收缩力、减慢心率、减慢传导、增加肾血流量	充血性心力衰竭、心房颤动、心房扑动、阵发性室上性心动过速
	血管紧张素转换酶抑制药（ACEI）	卡托普利 依那普利	抑制血管紧张素转换酶、减少缓激肽水解、扩小动静脉、降低心脏负荷、逆转心肌和血管重构	充血性心力衰竭的基础治疗药物、抗高血压
	β受体阻断药	美托洛尔 比索洛尔	拮抗交感神经、上调β受体、改善血流动力学、改善心功能	充血性心力衰竭（心功能相对稳定时）
治疗高血压药	β受体阻断药	美托洛尔 比索洛尔	阻断心脏、肾小球旁器、中枢的β受体，抑制心脏、扩血管，降低血压	高血压伴高交感活性、冠心病、心律失常、甲状腺功能亢进（简称甲亢）
	α受体阻断药	哌唑嗪	扩小动静脉、降压、降血脂、松弛膀胱颈及尿道平滑肌	轻中度高血压伴高脂、前列腺肥大
	血管紧张素转换酶抑制药（ACEI）	见上	见上	见上
	血管紧张素Ⅱ受体阻断药（ARB）	氯沙坦	扩血管、减少醛固酮分泌、逆转心肌血管重构、抗凝	高血压伴左心室肥厚、充血性心力衰竭、心肌梗死
	钙通道阻断药（CCB）	硝苯地平	扩张小动脉（扩冠脉），抗凝、抗动脉粥样硬化、逆转心肌、血管重构	各级高血压、心绞痛、充血性心力衰竭
	利尿药	氢氯噻嗪	利尿、扩血管	轻度高血压首选
抗心绞痛药	硝酸酯类	硝酸甘油	降低心肌耗氧量（扩张动静脉，降低心脏前后负荷），增加缺血区灌注（扩张冠脉大血管、开放侧支循环）	防治心绞痛、急性心肌梗死、充血性心力衰竭
	β受体阻断药	美托洛尔 比索洛尔	抑制心脏、降低心肌耗氧量、改善缺血区灌注	对硝酸酯类不敏感或疗效差的心绞痛，尤伴有心率加快及高血压
	钙通道阻断药（CCB）	硝苯地平	降低心肌耗氧量（扩张动脉、抑制心肌）、舒张冠脉增加缺血区灌注、保护缺血心肌细胞	对变异型心绞痛效果好，稳定型心绞痛及心肌梗死
抗心律失常药	Ⅰ类：钠通道阻滞药	利多卡因	降低自律性、缩短动作电位时程、改变传导性	室性快速型心律失常，防治急性心肌梗死，室性心律失常的首选药
	Ⅱ类：β受体阻断药	美托洛尔 比索洛尔	减慢房室结传导、延长有效不应期	室上性快速型心律失常
	Ⅲ类：延长动作电位和有效不应期药物	胺碘酮	降低自律性、减慢传导、延长动作电位时程和有效不应期	心房扑动、心房颤动和室上性心动过速
	Ⅳ类：钙通道阻断药（CCB）	维拉帕米 地尔硫䓬	降低自律性、减慢传导、延长有效不应期	室上性和房室结折返引起的快速型心律失常

四、内脏系统药物药理学

作用于内脏系统的药物主要包括作用于泌尿系统的利尿药和作用于血液和造血系统的药物，概括见表4-6。

表 4-6 内脏系统药物药理学

分类	常用药物分类	代表药	主要药理作用	主要临床应用
作用于泌尿系统的利尿药	高效能利尿药	呋塞米（速尿）	强利尿作用、增加肾血流量	严重水肿、急性肺水肿和脑水肿、急慢性肾衰竭、加快毒物排泄
	中效能利尿药	氢氯噻嗪	温和利尿作用、降压、抗利尿（对尿崩症）	轻中度水肿、高血压、尿崩症
	低效能利尿药	螺内酯	阻断醛固酮受体、保钾排钠	醛固酮升高有关的顽固性水肿、与排钾利尿药合用于水肿
作用于血液及造血系统的药物	抗凝血药	肝素	抗凝（注射）、降血脂、抗炎	防治血栓形成和栓塞、弥散性血管内凝血
		华法林	抗凝（口服）	防治血栓栓塞性疾病
	促凝血药	维生素K	参与肝脏合成有活性的凝血因子	出血性疾病
	抗贫血药	铁制剂	参与红细胞血红素的合成	缺铁性贫血
		叶酸	参与DNA合成	巨幼红细胞贫血
		维生素B_{12}	参与叶酸的循环利用及神经髓鞘的形成	恶性贫血、巨幼红细胞贫血的辅助治疗

五、内分泌系统药物药理学

内分泌系统主要由内分泌腺（如甲状腺、肾上腺、脑垂体等）和内分泌组织（如胰岛）组成。因此，作用于内分泌系统的药物主要包括肾上腺皮质激素类药物、抗糖尿病药物和作用于甲状腺的药物，见表4-7。

表 4-7 常用内分泌系统药物药理学

分类	常用药物分类	代表药	主要药理作用	主要临床应用
肾上腺皮质激素类药	糖皮质激素	可的松地塞米松	抗炎、免疫调节、抗病毒、抗休克等	肾上腺皮质损害、自身免疫性疾病、过敏性疾病、异体器官移植、严重感染、哮喘、肾病
作用于甲状腺药	甲状腺激素	甲状腺素	促进生长发育、促进代谢和产热	呆小病、黏液性水肿、甲状腺功能减退、单纯性甲状腺肿
	抗甲状腺药	硫脲类	抑制甲状腺激素合成、免疫抑制	甲亢、甲状腺术前准备、甲状腺危象辅助治疗
		碘碘化物	大剂量抗甲状腺作用	甲状腺危象、甲状腺术前准备
		放射性碘	破坏甲状腺、减少甲状腺素合成	甲亢、甲状腺摄碘功能测定
抗糖尿病药	胰岛素类	胰岛素	促进糖、蛋白质、脂肪代谢，促进钾内流，促进生长	糖尿病、细胞内缺钾（与葡萄糖、氯化钾组成极化液）
	磺酰脲类	格列本脲（优降糖）	促进胰岛素释放、降血糖	胰岛功能尚存的糖尿病
	双胍类	二甲双胍	减少葡萄糖的摄取利用、增强胰岛素的敏感性	轻度2型糖尿病，尤其是有胰岛素抵抗的肥胖患者
	α-葡萄糖苷酶抑制剂	阿卡波糖（拜糖平）	延缓糖类吸收、降低餐后血糖	轻、中度2型糖尿病
	噻唑烷二酮类	罗格列酮	增强胰岛素的敏感性、促进摄取、降低空腹和餐后血糖	胰岛功能尚存的胰岛素抵抗的糖尿病

六、化学治疗药物药理学

化学治疗（chemotherapy，简称化疗）指对所有病原体，包括微生物、寄生虫及肿瘤细胞所致疾病的药物治疗。化疗药物主要是通过抑制和杀灭病原体，使机体最终消灭病原体和促进疾病康复。

化疗药物根据所作用的病原体不同，主要分为抗菌药、抗真菌药、抗病毒药、抗寄生虫药、抗结核药和抗肿瘤药。常用化疗药物见表 4-8。

表 4-8 常用化疗药物药理学

分类	常用药物分类	代表药	主要药理作用	主要临床应用
抗菌药	喹诺酮类	环丙沙星（第三代）	广谱抗菌	作为青霉素和头孢菌素的替换药广泛用于全身各处感染
	青霉素类	青霉素	窄谱抗菌（革兰氏阳性球菌和杆菌、革兰氏阴性球菌及各种螺旋体）	作为首选药用于敏感菌感染
	头孢菌素类	头孢氨苄（第一代）	抗革兰氏阳性菌和部分革兰阴性菌	敏感菌感染
	大环内酯类	罗红霉素	抗革兰氏阳性菌、阴性菌，支原体、衣原体、立克次体	用于不宜应用青霉素的情况、首选于支原体肺炎
抗真菌药	抗浅部真菌感染药	灰黄霉素	抗真菌谱窄、抑制浅部真菌感染	浅部真菌感染（各种癣病，如头癣、手足癣）
	抗深部真菌感染药	两性霉素 B	广谱抗真菌、抑制深部真菌感染	深部真菌感染首选（如真菌性肺炎、心内膜炎）
抗结核药	一线抗结核药	异烟肼	对胞内、外生长旺盛的结核杆菌均有强抗菌作用	首选于各型结核病
		利福平	对繁殖期、静止期的结核杆菌具有抗菌作用	各型结核病
	二线抗结核药	乙胺丁醇	对抗异烟肼和链霉素的结核杆菌也有效	各型结核病，尤其是使用链霉素和异烟肼无效者

第五节 药物毒理学

一、毒理学的概念和分类

（一）毒理学的概念

毒理学（toxicology）是一门研究化学物质（包括药物、环境污染物和工业化学物质等）、物理因素和生物因素对生物体有害作用的应用学科，是一门研究有害因素对机体的毒性反应、发生频率和中毒机制的科学。

毒理学主要应用生物学、生理学、病理学、药理学及生物化学等医学基础学科的理论和技术，通过动物实验、临床观察和流行病学方法进行研究，可为安全性评价、选择和研制选择性高的药物及防治毒性反应，促进人类的健康提供科学依据。

（二）毒理学的分类

毒理学的研究范围非常广泛。毒性因素可包括化学因素、物理因素和生物因素；生物体包括人、动物、植物等，毒理学除与医学的基础学科有密切联系外，还与工业、农业、经济有关。因此毒理学可从不同角度进行分类，如下所述。

（1）按照研究对象可分为人体毒理学、兽医毒理学、昆虫毒理学和植物毒理学。

（2）按照研究领域可分为药物毒理学、食品毒理学、环境毒理学、工业毒理学、临床毒理学、法医毒理学等。

（3）按照研究的靶器官可分为器官毒理学、神经毒理学、肝脏毒理学、肾脏毒理学、生殖毒理学、免疫毒理学、眼毒理学、耳毒理学、血液毒理学、皮肤毒理学等。

（4）按照毒性机制可分为细胞毒理学、分子毒理学、遗传毒理学、膜毒理学等。

其中药物毒理学（drug toxicology）是研究药物在一定条件下对机体造成的损害作用及其机制的学科。

药物与毒物无明显的界限。药物由于选择性较低，在用于防病治病过程中可产生不符合用药目的、对机体造成危害的反应，甚至由于大剂量或长时间应用而引起严重的损伤或致死等毒性作用，因此药物毒理学作为毒理学的一个相对年轻的分支，对指导临床合理安全用药、新药临床前安全性评价和临床试验等具有重要意义。

案例 4-4　　　　　　　感冒用药引发的毁容

1. 案例摘要　2012 年 6 月，患者因感冒不适独自到医院就诊，医生开具复方氨基比林等药物。用药后，患者开始出现咽喉疼痛、手足口全面出疹、口腔化脓等症状。之后医生仍继续开具此药治疗，被家属拒绝。后经过皮肤科及眼科专家会诊，确诊为复方氨基比林造成的重症多形红斑型药疹。

之后患者身体状况急剧恶化，全身皮肤大面积脱落，咽喉、食管、呼吸系统损毁，视力丧失。中途休克濒临死亡，经过两个月的全力救治，患者脱离了生命危险，但容貌和视力的损毁基本难以逆转。

查阅资料发现，复方氨基比林的不良反应可涉及循环、呼吸、消化等系统等，可出现血压下降、四肢厥冷或休克，甚至引起死亡。

2. 案例问题　在临床上，如何最大限度避免药物的不良反应？

3. 案例分析　医生要根据患者情况合理选用药物。患者也应严格遵医嘱，不应擅自更改药物用量用法甚至更换药物种类。尽量减少药物合并用药，如有需要也要在医生或药师指导下进行使用。同时还要注意药物使用方式"能口服不注射，能注射不静点"等。

二、药物毒理学的研究方法

（一）毒理学的研究水平

1. 体内（in vivo）试验　亦称为整体动物实验，是毒理学的基本研究方法。以整体实验动物为模型，研究集体产生的毒性反应，动物实验的结果原则上可外推至人。实验多采用哺乳动物，常用有 7 种：小鼠、大鼠、豚鼠、仓鼠、家兔、犬和猴。个别情况下，也采用水生生物和鸟类等。

2. 体外（in vitro）试验　利用离体的器官、培养的原代细胞或细胞系进行。由于离体试验排除了一些机体复杂因素的影响，因此多用于毒性初步筛选或者代谢和机制的深入研究。但由于该方法缺乏整体的毒物代谢动力学过程和整体调控，不能完全模拟并评价毒物的作用，并且该方法难以用于观察慢性毒性作用。

3. 人体观察　该方法主要是通过对急性中毒事故的处理和研究，以及受控的临床研究进行。因为该方法以人体为研究对象，因此可直接获得关于人体的毒理学资料。但该方法仅限于低浓度、短时间的作用，并且毒性作用应有可逆性，以免对人体造成不必要的严重损伤。

4. 流行病学研究　利用流行病学方法可以研究已知环境因素对人群健康的影响（因到果）及已知疾病的环境病因（果到因）。优点是可从对人群的直接观察中取得动物实验所不能获得的资料，而且接触条件真实，对确定药物对人体的损害作用具有重要价值，但流行病学研究干扰因素较多，毒效也不够深入。

（二）药物毒理学的一般研究方法

1. 急性毒性试验 指机体（人或实验动物）一次或24h内多次接触受试物在短期内所引起的毒性效应，甚至引起死亡。国内外多数毒理学安全性评价程序中对急性毒性的观察时间有规定，一般为7～14天，如有必要可延长至14天以上。半数致死量（50% lethal dose，LD_{50}）测定法是常用的急性毒性试验方法。LD_{50}测定时通常选用临床拟用的给药途径，了解实验动物的中毒特征、死亡及靶器官损伤情况，是反映急性毒性的一个常用指标。急性毒性试验处在药物毒理研究的早期阶段，对阐明药物的毒性作用和其毒性靶器官具有重要意义，并对长期毒性试验剂量的设计和某些药物Ⅰ期临床试验起始剂量的选择具有重要参考价值。

2. 长期毒性试验（重复给药毒性试验） 是药物非临床安全性评价的核心内容，它与急性毒性和药物的特殊毒性（生殖毒性、致癌性等）毒理学研究有密切的联系，是药物进入临床试验的重要环节。长期毒性试验的目的是通过重复给药表征受试物的毒性作用，预测其可能对人体产生的不良反应，降低临床试验受试者和药品上市后使用人群的用药风险。具体包括以下五个方面。

（1）预测受试物可能引起的临床不良反应：包括不良反应的性质、程度、量效关系和时效关系、可逆性等。

（2）判断受试物反复给药的毒性靶器官或靶组织。

（3）推测临床试验的起始剂量和重复用药的安全剂量范围。

（4）提示临床试验中需重点监测的指标。

（5）为临床试验中的解毒或解救措施提供参考。

长期毒性试验定额给药途径原则上应与临床用药途径一致，否则应说明原因，因为长期毒性试验的最终目的是为临床试验和临床用药服务。

（三）特殊毒理学试验

特殊毒理学试验主要包括三致（致畸、致癌、致突变）试验、药物依赖性试验。由于该类毒性不易察觉，需要经过较长潜伏期或在特殊条件下才会表现出来。而且虽然发生率较低，但后果较严重且难以弥补，因此常统称为特殊毒性实验。

1. 致畸试验 于孕鼠或孕兔胚胎的器官形成期给药，观察对子代的影响。

2. 致癌试验 短期和长期致癌试验。

3. 致突变试验 微生物回复突变试验、哺乳动物培养细胞染色体畸变试验和整体试验等。

学 习 小 结

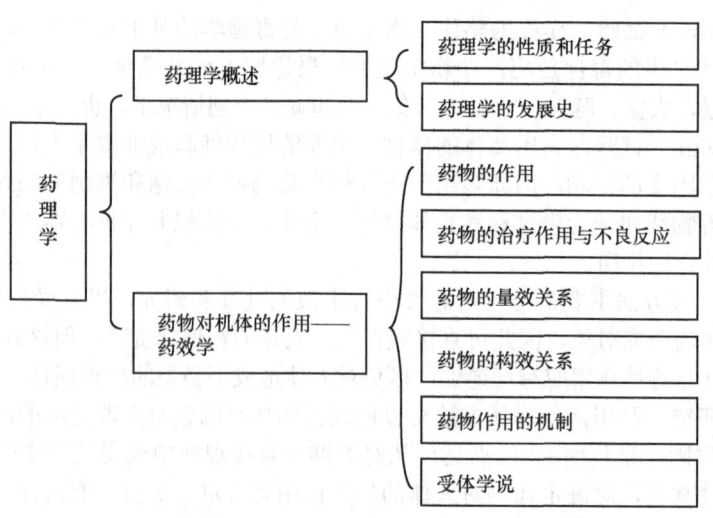

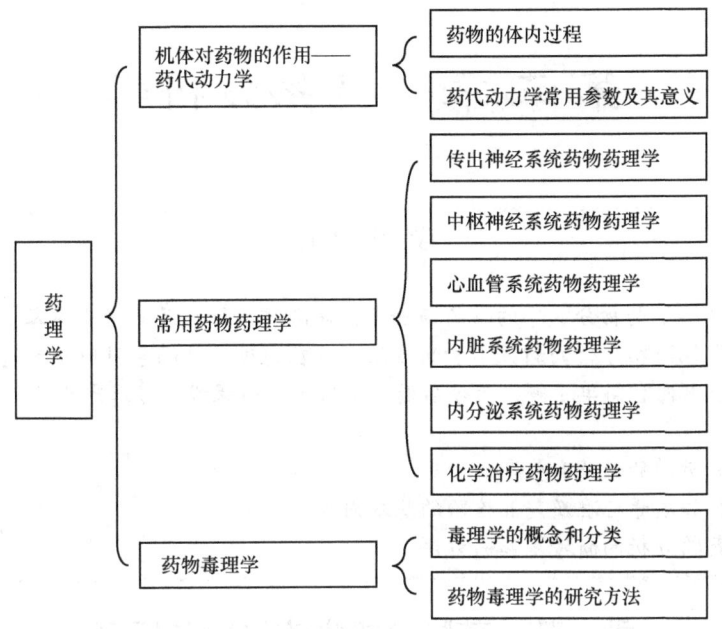

思 考 题

1. 简述什么是药理学、药代动力学和药效学。
2. 常用的药代动力学参数有哪些？各有何意义？
3. 什么是效能和效价？哪一个更有临床意义？
4. 药物的不良反应有哪几种？各举一例。
5. 简述毒理学的研究方法及其意义。
6. 举例说明药理学的重要性。

（李 华 王 丽）

第五章 药物分析学

> **学习目标**
>
> **学习目的**
>   本章简要介绍了药物分析学的性质与任务，药品质量标准及其主要内容，药品检验工作的主要内容及现代药物分析的新技术和新方法，旨在通过本章的学习使学生对药物分析课程的基本知识、基本内容简单了解，为今后进一步从事本门课程学习奠定基础。
>
> **学习要求**
>   掌握药物分析学的性质和任务。
>   熟悉我国药品质量标准及药品检验的基本内容。
>   了解现代药物分析的新技术和新方法。

第一节　药物分析学的性质与任务

一、药物分析学的性质

　　药物分析学是药学一级学科下设的二级学科之一，是整个药学科学领域中一个重要的组成部分。
　　为了保证人们用药的安全和有效，在药品的研制、生产、供应及临床使用过程中都应该执行严格的科学管理，并采用各种有效分析方法，如物理学的、化学的、生物学的方法等，对药品进行严格的分析检验，从各个环节全面地保证、控制与研究提高药品的质量，实现药品的全面质量控制。因此，保证广大人民群众用药安全、有效、合理，正是药学工作者的神圣职责。药品质量的全面控制是一项涉及多方面、多学科的综合性工作，药物分析是其中的一个重要方面。
　　药物分析学是药品全面质量控制的一个重要学科，它主要运用化学、物理化学或生物化学的方法和技术研究化学结构已经明确的合成药物或天然药物及其制剂的质量控制方法，也研究有代表性的中药制剂和生化药物及其制剂的质量控制方法。因此，药物分析学是一门研究与发展药品质量控制的"方法学科"。

二、药物分析学的任务

　　药物分析学的首要任务是确保临床用药的安全有效，为此必须对药品进行严格的质量监督和检验。为了全面控制药品的质量，药物分析工作应与生产单位紧密配合，积极开展药物及其制剂在生产过程中的质量控制，优化生产工艺条件，促进生产和提高质量；也应与经营管理部门密切协作，注意药品在贮藏过程中的质量与稳定性考察，以便采取科学合理的贮藏条件和管理办法，保证药品质量。此外，药品质量的优劣和临床用药是否合理会直接影响到药品的临床疗效，为了全面控制药品的质量，开展体内药物分析也是十分重要的。通过研究药物进入体内后的变化，如药物在体内的吸收、分布、代谢转化和排泄过程，有利于指导临床用药，减少药物的不良反应。
　　为了保证药品的高质、安全和有效，在药品的研制、生产经营及临床使用过程中还应该执行严格的科学管理规范。因此药品质量的全面控制不是某一个单位或部门的工作，所涉及的整个内容也不是一门课程可以单独完成的，而是一项涉及多方面、多学科的综合性工作。

随着改革开放的深入发展,药业也面临着新的机遇和挑战。药品标准的国际化,知识产权的保护制约着专利品种的仿制,市场竞争威胁着非保护品种生产的低水平重复,这些都离不开现代分析方法与技术的辅助。因此,药物分析学科和药物分析工作者的任务,除了药品的常规理化检验及药品质量标准的研究和制订外,尚需深入生物体内过程并进行综合评价的动态分析监控中;所采用的分析方法应该更加准确、灵敏、专属和快速,并力求向自动化、最优化和智能化方向发展,使我国的药品质量研究与世界同步。

案例 5-1   **某公司问题疫苗事件带给我们的思考**

1. 案例摘要   2018年7月,国家药品监督管理局发出通告指出,长春某科技有限公司生产的冻干人用狂犬病疫苗存在记录造假等严重违反GMP行为。这是该公司自2017年11月份被发现百白破疫苗效价指标不符合规定后不到一年,再曝疫苗质量问题。一时间,药品质量安全问题得到社会空前关注,监管机构也随之对不法企业出以重拳,加大了处罚力度。国家药品监督管理局吊销该公司药品生产许可证,并罚没款91亿元;深交所对该公司股票强制退市;公安机关第一时间依法立案侦查,从主管部门到省市区,多名官员被严肃问责。

2. 案例问题   该公司问题疫苗事件对国内疫苗市场产生哪些影响?作为药物分析检验工作者,我们的职责是什么?

3. 案例分析   该公司问题疫苗事件,暴露出疫苗生产企业趋利枉法,地方政府和市场监管部门的失职失察,也反映出疫苗生产流通使用等各方面存在的制度缺陷。药品安全是最基本的公共安全,疫苗安全保障着广大群众的生命健康。此次事件的发生,也充分说明了药品安全的敏感性和严重性。药品生产和销售企业应树立以人为本、安全至上、诚信经营的信念。国家药品监督管理局始终把人民群众用药安全放在首位,坚决贯彻落实"四个最严"要求,对发现的违法违规问题绝不姑息,坚决依法依规严肃查处,涉嫌构成犯罪的,一律移送公安机关予以严惩。

第二节　药品质量标准及其主要内容

国家和政府为了确保药品质量,制定出每种药品的管理依据,即药品的质量标准。

药品质量标准是对药品质量规格和检验方法所作的技术规定,是药品现代化生产和质量管理的重要组成部分,是药品的生产、供应、使用、检验和监督管理部门共同遵循的技术依据,也是药品生产和临床用药水平的重要标志。

一、国家药品质量标准

制定并执行统一的国家药品标准,首先是为保障药品质量、维护人民健康服务;同时对我国医药的科技发展、生产管理、经济和社会效益都将产生良好的影响与促进作用;搞好药品质量标准工作,还有利于促进药品国际技术交流和推动药品进出口贸易的发展。

我国药品质量标准分为法定标准和非法定标准两种。法定标准是包括《中华人民共和国药典》(简称《中国药典》)在内的国家药品标准;非法定标准有行业标准、企业标准等。法定标准属于强制性标准,是药品质量的最低标准,拟上市销售的任何药品都必须达到这个标准;企业标准只能作为企业的内控标准,各项指标均不得低于国家药品标准。

(一) 国家药品质量标准的定义

国家药品质量标准是国家对药品质量要求和检验方法所作的技术规定,是药品生产、供应、使用、检验和管理共同遵循的法定依据。

国家药品质量标准包括《中国药典》、国家药品监督管理局药品标准及经国家药品监督管理部门批准的药品注册标准,其内容一般包括药品质量体系、生产工艺和检验方法等相关的技术指导原则与规范。

(二) 国家药品质量标准的类别

1.《中国药典》 由国家药典委员会主持编纂、国家药品监督管理局批准并颁布实施。《中国药典》是国家药品标准的核心,是具有法律地位的药品标准,拥有最高的权威性。《中国药典》的现行版本为2020年版。

2. 国家药品监督管理部门颁布的其他药品标准 为了促进药品生产,提高药品质量和保证用药安全,除《中国药典》规定了国家药品标准外,尚有"国家药品监督管理局国家药品标准"(简称"局颁药品标准",或"局颁标准"),收载了国内已有生产、疗效较好,需要统一标准但尚未载入药典的品种,以及与药品质量指标、生产工艺和检验方法相关的技术指导原则与规范。现有"局颁标准"新药转正标准1~48册、"局颁标准"国家中成药标准汇编(中成药地方标准升国家标准部分)等。这类标准的性质与《中国药典》相似,也具有法律约束力,同样是检验药品质量的法定依据。

3. 药品注册标准 是指国家药品监督管理部门批准给申请人特定药品的标准,生产该药品的生产企业必须执行该注册标准。药品注册标准应当符合《中国药典》通用技术要求,不得低于《中国药典》的规定。申报注册品种的检测项目或者指标不适用《中国药典》的,申请人应当提供充分的支持性数据。

二、《中国药典》与主要国家药典简介

现行《中国药典》为2020年版,自2020年12月30日起实施。中华人民共和国成立以来,我国已经先后出版了十一版药典,即1953年版、1963年版、1977年版、1985年版、1990年版、1995年版、2000年版、2005年版、2010年版、2015年版和2020年版。《中国药典》的英文名称为Pharmacopoeia of the People's Republic of China,英文简称为Chinese Pharmacopoeia,英文缩写为ChP。

《中国药典》内容包括凡例(general notices)、正文(monographs)及通则(genreral rules),是药品研制、生产、经营、使用和监督管理等均应遵循的法定依据。所有国家药品标准应当符合《中国药典》凡例及通则的相关要求。

凡例是药典的重要组成部分,是正确使用《中国药典》进行药品质量控制的基本原则,是对《中国药典》正文、通则及与质量检定有关的共性问题的统一规定。

《中国药典》各品种项下收载的内容统称为标准正文,正文系根据药物自身的理化与生物学特性,按照批准的来源、处方、制法和贮藏、运输等条件所制定的、用以检测药品质量是否达到用药要求并衡量其质量是否稳定均一的技术规定。正文项下根据品种和剂型不同,按顺序可分别列有品名(包括中文名、汉语拼音名与英文名);有机药物的结构式;分子式与分子量;来源或有机化合物的化学名称;含量或效价规定;处方;制法;性状;鉴别;检查;含量或效价测定;类别;规格;贮藏;制剂等。

通则主要收载制剂通则、通用检测方法和指导原则。制剂通则系按照药物剂型分类,针对剂型特点所规定的基本技术要求;通用检测方法系各正文品种进行相同检查项目的检测时所应采用的统一的设备、程序、方法及限度等;指导原则系为执行药典、考察药品质量、起草与复核药品标准等所制定的指导性规定。

《中国药典》2020年版进一步扩大了药品品种和药用辅料标准的收载,共收载品种5911种,新增319种,修订3177种,不再收载10种,因品种合并减少6种。一部收载中药2711种,其中新增117种、修订452种。二部收载化学药品2712种,其中新增117种、修订2387种。三部收载生物制品153种,其中新增20种、修订126种;新增生物制品通则2个、总论4个。四部收载

通则和药用辅料 361 个，其中制剂通则 38 个（修订 35 个）、检测方法及其他通则 281 个（新增 35 个、修订 51 个）、指导原则 42 个（新增 12 个、修订 12 个）；药用辅料收载 335 种，其中新增 65 种、修订 212 种。

本版药典持续完善了以凡例为基本要求、通则为总体规定、指导原则为技术引导、品种正文为具体要求的药典架构，不断健全以《中国药典》为核心的国家药品标准体系。贯彻药品全生命周期的管理理念，强化药品研发、生产、流通、使用等全过程质量控制。紧跟国际先进标准发展的趋势，密切结合我国药品生产实际，不断提升保证药品安全性和有效性的检测技术要求，充分发挥药典对促进药品质量提升、指导药品研发和推动产业高质量发展的导向作用。其颁布实施，有利于整体提升我国药品标准水平，进一步保障公众用药安全，推动医药产业结构调整，促进我国医药产品走向国际，实现由制药大国向制药强国的跨越。

国家药典委员会还同时编纂出版与《中国药典》配套使用的相关书籍：《临床用药须知》《药品红外光谱集》《中药彩色图集》《中药材薄层色谱彩色图集》《中国药品通用名》等。

目前，世界上已有数十个国家编订了国家药典。另外，尚有世界卫生组织（WHO）编订的国际药典，如亚洲药典、欧洲药典等。在药物分析工作中供参考的国外药典主要如下。

（1）《美国药典》（United States Pharmacopoeia，USP），是美国政府对药品质量标准和检定方法作出的技术规定，也是药品生产、使用、管理、检验的法律依据。《美国国家处方集》（the National Formulary，缩写为 NF），收载了 USP 尚未收入的新药和新制剂。USP 第一版于 1820 年 12 月 15 日出版，目前为第 45 版，NF 目前为 40 版。USP 与 NF 合并出版，缩写为 USP-NF，其宗旨：通过通用标准的设立和相关的监督管理，确保药品和食品的质量、安全与有效，为全球人类的健康服务。

（2）《英国药典》（British Pharmacopoeia，BP），目前版本为 2022 年版。BP 是英国医药产品和药用物质的法定标准集，由英国药品与医疗保健产品监管局（MHRA）英国药典委员会秘书处制定，通过设定公开可用的药物质量标准，对公众健康做出了重要贡献。自 1864 年开始，BP 一直为医药产品和药用物质提供权威的标准，在全球标准制定过程中发挥重要作用。目前超过 100 个国家在使用 BP，它依然是全球制药研发、生产和检验领域工作的所有个人和机构的必不可少的参考。

（3）《日本药局方》（Japanese Pharmacopoeia，JP）由日本药典委员会编制。JP 第 1 版于 1886 年 6 月出版，1887 年 7 月实施。目前平均每 5 年修订 1 次，最新版本为 JP18。《日本药局方》编写基本原则（我们称其为"五根支柱"）包括如下方面：①囊括从健康保健、医学治疗的角度来看，所有被视为重要的药物；②引入最新科技，从质量上做出改进；③促进国际化；④必要时，及时开展部分修订，推进平稳的行政运作；⑤确保修订工作的透明度，并且向公众宣传 JP。

（4）欧洲药典（European Pharmacopoeia，Ph.Eup），由欧洲药典委员会组织编写，欧洲药品质量管理局（EDQM）负责出版和发行。1977 年出版第 1 版《欧洲药典》。目前最新版本为第 11.0 版，于 2022 年 7 月出版，2023 年 1 月实施。《欧洲药典》为欧洲药品质量检测的唯一指导文献，所有药品和药用底物的生产厂家在欧洲范围内推销与使用的过程中，必须遵循《欧洲药典》的质量标准。

三、药品质量与管理规范

药品的质量保障与人体用药的安全、有效和合理，不仅要求对药品的生产质量标准进行控制，而且要求药物的研究、开发、生产、经营、使用和监管多方面密切协调，对药物进行全面的质量控制与管理。

（一）我国药品管理法规

《中华人民共和国药品管理法》：为了加强药品管理，保证药品质量，保障人体用药安全和合法权益，保护和促进公众健康而制定的法律。《中华人民共和国药品管理法》于1984年9月20日第六届全国人民代表大会常务委员会第七次会议通过，自1985年7月1日起施行，分别于2001年2月和2019年8月进行了两次修订。

它是规范在我国境内从事药品研制、生产、经营、使用和监督管理活动的法律。

同时我国依据《中华人民共和国药品管理法》又制定了适合我国国情的相关科学管理规范，其法令性文件如下。

1. GLP 非临床研究系指为了评价药品安全性，在实验室条件下，用实验系统进行的各种毒性试验，包括单次给药的毒性试验、生殖毒性试验、致突变试验、致癌试验、各种刺激性试验、依赖性试验及与评价药品安全性有关的其他毒性试验。GLP是为了提高药品非临床研究的质量，确保实验资料的真实性、完整性和可靠性，保障人民用药安全，根据《中华人民共和国药品管理法》而制定的，主要适用于为申请药品注册而进行的非临床研究。

2. GMP 适用于药品制剂生产的全过程、原料药生产中影响成品质量的关键程序，是药品生产和质量管理的基本准则。本规范中列有"质量管理"专章，明确规定药品生产企业的质量管理部门应负责药品生产全过程的质量管理和检验的职能，主要负责：制订和修订物料、中间产品和成品的内控标准和检验操作规程，制订取样和留样制度，制订检验用设备、仪器、试剂、试液、标准品（或对照品）、滴定液、培养基、实验动物等管理办法；对物料、中间产品和成品进行取样、检验、留样，并出具检验报告；评价原料、中间产品及成品的质量稳定性，为确定物料储存期、药品有效期提供数据等。

3. GSP 为保证经销药品的质量，保护消费者的合法权益和人民用药安全有效而制定的。主要内容包括医药商品进、存、销三个环节确保质量所必备的硬件设施，人员资格及职责，质量管理程序和制度及文件管理系统等。

4. GCP 为了保证药品临床试验过程规范，结果科学可靠，保护受试者的权益并保障其安全，根据《中华人民共和国药品管理法》，参照国际公认原则而制定。GCP是临床试验全过程的标准规定，包括方案设计、组织、实施、监查、稽查、记录、分析总结和报告。凡药品进行各期临床试验，包括人体生物利用度或生物等效性试验均须按此规范执行。

GLP、GMP、GSP、GCP四个科学管理规范的执行，加强了药品的全面质量控制，有利于加速我国医药产业的发展，提高医药产业的国际竞争力。

案例 5-2　　《中华人民共和国药品管理法》修订的时代意义

1. 案例摘要　2019年8月26日，十三届全国人大常委会第十二次会议表决通过《中华人民共和国药品管理法》修订案。从2018年12月全国人大常委会第一次审议时的修正草案，到2019年4月改为修订草案进行二次审议，第三次审议表决顺利通过。作为药品管理的基本法律，这是《中华人民共和国药品管理法》自1984年颁布实施以来的第二次修订，是我国法治建设的又一重要成果。

2. 案例问题　《中华人民共和国药品管理法》的立法宗旨是什么？

3. 案例分析　新《中华人民共和国药品管理法》始终坚持问题导向和目标导向，充分尊重药品监管科学和监管规律，认真总结药品监管改革创新的成功经验，积极回应群众关切的问题，积极推进理念创新、制度创新、机制创新和方式创新，对适应新时代药品安全治理的新形势、新任务、新要求、新期待，推进我国药品安全治理体系和治理能力现代化具有重要而深远的时代意义。

(二)人用药品注册技术要求国际协调会

为了严格药品质量管理,保障人体用药安全,由美国、日本和欧盟三方的药品注册管理部门和制药行业在 1990 年发起了人用药品注册技术要求国际协调会(International Conference on Harmonisation of Technical Requirements for Registration of Pharmaceuticals for Human Use,ICH)。ICH 的指导原则是通过协调一致,使三方在药品注册技术要求上取得共识;为药品研发、审批和上市制定统一的国际性技术指导原则;以便更好地利用资源、避免重复、减少浪费,加快新药在世界范围内的开发使用,以使新药及改进的产品尽快用于患者。创始 ICH 的六个成员分别是欧盟(EU)、欧洲制药工业协会联合会(EFPIA)、美国食品药品管理局(FDA)、美国药品研究与生产协会(PRMA)、日本厚生省(MHW)、日本制药工业协会(JPMA)。该组织自 2015 年 10 月依照瑞士法律进行组织机构调整以来,目前已有 17 个成员和 32 个观察员。

ICH 经过多年的协调发展,已经在药品注册技术要求的许多方面达成共识,并制定出了有关药品的质量、安全性、有效性和综合学科的四类技术要求,目前越来越多国家的监管部门采用 ICH 的技术要求。

(1)质量(Quality,以"Q"表示),包括稳定性试验、分析方法验证、杂质研究、药典方法、生物技术产品质量、药品质量体系和原料药的研发生产等。

(2)安全性(Safety,以"S"表示),包括药物的毒性试验、致癌性试验、安全性试验、药理试验和儿科药物的临床前安全性试验等。

(3)有效性(Efficacy,以"E"表示),包括临床试验的数据管理、安全警戒、临床研究的设计、剂量和药效等影响因素、特殊人群试验、药物基因组学研究等。

(4)综合学科(Multidisciplinary,以"M"表示),包括药品注册技术资料的格式要求、药物非临床安全性试验及药物词典的内容和格式要求等。

ICH 的目的是通过对相关技术要求进行国际协调,加快引进创新药,确保患者能够持续获得已批准药物,从而推动公众健康,同时避免在人体上重复开展临床试验,以经济有效的方式来保证研发、注册和生产的药物安全、有效且高质量,同时在不影响安全性和有效性的前提下最大限度地减少动物实验。

案例 5-3　全面参与 ICH 事务,发出中国声音,中国药品监管与开发走上国际化道路

1. 案例摘要　为提高我国制药水平,提升我国新药研发能力,推动中国药企走出国门,中国药品监管部门于 2017 年正式加入 ICH。2018 年,在加拿大蒙特利尔召开的 ICH 大会上,中国国家药品监督管理局正式成为全球第 8 个 ICH 监管机构成员,实现从全球规则的执行者向制定者的角色转变。2021 年 ICH 第一次大会上,中国国家药品监督管理局再次当选为 ICH 管理委员会成员,参与药品注册领域的核心国际规则制订。自成功加入 ICH 之后,中国药监部门就积极履行相应职责,全面参与 ICH 工作。

2. 案例问题　中国成为 ICH 管理委员会成员,对我国的医药行业发展有哪些重大影响?

3. 案例分析　随着 ICH 指导原则逐步在中国落地实施,中国药监部门、制药产业和研究机构融入国际最高规则体系,并亲身参与标准的制定,为推动中国创新药质量跨越式发展奠定基础。中国加入 ICH,全面参与 ICH 事务,对推动中国乃至全球药物研发创新,对于中国制药业的高质量发展,以及满足中国患者的用药需求具有重要的意义。对于深化中国药品审评审批的改革,以及提升中国药品监管能力建设国际化水平具有非常重要的意义。

四、药品质量标准的主要内容

药品质量标准是指对药品的质量指标、生产工艺和检验方法等所作的技术要求和规范,内容包括药品的名称、成分或处方的组成;含量及其检验方法;制剂的辅料规格;允许的杂质及其限量；药品的作用、用法、用量；注意事项；贮藏方法等。中药材、中成药、化学原料药及其制剂、生物制品等根据各自的特点设置不同的标准项目。

> **知识链接** 　　　　　《中国药典》2020年版收载布洛芬的质量标准
>
>
>
> 布洛芬
>
> Buluofen
>
> Ibuprofen
>
>
>
> $C_{13}H_{18}O_2$　206.28
>
>
>
> 　　本品为 α-4-（2-甲基丙基）苯乙酸。按干燥品计算，含 $C_{13}H_{18}O_2$ 不得少于 98.5%。
>
> 【性状】 本品为白色结晶性粉末；稍有特异臭。
>
> 　　本品在乙醇、丙酮、三氯甲烷或乙醚中易溶，在水中几乎不溶；在氢氧化钠或碳酸钠试液中易溶。
>
> 　　熔点　本品的熔点（通则0612第一法）为74.5～77.5℃。
>
> 【鉴别】
>
> （1）取本品，加0.4%氢氧化钠溶液制成每1ml约含0.25mg的溶液，照紫外-可见分光光度法（通则0401）测定，在265nm与273nm的波长处有最大吸收，在245nm与271nm的波长处有最小吸收，在259nm的波长处有一肩峰。
>
> （2）本品的红外光吸收图谱应与对照的图谱（光谱集943图）一致。
>
> 【检查】　氯化物　取本品1.0g，加水50ml，振摇5min，滤过，取续滤液25ml，依法检查（通则0801），与标准氯化钠溶液5.0ml制成的对照液比较，不得更浓（0.010%）。
>
> 　　有关物质　照薄层色谱法（通则0502）试验。
>
> 　　干燥失重　取本品，以五氧化二磷为干燥剂，在60℃减压干燥至恒重，减失重量不得过0.5%（通则0831）。
>
> 　　炽灼残渣　不得过0.1%（通则0841）。
>
> 　　重金属　取本品1.0g，加乙醇22ml溶解后，加醋酸盐缓冲液（pH 3.5）2ml与水适量使成25ml，依法检查（通则0821第一法），含重金属不得过百万分之十。
>
> 【含量测定】 取本品约0.5g，精密称定，加中性乙醇（对酚酞指示液显中性）50ml溶解后，加酚酞指示液3滴，用氢氧化钠滴定液（0.1mol/L）滴定。每1ml氢氧化钠滴定液（0.1mol/L）相当于20.63mg的 $C_{13}H_{18}O_2$。
>
> 【类别】 解热镇痛、非甾体抗炎药。
>
> 【贮藏】 密封保存。
>
> 【制剂】 ①布洛芬口服溶液；②布洛芬片；③布洛芬胶囊；④布洛芬混悬滴剂；⑤布洛芬缓释胶囊；⑥布洛芬糖浆。

（一）名称

　　药品名称的制定，原则上应按世界卫生组织（WHO）编订的国际非专利药品名称（international names for pharmaceutical substances，简称INN）命名，命名确定后，再译成中文正式品名。外文名根据需要也可制定一个新的词干。对于化学名称的命名，要有依据，对天然药物中提取的有效部位的新药，可从该品的来源命名。新药名称制定的原则，具体如下。

　　（1）药品名称应科学、明确、简短（一般以2～4字为宜）；同类药物应尽量采用已确定的词干命名，使之体现系统性。药品名称经国家药品监督管理局批准，即为法定药品名称（通用名称）。

（2）避免采用可能给患者以暗示有关药理学、治疗学或病理学的药品名称。

（3）外文名（英文名或拉丁名）应尽量采用 INN 名称，以便国际交流。INN 是世界卫生组织出版的不定期刊物，主要是推荐和介绍非专利药品名（包括英、拉、法、俄和西班牙等五国文字的名称），也介绍几个发达国家药典或有关资料的名称，并介绍命名的词干、词根等名称。在制定一类新药的名称时可以参考；制定二类以下新药名称时，应查阅该书收集的药名加以应用。

（4）中文名应按照国家药典委员会编撰的《中国药品通用名称》推荐的名称及其命名原则命名，并尽量与外文名相对应，即音对应、意对应或音意对应，一般以音对应为主。

（5）化学名应根据中国化学会编撰的《有机化学命名原则》命名，母体的选定应与美国《化学文摘》（*Chemical Abstract*）系统一致。

（6）无机化学药品，如化学名常用且较简单，应采用化学名；如化学名不常用，可采用通俗名，如硼砂；酸式盐以"氢"标示，如碳酸氢钠，不用"重"字；碱式盐避免用"次"（Sub-）字，如碱式硝酸铋，不用"次硝酸铋"。

（7）有机化学药名，其化学名较简短者，可采用化学名，如水杨酸；已习用的通俗名，如符合药用情况，可尽量采用，如石蜡、甘露醇等；化学名较冗长者，可根据实际情况命名，一般以音译法为主。

（8）天然药物提取物，其外文名根据其植物来源命名者，中文名可结合其植物属种名命名，如硫酸长春碱（vinblastine sulfate）、青蒿素（artemisinin）；外文名不结合植物来源命名者，中文名可采用音译，如阿片（opium）。

（9）盐类药品，酸名列前，盐基列后。

（10）酯类药品，可直接命名为×酯，拉丁文词尾用 -atum，英文词尾用 -ate。

（11）季铵类药品，一般将氯、溴置于铵前，如苯扎溴铵（benzalkonii bromidum）；如沿用已久者，可用氯化×，溴化×命名，如氯化筒箭毒碱（tubocurarine chloride）。

（12）放射性药品在药品名称中的核素后，加直角方括号注明核素符号及其质量数，如钼[^{99m}Tc]依替非宁注射液。

（13）对于沿用已久的药名，一般不得轻易改动；如必须改动，应将原用名作为副名过渡，以免造成混乱。

（14）药名可有专用的商品名。药品商品名，无论是外文名还是中文译名，均不得作为药品通用名。

（15）药品中的基团关系，尽可能采用通用的词干加以体现。

（二）化学结构式的书写

化学结构式采用世界卫生组织推荐的《药品化学结构式书写指南》书写。

（三）性状

药品的性状通常反映药品特有的物理性质，是药品质量的重要表征之一。《中国药典》在性状项下记载药品的外观、臭、味，溶解度及物理常数等。

1. 外观性状　是对药品的色泽和外表的感官规定，若须对药品的晶型、细度或溶液的颜色进行严格控制时，应在检查项下另作具体规定。由于《药典》对本项目没有严格的检测方法和判断标准，因此仅用文字对正常的外观性状作一般性的描述。

2. 溶解度　是药品的一种物理性质。各药品项下选用的部分溶剂及其在该溶剂中的溶解性能，可供精制或制备溶液时参考，若须对在特定溶剂中的溶解性能进行质量控制时，应在该药品检查项下另作具体规定。

3. 物理常数　包括相对密度、馏程、熔点、凝点、比旋度、折光率、黏度、吸光系数、碘值、皂化值、酸值等。物理常数的确定应用精制品测定,而不能用临床研究用药品来测定。精制品应说明其精制的方法和纯度,并列出试验数据。但在质量标准中规定的物理常数范围,则是以三批临床研究用药品的实测数据确定。

(四)鉴别

药物的鉴别试验通常是指用可靠的物理、化学或生物学等特性来证明已知药物的真伪,而不是对未知物进行定性分析。药物的鉴别是药品质量检验工作的首项任务,只有在药物鉴别正确的情况下,进行药物的杂质检查和含量测定等分析才有意义。

药物鉴别常用方法包括化学法、光谱法、色谱法及生物学法。对于中药材及其制剂常用的鉴别方法还有显微鉴别法和指纹图谱鉴别法。

药物质量标准制定中,选择药物鉴别方法可供参考的基本原则如下:①方法要有一定的专属性、灵敏性,且便于推广;②化学法与仪器法相结合,每种药品一般选用2~4种方法进行鉴别试验,相互取长补短;③尽可能采用药典中收载的方法。

(五)检查

在药物的研究、生产、供应和临床使用等方面,必须保证药物的纯度,才能保证药物的有效和安全。药物中含有杂质是影响纯度的主要因素,如药物中含有超过限量的杂质,就有可能使理化常数变动,外观性状产生变异,并影响药物的稳定性;杂质增多也使含量明显偏低或活性降低,不良反应显著增加。因此,药物的杂质检查是控制药物纯度的一个非常重要的方面,所以药物的杂质检查也可称为纯度检查。

药物中杂质检查的方法主要包括化学法、光谱法、色谱法等,因药物的结构及杂质的不同采用不同的检查方法。

1. 化学法 当药物中杂质与药物的化学性质相差较大时,可选择合适的试剂,使之与杂质发生化学反应,产生颜色、沉淀或气体,从而检查杂质的限量。采用化学检查法除了对杂质进行半定量检查外,还可采用滴定法和重量法对杂质进行定量测定。常用的化学检查法:①显色反应检查法;②沉淀反应检查法;③生成气体的检查法;④滴定法。

2. 色谱法 药物中的有机杂质,可能是已知的或未知的、挥发性的或不挥发性的,其结构和性质往往与药物相近。如果药物和杂质与某些试剂的反应相同或相似,或者它们的光谱特征相似,这时就难以采用化学法和光谱法对杂质进行检查。由于色谱法可以利用药物与杂质的色谱性质的差异,有效地将杂质与药物进行分离和检测,因而被广泛应用于药物中杂质的检查。

药物中的有关物质包括起始原料、中间体、副产物、异构体、聚合体和降解产物等,它们的化学结构常与药物类似或具有渊源关系。色谱法是有关物质检查的首选方法。常用的色谱检查法如下。①薄层色谱法(thin layer chromatography,TLC):被许多国家药典用于药物中杂质的检查,具有设备简单、操作简便、分离速度快、灵敏度和分辨率较高等优点。②高效液相色谱法(high performance liquid chromatography,HPLC):具有分离效能高、专属性强和检测灵敏性好等特点,可以准确地测定各组分的峰面积,在杂质检查中的应用日益增多。③气相色谱法(gas chromatography,GC):用来测定药物中挥发性特殊杂质,特别是药物中残留溶剂的检查,各国药典均规定采用气相色谱法。④毛细管电泳法(capillary electrophoresis,CE):可以用于多肽、酶类等药物中杂质的检查。检查方法与高效液相色谱法相同。

3. 光谱法 是主要依据药物和其杂质对光的选择性吸收差异进行的杂质限度检查方法。常用的光谱检查法如下。①紫外-可见分光光度法(ultraviolet-visible spectrophotometer,UV):是利用药物与杂质的紫外-可见吸收特征的差异进行检查。如果药物在杂质的最大吸收波长处没有吸收,则可在此波长处测定样品溶液的吸光度,通过控制样品溶液的吸光度或透光率来控制杂质的含量,也可利用杂质与试剂发生呈色反应,在可见光区,测定杂质的含量。②红外分光光度法

(infrared absorption spectrometry，IR)：某些多晶型药物，由于晶型状态的不同，一些化学分子间非共价键作用的键长、键角等发生不同程度的变化，从而导致红外吸收光谱中某些特征峰的频率、峰形和强度出现特征的差异。利用红外分光光度法对这些差异进行定量测定，可以检查药物中特定的晶型杂质（低效、无效，或影响质量与稳定性），方法简便，结果可靠。③原子吸收分光光度法（atomic absorption spectrophotometer，AAS）：是一种灵敏度很高的测定方法，广泛用于微量金属元素的分析。在杂质检查中，主要用于药物中重金属杂质的检查。

（六）含量测定

药品的含量测定是指准确测定药品有效成分或指标性成分的含量。含量测定是评价药品质量、判断药物优劣和保证药品疗效的重要手段，也是药物质量标准的重要内容。含量测定须在鉴别无误和杂质检查符合规定的基础上进行。除个别品种不收载含量测定外，原则上均按药品质量标准进行含量测定。可用于药品含量测定的方法很多，对含量测定方法的选用、方法可靠性的评价、对含量限度范围的确定等问题，分别讨论如下。

1. 常用方法及其特点　常用的含量测定方法包括滴定法（又称容量分析法）、光谱分析法和色谱分析法，各法的特点如下。

（1）滴定法：常用的滴定法有非水滴定法（含电位滴定法）、酸碱滴定法、银量法、碘量法、亚硝酸钠法、络合滴定法、定氮法等。尽管这类方法的专属性不高，但由于其准确度高、精密度好、仪器设备简单、试验成本低及操作简便、快速等优点，故广泛用于原料药的含量测定，较少应用于药物制剂的含量测定。

（2）紫外-可见分光光度法：紫外-可见分光光度法是基于物质对紫外光区和可见光区的单色光辐射的吸收特性建立的光谱分析方法。用于药物的定量分析时，在最大吸收波长处测量一定浓度样品溶液的吸光度，并与一定浓度的对照溶液的吸光度进行比较或采用吸光系数法求出样品溶液浓度。本法具有准确度较高、精密度较好、操作简便、快速等优点。主要用于单方制剂的含量测定，以及含量均匀度与溶出度的检查。

（3）荧光分析法：由于能产生荧光的物质数量不多，本法在药物分析中的应用较少，故荧光分析法远不如紫外-可见分光光度法应用广泛，但由于本法的专属性比紫外-可见分光光度法高，所以有些药品（如地高辛片）的含量测定仍选用荧光分析法。

（4）原子吸收分光光度法：当含金属元素的药物没有更为简便、可靠的定量方法时，可选用本法。本法的专属性和灵敏度均较高。

（5）高效液相色谱法：是色谱法的一个重要分支，以液体为流动相，采用高压输液系统，将具有不同极性的单一溶剂或不同比例的混合溶剂、缓冲液等流动相泵入装有固定相的色谱柱，在柱内各成分被分离后，进入检测器进行检测，从而实现对样品的分析。本法是药物制剂尤其是复方制剂含量测定的首选方法，也可应用于部分原料药的含量测定。高效液相色谱法具有"三高一广"的特点。

1）高速度：分析速度快、载液流速快，通常在15～30min可完成药物定量分析，有些样品甚至在5min内即可完成，一般小于1h。

2）高灵敏度：根据检测器不同（如紫外检测器、荧光检测器、质谱检测器等），最低检测浓度可达10^{-12}～10^{-9}g/ml，进样量在μl数量级。

3）高专属性：可有效分离复杂样品中与被测组分结构相近的有关杂质，实现对被测组分选择性检测。

4）应用范围广：70%以上的有机化合物可用高效液相色谱分析，特别是高沸点、大分子、强极性、热稳定性差化合物的分离分析，显示出优势。

（6）气相色谱法：本法的应用受到被测物质理化特性的限制，仅适用于能够被气化的药物的分析。主要应用于具有挥发性或其衍生物具有挥发性的药物分析，如药物中残留溶剂的测定、水分测定、维生素 E 等部分脂溶性较强的药物及其制剂含量测定。气相色谱远没有高效液相色谱法应用广泛。

2. 选择含量测定法的基本原则　含量测定所采用的方法应根据测定对象的组成、含量等特点加以选择。

（1）原料药（化学合成药）的含量测定：应首选滴定法。如果无合适的滴定法可用时，可考虑采用重量法，但目前很少使用。如果这两种方法均不适合时，可考虑用光谱法、色谱法或其他方法。

（2）制剂的含量测定：应首选色谱法。在色谱法中应用最广的是高效液相色谱法。当辅料不干扰测定时，也可选用紫外 - 可见分光光度法，由于紫外 - 可见分光光度法操作简单快速，在分析中有广泛的应用，在使用紫外 - 可见分光光度法时，一定要注意紫外 - 可见分光光度法一般只适用于纯度较高或辅料不干扰的含量测定，当需要考虑降解产物时，理想的方法是色谱法或是其他专属性好的方法。对于复方制剂更是常常需要高效液相色谱法或气相色谱法。

（3）特殊制剂的含量测定：例如，对于酶类药品应首选酶分析法；抗生素药品应首选微生物法或高效液相色谱法；放射性药品应首选放射性测定法；生理活性强的药品应首选生物检定法。

（4）对于创新药物的研制。其含量测定应选用原理不同的两种方法进行对照性测定。然而，有些药品尚没有合适的含量测定法，如疫苗类、血液制品类等。对于这类药品，应参照《中国生物制品规程》的有关规定进行检定及试验。

3. 含量测定中分析方法的验证　对于新药，含量测定法需要自行研究、建立并给予评价。有的新药虽有资料可查，但仍须对分析方法进行评价。所以，为了获得可靠的含量测定结果，进行分析方法验证是必要的，这也是新药申报所要求的。分析方法的验证通常包括对实验室、仪器等内容有所要求和对分析方法效能指标的考查两大部分。

（1）对实验室等内容的要求：从事质量标准研究用的实验室应符合 GLP 要求，所用仪器均应按法定标准校对，所用试剂应符合有关规定，试验操作者应有良好的专业素质。如果选用色谱法，应进行"色谱系统适用性试验"。

（2）分析方法的效能指标：对药品进行含量测定时，采用不同的分析方法及分析不同类别的样品，对分析方法效能指标的种类及标准的要求也不同。例如，滴定法、紫外 - 可见分光光度法及色谱法的效能指标要求均不相同。

4. 含量限度的确定　含量限度一般可依据主药含量、测定方法、生产过程和储存期间可能产生的偏差或变化而制定。

（1）根据不同的剂型：含量限度的制定应考虑给药途径。供口服用原料药的含量测定可稍低于供注射用的标准，但一般不少于 98.5%；注射液的限度应不低于片剂的标准；外用药的限度可适当放宽。

（2）根据主药的含量：含量限度的制定应考虑制剂中主药的含量。以片剂为例，主药含量高的片剂中所含辅料相对较少，主药分布均匀，并因每片平均片重较大，片重差异较小，故含量限度的规定较严。对于含主药量低的片剂，因含有大量或相对大量的辅料，主药较难完全均匀分布，且因片剂重量小，片重差异较大，含量限度的规定应该较宽。一般主药含量较大的，多数含量限度定为标示量的 95.0%～105%；主药含量居中（含 1～25mg）的片剂，一般定为标示量的 90.0%～110.0%；含主药量小的片剂（<1mg）含量限度可定为标示量的 80.0%～120.0%。

（3）根据测定方法：含量限度的制定亦应考虑测定方法自身的误差。当采用滴定法分析时，方法本身误差小（RSD≤0.3%），则含量限度要求应严格，如不超过 ±1%；当采用仪器（紫外 - 可见分光光度法或高效液相色谱法）分析时，由于方法本身误差较大（RSD≤2.0%），所以含量限度要求应适当放宽，如不超过 ±2% 或 ±3%。

（4）根据生产的实际水平：由植物中提取的原料药，因原料中含有多种成分，药品的纯度要由提取分离水平而定，故含量限度也应根据生产的实际水平而定。例如，硫酸长春新碱因开始生产时不易提纯,故原料药规定含量为不得低于92%,《中国药典》1990年版根据近几年的实际生产水平,改为95.0%～105.0%,一直沿用至今;而盐酸罂粟碱因其提取方法和工艺已经成熟和稳定,故含量标准定为不得少于99.0%。

总之,药品的含量限度应根据具体情况而定。标准太高,生产上难以达到;标准太低,药品质量无法保证。应本着既能保证药品质量,又能实现大生产的原则而合理地确定。

(七) 贮藏

药品的贮藏条件,如是否需要避光,是否需要低温贮藏等;药品在一定条件下贮藏多长时间仍有效,即有效期的确定,都是通过药品稳定性试验来确定的。

1. 药品稳定性试验的分类与目的 药品稳定性试验的目的是考察原料药或药物制剂在温度、湿度、光线的影响下,随时间变化的规律,为药品的生产、包装、储存、运输提供科学依据,同时通过试验确定药品的有效期。稳定性试验包括影响因素试验、加速试验与长期试验。

2. 药品稳定性试验的方法

(1) 影响因素试验:原料药应摊成≤5mm厚的薄层,疏松状可摊成10mm厚的薄层,从以下三方面进行。

1) 高温试验:供试品开口在密闭器皿中,于60℃温度下放置10天,分别在第5和第10天各测定一次。试验前供试品先准确称重,同时考察原料药的风化失重。若在60℃下放置10天,各项指标有显著变化者(如重量下降超过5%),则在40℃条件下同法试验;若60℃下无显著变化,则不再进行40℃试验。

2) 高湿度试验:供试品开口在密闭器皿中,在25℃温度、相对湿度90%±5%条件下放置10天,分别在第5和第10天各测定一次。试验前供试品先准确称重,同时考察原料药的吸湿潮解性能。若在相对湿度90%±5%条件下放置10天,各项指标有显著变化者(如吸湿称重超过5%),则在相对湿度75%±5%条件下同法试验;若在相对湿度90%±5%条件下无显著变化者,则不再进行相对湿度75%±5%试验。

3) 强光照射试验:供试品开口在装有日光灯的光照箱或其他适宜的光照装置中,于4500Lx±500Lx照度的光照下,放置10天,分别在第5和第10天各测定一次。要特别注意供试品的外观变化。

(2) 加速试验:在上市药品包装条件下,于温度为40℃±2℃、相对湿度75%±5%的密闭容器中,放置6个月,分别于第1、2、3和6个月测定一次。如果供试品在上述条件下经检测不符合制定的质量标准则应分别降低温度(30℃±2℃)和相对湿度(60%±5%)继续试验,同时可考虑改良包装,如加干燥剂等。如需冷藏的药品则在规定温度下考察。

(3) 长期试验:在上市药品包装条件下,于温度25℃±2℃、相对湿度60%±5%的接近实际储存条件放置,分别于第1、3、6、12、18、24、36个月时间,按其考察项目进行检测。与0月结果对比,以确定使用期限或有效期。如需冷藏的药品则置规定温度下考察药品的使用期限(或有效期)。对于经过三年考察结果无明显变化的药品,考察3年后仍应继续考察,可一年测定一次,以提供稳定性详细资料。

案例 5-4　　　　　甲氨蝶呤注射液引起的重大药品质量事件

1. 案例摘要　2007年7月,国家药品不良反应监测中心陆续收到广西、上海等地部分医院的白血病患儿出现下肢疼痛、乏力、行走困难等不良反应症状。他们共同使用了标示为×制药厂生产的两个批号注射用甲氨蝶呤。为保证公众用药安全,国家药品监督管理局决定暂停上述批号产品的销售和使用。随后又吊销其药品生产许可证,注销其药品批准文号。

2. 案例问题　甲氨蝶呤注射液引起重大药品不良反应的主要原因是什么?

3. 案例分析 经国家药监、卫生部门的联合专家组查明，×制药厂在药品生产过程中，现场操作人员将硫酸长春新碱尾液混入注射用甲氨蝶呤及盐酸阿糖胞苷药品中，导致多个批次的药品被硫酸长春新碱污染，造成重大的药品生产质量责任事故。

药品安全是全社会所共同关注的公共卫生事件，药品生产企业应对其生产的药品把住第一道质量关，同时药品安全监控更是一项长期的任务。对药品实施监管的主要目的就是尽量减少药品的安全隐患及对消费者的人身安全损害。要保证我国的药品安全，应健全法律规范体系，全面推行药品召回制度。

第三节　药品检验工作的基本内容

药品质量检验的根本目的是确保人们用药的安全和有效。药物分析工作者必须具备严肃认真的工作态度和严谨求实的工作作风，同时具有扎实的基础理论知识和正确熟练的检验操作技能，才能做好药品检验工作，从而保证药品检验结果的公正和可靠。药品检验工作基本程序为取样、性状检查、鉴别试验、纯度检查、含量测定、出具检验报告，我们以原料药和药物制剂的检验为例。

一、原料药的检验

（一）取样

取样时药品检验工作的第一步，是从大量（批量）的产品中取出少量（全项检验用量的三倍量）的样品供检验用。所取的样品应能真正代表该批量的产品，否则将失去检验的意义。所以，取样应考虑其科学性、真实性和代表性，取样的基本原则是均匀与合理。如对于固体原料药的取样须采用取样探子，于每个包装容器的不同部位分别取样后混合。对包装容器的件数亦有一定要求。例如，批量总件数为 X，当 $X \leqslant 3$ 时，需逐件开启取样；当 $3 < X \leqslant 300$ 时，则取样的件数为 $\sqrt{X}+1$；当 $X > 300$ 时，则取样的件数为 $\sqrt{X}/2+1$。

（二）性状检查

性状检查是药品质量检验的第一项内容。对于原料药，性状包括药品的外观性状，即聚集状态及晶型、色、臭、味、在空气中的稳定性；溶解度；熔点、吸收系数、比旋度等物理常数。在该项检查中，尤其是外观性状的描述具有一定主观性，常常不足以作为最终的评判指标，仅当其出现显著变化时，才可作出否定性判断；而熔点等物理常数则不仅对药品具有鉴别意义，同时也反映了药品的纯度，是评价药品质量的主要指标之一。

（三）鉴别试验

鉴别是依据药物的化学结构和理化性质进行某些化学反应或测定某些光谱或色谱特征，来判断药品的真伪。通常，某一项鉴别试验，如官能团反应、离子反应等，只能表示药物的某一特征。因此，每一项鉴别试验均为否定性试验，即出现阳性反应时不能作出肯定的结论，而当其出现阴性反应时即可作出否定的结论。所以，鉴别项一般是采用一组试验，如母体结构的化学反应、官能团的反应、紫外吸收光谱和（或）红外吸收光谱，以及色谱特征等进行全面评价。对于原料药，还应结合性状项下的外观和物理常数进行确认。

（四）纯度检查

检查项下包括药品的有效性、均一性、纯度要求与安全性等四方面。但对于原料药，尤其是供口服的原料药，主要是药品的纯度检查。药物在不影响疗效及人体健康的原则下，可以允许有微量的杂质存在。通常按照药品质量标准规定的项目进行限度检查，以判断药品的纯度是否符合限量规定的要求,所以也称为纯度检查。纯度检查的项目包括一般杂质和特殊杂质。其中,一般杂质是指自然界中广泛存在的并在大多数药物的生产过程中易于引入的杂质,如氯化物、硫酸盐、铁盐、重金属、砷盐、水分、炽灼残渣、残留的有机溶剂等。特殊杂质则是指在某一药物的生产过程和储存期间,由于其生产工艺和理化性质而引入的该药物所特有的杂质,包括未反应完全的原料、合成中间体、副产物、异构体、多晶型及分解产物等,如对乙酰氨基酚中的对氨基酚、盐酸普鲁卡因注射液中的对氨基苯甲酸。

(五)含量测定

含量测定就是测定药品中有效成分的含量。一般采用化学分析、仪器分析或生物测定法来测定,以确定药品的含量是否符合药品标准的规定要求。

概括起来,鉴别是用来判定药品的真伪,而检查和含量测定则可用来判定药品的优劣。在鉴别、检查与含量测定三者中,只要有一项中的某一条款的检验结果不符合质量标准要求,即可视为该药品不符合规定。性状项中的外观等不作为判断指标,仅作为参考;而物理常数能综合地反映药品的内在质量,在评价药品质量的真伪和优劣方面具有双重意义。

(六)出具检验报告

上述药品检验过程及其检验结果必须有完整的原始记录,实验数据必须翔实,全部项目检验完毕后,还应写出检验报告,并根据检验结果作出明确的结论。另外还必须有检验人员、复核人员及部门负责人的签名,必要时加盖检验单位公章。

1. 原始记录 药品检验的原始记录应完整,要在实验的同时进行记录,不应在实验结束后写"回忆录"或从记录草稿上誊写。宜用钢笔或碳素笔书写,字迹清晰、色调一致,一般不得涂改(若有写错时,划上单线或双线,而后在旁边改正重写,并签名或盖章),记录内容应包括供试品名称、批号、规格、数量、供试品来源(取样或送样部门或单位)、取样方法、外观性状、包装情况、检验目的、检验项目、检验方法与依据、取样日期或收到日期、报告日期。

检验记录完成后,应由第二人对检验方法与依据、记录内容、计算结果进行复核,检验方法与依据、记录内容及计算错误,复核人同样负有责任。

原始记录应妥善保存适当时间(应制订相应的管理文件,并按规定要求保存),以便备查。

2. 检验报告书 检验报告书是对药品质量的评价,结论必须明确。检验报告一般有如下内容:供试品名称、批号、规格、数量、来源、取样方法和送样日期、外观性状、包装情况、检验目的、检验项目、检验方法与依据、检验结果(书写顺序:鉴别、检查、含量测定)、结论(或判定)。如结果符合药品质量标准规定,则结论应注明所符合的标准类型,如本品符合《中国药典》2020年版二部的规定。

二、药物制剂的检验

药物制剂和原料药不同,它们除含主药外,还含有赋形剂、稀释剂和其他附加剂(包括稳定剂、抗氧剂、防腐剂和着色剂等),这些附加成分的存在,常常会影响到主药的检验,致使药物制剂检验复杂化。其基本程序与原料药相同,但某些检验的项目和要求与原料药的有所不同。

(一)性状

药物制剂的性状分析是药物制剂质量控制不可缺少的组成部分,能够在一定程度上综合表征药品的质量。药物制剂的性状项下描述该制剂的剂型、外观形状、色泽。有时亦对其内部状态加以描述,如包衣片剂的片芯颜色等。

(二)鉴别

药物制剂中附加成分的存在可能对某些药物的鉴别反应造成干扰。尤其当主要成分含量较低时,附加成分的干扰尤为突出。在原料药鉴别中最常采用的也是最为有效的鉴别方法——红外吸收光谱法,将受到严重干扰;另外某些化学鉴别反应,如显色反应、沉淀反应、气体反应及离子反应也将难以判断是否为阳性反应。所以,药物制剂的鉴别项通常更多地采用的是具有较强专属性或选择性的仪器分析方法,如紫外吸收光谱法和色谱法。

(三)检查

药物制剂是用符合国家或地方药品标准中各项规定要求的原料药和辅料,按照一定的生产工艺制备而成的。因此,在药物制剂的检查项下对所用原料药所做过的各项一般杂质的检查项目,如氯化物、重金属和硫酸盐等。通常仅对某些不够稳定的原料药在其制剂生产过程中可能发生降解或其他反应而产生的分解产物(特殊杂质)进行检查。例如,阿司匹林原料药检查游离酸,由于其易水解性,在片剂的生产过程中可能发生水解反应使水杨酸杂质增加,所以在片剂中仍需检查水杨酸,但限量适当放宽。

除杂质检查外,药物制剂须做某些常规性检查,这些检查项目涉及药品均一性、有效性和安全性方面。例如,片剂(或胶囊)检查片重(装量)差异、崩解时限,注射剂检查装量、pH、澄清度、无菌等;对于难溶性药物片剂(或胶囊)须检查溶出度(缓、控释及肠溶制剂检查释放度),小剂量片剂(或胶囊)等检查含量均匀度,以保证用药的安全、有效和合理。

(四)含量测定

药物制剂在含量限度、含量测定的方法、含量测定结果的表示与计算等方面均与原料药的不同。

1. 含量限度 由于药物制剂中主成分与附加成分混合的均匀性和所采用的含量测定方法的误差限度,制剂中主成分的含量限度要求较原料药为宽。例如,片剂的含量限度一般为标示量的95.0%~105.0%,剂量较小的片剂则更放宽至标示量的90.0%~110.0%。而原料药的含量限度通常为不得低于99.0%。

2. 含量测定方法 由于制剂中存在大量的附加成分(尤其是小剂量制剂),含量测定用样品的取量受到一定的限制,通常不宜采用滴定分析法;同时,由于附加成分常对主成分测定造成干扰。因此,制剂的含量测定方法通常采用具有较高灵敏度和选择性(或专属性)的仪器分析法,如紫外吸收光谱法、高效液相色谱法等。例如,盐酸氟奋乃静,《中国药典》采用非水滴定法测定原料药含量,其片剂因考虑到硬脂酸镁的干扰,改用紫外吸收光谱法。

此外,在复方制剂的含量测定中,不仅要考虑附加成分的影响,更应考虑各有效成分间的相互干扰,其首选含量测定方法应为具有较高灵敏度和专属性的色谱法,如高效液相色谱法。

3. 含量测定结果 制剂含量测定结果是以其单位制剂中主成分的实测含量相当于该制剂标注的含量(规格,习称"标示量")的百分数表示,通常表示为"标示量%"。其含量计算式如下。

$$\text{标示量}\% = \frac{\text{实测含量}(g/g\text{或}g/ml) \times \text{单位制剂重量或体积}(g\text{或}ml)}{\text{标示量}(g)} \times 100\%$$

除上述各种类药物检验外,尚有中药制剂的检验、生化药物的检验、医院药房制剂的快速化学检验等。

知识链接

药品检验报告单

品名		包装规格		批号	
数量		取样日期		检验编号	
检验目的		检验日期		报告编号	
报告日期		检验依据			

检验项目	质量标准	检验结果	判定
【性状】			
【鉴别】			
【检查】			
【含量测定】			

结论：

检验员：　　　复核员：　　　负责人：

第四节　现代药物分析的新技术与新方法

20世纪以来，药物分析经历了巨大的变革。无论在分析对象或分析技术与方法上都获得了极大的发展。尤其是分析仪器和计算机技术的进步，为药物分析学的发展提供了坚实的基础。而生命科学的迅猛发展，又为药物分析提出了更新、更高的要求，推动了药物分析的进一步发展。尤其近年来随着对药品质量的日益重视和我国药品自主研发的迫切需要，色谱分析和光谱分析技术已经成为最重要的分析方法。

目前，色谱科学被认为是进行科学研究的科学，在基因组学、蛋白质组学、代谢组学和糖组学等研究中，在生命科学、环境科学等领域的发展中，尤其是色谱与质谱和核磁共振的联用技术都发挥了极其重要的关键性作用。由于色谱技术对复杂样本具有较高的分离能力，加之某些光谱检测器的高灵敏和高结构确认能力，近年药物分析技术的发展主要体现在色谱技术及其检测仪器的发展上。而色谱联用技术的发展又主要是色谱分离机制与固定相和流动相的创新及完善，以及多维色谱联用技术的进一步发展。

质谱及光谱分析构成了药物分析学领域中最主要与最基本的研究手段和方法，应用日趋广泛，发展十分迅速。API串联质谱与液相色谱的突出优点是极高的选择性、丰富的定性和定量信息、优良的灵敏度及对各种药物的适用性。采用LC-MS使小分子药物定量分析方法的开发时间从需要几星期变成一二天，所达到的定量限与其他检测器相比，通常更佳。还可实现多组分定量、定性分析，使存在于一个生物样品中20种以上的微量药物可被同时检测。在新药的研制中，尤其是原料药物的结构确证必须对其紫外吸收光谱、红外吸收光谱、质谱、核磁共振谱及X射线粉末衍射图谱的数据进行综合解析后确定；同时药品的质量标准控制中，除了紫外吸收光谱法和红外吸收光谱法广泛用于药物的鉴别、检查、含量测定外，近红外吸收光谱分析法、质谱法和核磁共振光谱分析法在药物分析中也得到了越来越多的应用。

本节重点介绍几种应用广泛的色谱、光谱技术。

一、高效液相色谱法

以液体为流动相的色谱法称为液相色谱法。用常压输送流动相的方法为经典液相色谱法，这种色谱法的柱效能低、分离周期长。高效液相色谱法（high performance liquid chromatography，HPLC）是在经典液相色谱的基础上发展起来的一种色谱方法。与经典的液相色谱法相比，高效液相色谱法具有下列主要优点：①应用了颗粒极细（一般为10μm以下）、规则均匀的固定相，传质阻抗小，柱效高，分离效率高；②采用高压输液泵输送流动相，流速快，一般试样的分析需数分钟，复杂试样分析在数十分钟内即可完成；③广泛使用了高灵敏检测器，大大提高了灵敏度。目前，已经发展了多种不同的固定相，有多种不同的分离模式，使高效液相色谱法的应用范围不断扩大。下面介绍高效液相色谱法的有关知识，新的方法和技术及在药物分析中的应用。

（一）分类

高效液相色谱法按分离机制的不同可分为以下几类。

1. 吸附色谱法（adsorption chromatography） 以吸附剂为固定相的色谱方法称为吸附色谱法。使用最多的吸附色谱固定相是硅胶，流动相一般使用一种或多种有机溶剂的混合溶剂。在吸附色谱中，不同的组分因和固定相吸附力的不同而被分离。组分的极性越大、固定相的吸附力越强，则保留时间越长。流动相的极性越大，洗脱力越强，则组分的保留时间越短。

2. 液-液分配色谱法（liquid-liquid chromatography） 液-液分配色谱的固定相和流动相是互不相溶的两种溶剂，分离时，组分溶入两相，不同的组分因分配系数（K）的不同而被分离。目前广泛使用的化学键合固定相是将固定液的官能团键合在载体上而制成的，使用化学键合固定相的色谱方法（简称键合相色谱法）可以用分配色谱的原理加以解释。键合相色谱法在高效液相色谱法中占有极其重要的地位，是应用最广的色谱法。

按照固定相和流动相极性不同，分配色谱法又可分为正相色谱法和反相色谱法两类。

（1）正相色谱法（normal chromatography）：固定相极性大于流动相极性的分配色谱法称为正相分配色谱法，简称为正相色谱法。氰基键合硅胶、氨基键合硅胶等极性的化学键合固定相是正相色谱常用的固定相，正相色谱的流动相一般为极性较小的有机溶剂。在正相色谱中，极性小的组分由于K值较小先流出，极性较大的组分后流出。正相色谱法用于溶于有机溶剂的极性及中等极性的分子型物质的分离。

（2）反相色谱法（reversed-phase chromatography）：流动相极性大于固定相极性的分配色谱法称为反相分配色谱法，简称为反相色谱法。反相色谱法使用非极性固定相，最常用的非极性固定相是十八烷基硅烷键合硅胶，还有辛烷基硅烷键合硅胶等。流动相常用水与甲醇、乙腈或四氢呋喃的混合溶剂。在反相色谱中极大的组分因K值较小先流出色谱柱，极性较小的组分后流出。流动相中有机溶剂的比例增加，流动相极性减小，洗脱力增强。反相色谱法是目前应用最广的高效液相色谱法。

3. 离子交换色谱法（ion exchange chromatography） 是以离子交换剂为固定相的色谱方法，组分因和离子交换剂亲和力的不同而被分离。柱填料含有极性可离子化的基团，如羧酸、磺酸或季铵离子，在合适的pH下，这些基团将解离，吸引相反电荷的物质。由于离子型物质能与柱填料反应，所以可被分离。

样品中不同的组分因离子交换平衡常数的不同而分离。离子交换色谱的流动相一般为一定pH的缓冲溶液，有时也加入少量的有机溶剂，如乙醇、四氢呋喃、乙腈等，以增大组分在流动相中的溶解度。流动相的pH影响离子交换剂的交换容量。对弱酸或弱碱性的被分离组分，流动相的pH还会影响其电离状况，流动相的pH必须使待分离组分处于离解状态，才能被分离。

离子交换色谱法用于分离在测定条件下呈离解状态的组分，如具有酸性或碱性的化合物，反相离子对色谱法在药物分析中的应用非常广泛，如生物碱、磺胺类药物、某些抗生素及维生素等的分析均可采用此方法。

4. 空间排斥色谱法（steric exclusion chromatography） 空间排斥色谱也称为凝胶色谱。其固定相是具有一定孔径范围的多孔性物质，即凝胶。被分离组分因分子空间尺寸大小的不同而被分离。当组分被流动相携带进入色谱柱时，体积大的分子不能进入固定相表面的孔穴中，而随流动相直接通过色谱柱，保留时间最短。体积较小的分子可以进入孔穴内，在色谱柱中所走的途径较长，保留时间也较长。分子的尺寸越小，可进入的孔穴越多，所走的路径越长，保留时间也越长。因此，凝胶色谱中，在一定范围内，体积不同的分子保留时间不同，从而达到分离的目的。凝胶色谱法主要用来分离高分子化合物，如蛋白质、多糖等。由于分子量和分子体积有关，凝胶色谱还可以用来测定组分的分子量。

5. 亲和色谱法（affinity chromatography） 是利用或模拟生物分子之间的专一性作用，从生物样品中分离和分析一些特殊物质的色谱方法。生物分子之间的专一作用包括抗原与抗体，酶与抑制剂，激素和药物与细胞受体，维生素与结合蛋白，基因与核酸之间的特异亲和作用等。

亲和色谱的固定相是将配基连接于适宜的载体上而制成的，利用样品中各种物质与配基亲和力的不同而达到分离的目的。当样品溶液通过色谱柱时，待分离物质 X 与配基 L 形成 X-L 复合物，而被结合在固定相上，其他物质由于与配基无亲和力而直接流出色谱柱，用适宜的流动相将结合的待分离物质洗脱，如采用一定浓度的乙酸或氨溶液为流动相，减小待分离物质与配基的亲和力，使复合物离解，从而将被纯化的物质洗脱下来。

6. 手性色谱法（chiral chromatography） 不少有机药物的结构中有不对称碳原子，又称手性碳原子，有手性碳原子的药物具有旋光性。立体构型不同的一对对映体，其药效、不良反应往往不相同。例如，抗高血压药物 α- 甲基多巴是 S-(−)体；又如氯霉素（含有二个手性碳原子），只有 D-(−)异构体有效，而 L-(+)异构体完全无效。沙利度胺（反应停）的两个对映体对小鼠镇静作用的效价相近，但只有左旋异构体才有胚胎毒及致畸作用。因此，对映体的分离，在药物的制备和质量控制方面，都具有重要的意义。对映体在普通条件下的理化性质是相同的，因此分离对映体需要在手性条件下进行，分离对映体的色谱方法称为手性色谱法。

（二）高效液相色谱仪组成

高效液相色谱仪主要由输液系统、进样系统、色谱柱系统、检测系统、数据记录处理系统等组成。

1. 输液泵 高效液相色谱的流动相采用高压泵输送，有不同类型的输液泵，按输液性质可分为恒压泵和恒流泵。目前使用较多的是柱塞式往复泵，柱塞式往复泵为恒流泵，可按设定的流速输送流动相，流量不受柱阻力的影响，可保持恒定，并容易清洗和更换。由于柱塞式往复泵是通过柱塞的往复运动来灌液的，所以输液的脉动性较大。目前多采用双泵补偿的方法减小脉动性。双泵补偿是同时使用两个泵进行工作，两个泵可以按串联或并联方式连拉，交替送液，相互补偿，达到减小脉动的目的。

2. 进样器 进样器是将试样送入色谱柱的装置。一般要求进样装置的密封性好，死体积小，重复性好，保证中心进样，进样时对色谱系统的压力、流量影响小。有进样阀和自动进样装置两种。除使用自动进样装置外，用手工进样均使用六通进样阀。在工作状态下，仪器系统内处于高压的状态，借助于六通进样阀，实现了常压下不停流进样。六通进样阀具有使用方便，进样量准确等优点。样品环有 10μl、20μl、50μl 等不同容积，可以选配。样品环不仅可以用来储液，也可用来测量样品溶液的体积。将样品环装满后，进样，进样量即为样品环的容积，此种进样方式称为"满环进样"或"定量环进样"。用定量环进样精密度好，在使用外标法时，应使用此种操作方式。

3. 色谱柱 是色谱分离的核心。为了保证色谱柱的柱效高，使用寿命长，一般使用由专业化工厂生产的商品柱。色谱柱管多由不锈钢制成，内装一定的固定相。色谱柱长一般 10～30cm，内径 2～5mm。

化学键合相是广泛使用的固定相，其中又以十八烷基硅烷键合硅胶（octadecylsilyl silicagel，ODS）的应用最为广泛，十八烷基硅烷键合硅胶为非极性化学键合相，此外还有辛烷基硅烷键合硅胶等，非极性化学键合相用于反相色谱法。中等极性的化学键合相有苯基化学键合相等，氰基化学键合相和氨基化学键合相是常用的极性化学键合相，极性的化学键合相一般用于正相色谱法。吸附色谱的固定相中使用最多的是硅胶。无论自己填装的色谱柱还是购买的商品柱，使用指标包括在一定实验条件下的柱压、理论塔板高度和理论塔板数、对称因子、容量因子和选择性因子的重复性等。

4. 检测器 样品经色谱柱分离后进入检测器进行检测。按其适用范围检测器可分为通用型和专属型两大类，专属型检测器只能检测某些组分的某一性质，紫外检测器（UVD）、荧光检测器（ED）属于这一类，它们只对有紫外吸收或荧光发射的组分有响应；通用型检测器检测的是一般物质均具有的性质，示差折光检测器（RID）、蒸发光散射检测器（ELSD）等。液相色谱-质谱联用（LC-MS）则是以质谱作为高效液相色谱的检测器。

5. 数据记录处理和计算机控制系统 现代高效液相色谱法的特征是用微机控制仪器。高效液相色谱法仪器的中心计算机控制系统，既能做数据采集和分析工作，又能程序控制仪器的各个部件，还能在分析一个试样之后自动改变条件而进行下一个试样的分析，许多色谱仪的软件系统具有方法认证功能，使分析工作更加规范化。

（三）在药物分析中的应用

高效液相色谱法具有同时分离、分析的功能和快速、高效、灵敏的优点，而且不受样品的沸点、热稳定性和分子量等的限制，因此应用十分广泛。在药物分析领域，高效液相色谱法是药物分离、鉴定和含量测定的首选手段。在新药的研究开发，药物的生产和临床使用过程中，高效液相色谱法也正发挥着越来越重要的作用。

1. 在药物鉴别中的应用 在高效液相色谱法中，保留时间与组分的结构和性质有关，是定性的参数，可用于药物的鉴别。例如，《中国药典》收载的药物头孢羟氨苄的鉴别项下规定：在含量测定项下记录的色谱图中，供试品主峰的保留时间应与对照品主峰的保留时间一致。头孢拉定、头孢噻吩钠等头孢类药物及地西泮注射液、曲安奈德注射液等多种药物均采用高效液相色谱法进行鉴别。

2. 在杂质检查中的应用 高效液相色谱法分离效能高，灵敏，在药物的杂质检查中应用广泛，主要用于药物中有关物质的检查。"有关物质"是指药物中存在的合成原料、中间体、副产物、降解产物等物质，这些物质的结构和性质与药物相似，含量很低，只有采用色谱的方法才能将其分离并检测。若杂质是已知的，又有杂质的对照品，可用杂质对照品做对照进行检查。若杂质是未知的，可以采用主成分自身对照法或峰面积归一化法进行检查。

3. 在含量测定中的应用 高效液相色谱法专属性强、灵敏度高，在药物含量测定中的应用十分广泛。例如，《中国药典》中合成药及其制剂，用高效液相色谱法测定含量可以消除药物中的杂质、制剂中的附加剂及共存的药物对测定的干扰。中药材及其制剂组成复杂，其中不少有效成分的含量测定也越来越多地采用了高效液相色谱法。

知识链接　　　　　　　　　超高效液相色谱

2004年美国的Waters公司在传统高效液相色谱法系统基础上开发的超高效液相色谱（ultra performance liquid chromatography，UPLC）系统，突破了色谱科学的瓶颈，充分利用了传统高效液相色谱法望尘莫及的小粒度色谱柱的优势，使色谱分离的分辨率达到新的高度。UPLC是分离科学中的一个全新类别，它给实验室带来了新奇而强大的能力。UPLC借助于高效液相色谱法的理论及原理，涵盖了小颗粒填料、非常低系统体积及快速检测手段等全新技术，增加了分析的通量、灵敏度及色谱峰容量。

UPLC 的核心技术是使用了全新研发的专利 1.7μm 乙基架桥结构的氢化颗粒技术，层析理论告诉我们若使用越微小的填充粒子，在高线性流速的使用下可得到更高的层析效率。为了发挥如此微小粒子的优越效能，Waters 设计了一个全新的液相色谱系统，不但新的溶媒输送模组可在高压（>15 000psi）下运作，超低的系统体积（<130ml）、不同以往的管路及接头设计，再搭配上令人诧异的超低交叉污染样品管理模组及最低扩散、更高速的侦测器，优化了所有参数的整体系统，突破了数十年来高效液相色谱法的使用极限，彻底实现了层析实验工作者对于速度、灵敏度、分辨率的苛刻要求。

与传统的高效液相色谱法相比，UPLC 的分析速度、灵敏度及分离度分别快了 9 倍、3 倍和 2 倍。目前，UPLC 多应用于代谢组学分析及其他一些生化领域，在天然产物分析方面运用也逐渐兴起，特别是对中药研究领域的发展是一个极大的促进。

二、气相色谱-质谱联用技术

在对物质进行分析测试时，有时仅依靠单一的测试技术，不能获得很好的测试结果，研究者往往会将两种或两种以上的测试方法结合起来，以期达到理想的测试结果，像这种将两种或两种以上方法结合起来的技术被称为联用技术。

色质联用最早出现的是气相色谱-质谱联用（GC-MS）。对于质谱来说，气相色谱是其进样装置；而对于气相色谱来说，质谱是其检测器。

气相色谱法是一种以气体作为流动相的色谱柱分离分析方法，是一种分离和分析化学物的有效方法，特别适用于定量分析，但对于复杂样品中混合物测定，只采用保留时间很难得出准确可靠的定性结果。

质谱法是通过测量物质的质荷比，其基本原理是试样中各组分置于高真空的离子源中发生电离，经质量分析器分析，获得质谱图，从而进行复杂化合物的结构分析。

鉴于气相色谱法与质谱法各自具有的测试特点，将两者有效地结合起来，必将为化学家及生物化学家提供一个进行复杂有机化合物高效的定性、定量分析工具。GC-MS 技术被广泛应用于复杂组分的分离与鉴定，其具有气相色谱的高分辨率和质谱的高灵敏度，是生物样品中药物与代谢物定性定量分析的有效工具。

（一）工作原理

混合物样品经色谱柱分离后进入质谱仪离子源，在离子源被电离成离子，离子经质量分析器、检测器之后即成为质谱信号并输入计算机。样品由色谱柱不断地流入离子源，离子由离子源不断进入分析器并不断得到质谱，只要设定好分析器扫描的质量范围和扫描时间，计算机就可以采集到一个个质谱。计算机可以自动将每个质谱的所有离子强度相加，显示出总离子强度，总离子强度随时间变化的曲线就是总离子色谱图，总离子色谱图的形状和普通的色谱图是相一致的，可以认为是用质谱作为检测器得到的色谱图。

（二）气相色谱-质谱联用仪的组成

气质联用仪主要由以下部分组成：气相色谱部分、接口部分、质谱部分（离子源、质量分析器、检测器）和数据处理系统。

1. 气相色谱部分　主要包括 5 大系统：气路系统、进样系统、分离系统、温度控制系统及检测和记录系统。

（1）气路系统：包括气源、气体净化、气体流速控制和测量，可获得纯净、流速稳定的载气。

（2）进样系统：包括进样器和气化室。进样器分气体进样器和液体进样器，气化室是将液体样品瞬间气化的装置。

（3）分离系统：包括色谱柱、柱温箱和控温装置。根据各组分在流动相和固定相中分配系数或吸附系数的差异，使各组分在色谱柱中得到分离。

（4）温度控制系统：控制气化室、柱箱和检测器的温度。

（5）检测和记录系统：包括检测器、放大器、记录仪或数据处理装置、工作站（色谱图）。将各组分的浓度或质量转变成电信号并记录。

色谱部分的主要作用是分离，混合物样品在合适的色谱条件下被分离成单个组分，然后进入质谱仪进行鉴定。色谱仪是在常压下工作，而质谱仪需要高真空。因此，如果色谱仪使用填充柱，必须经过一种接口装置——分子分离器，将色谱载气去除，使样品进入质谱仪。如果色谱仪使用毛细管柱，因为毛细管中载气流量比填充柱小得多，不会破坏质谱仪真空，可以将毛细管直接插入质谱仪离子源。

2. 接口部分 由气相色谱出来的样品通过接口进入质谱仪，接口是 GC-MS 系统的关键。一般分为直接接口（小口径毛细管柱）和开口分流接口（大口径毛细管柱），用于除去气相色谱部分的载气并传输组分。在 GC-MS 中有如下两个作用。

（1）压力匹配：质谱离子源的真空度在 10^{-3}Pa，而气相色谱色谱柱出口压力高达 10^5Pa，接口的作用就是要使两者压力匹配。

（2）组分浓缩：从气相色谱色谱柱流出的气体中有大量载气，接口的作用是排除载气，使被测物浓缩后进入离子源。

3. 质谱部分 质谱仪既是一种通用型的检测器，又是有选择性的检测器。它是在离子源部分将样品分子电离，形成离子和碎片离子，再通过质量分析器按照质荷比的不同进行分离，最后在检测器部分产生信号，并放大、记录得到质谱图。基本部件由离子源、质量分析器、检测器三部分组成。

（1）离子源：离子源的作用是接受样品产生离子。常用的离子化方式有电子轰击 EI、化学电离 CI。

（2）质量分析器：其作用是将电离室中生成的离子按质荷比（m/z）大小分开，进行质谱检测。常见质量分析器有四极质量分析器、扇形质量分析器、双聚焦质量分析器、离子阱检测器。

（3）检测器：检测器的作用是将离子束转变成电信号，并将信号放大，常用检测器是电子倍增器。

（三）气相色谱-质谱联用技术在药物分析领域的应用

GC-MS 主要集中在药物鉴定、药物成分分析和药物代谢研究。目前，仅有约 20% 的药物可以直接或者衍生化后运用气相色谱仪进行分析，因此气相色谱仪在药学领域的运用远少于液相色谱仪。但是对于这 20% 的药物，利用毛细管气相色谱高分离效率、高灵敏度和分离速度快的特点，往往能够取得令人满意的结果。

1. 药物鉴定和成分分析 运用气质联用仪可以直接给出检测组分的结构信息，如果要鉴定化合物是否为某种药物，可以将这些信息与标准物图谱进行比对，对于未知化合物则可以根据这些信息来推测药物分子的结构。

2. 中药有效成分的分析 中药有效成分的分析大多使用液相色谱仪，但有些有效成分具有挥发性，对于这些成分利用气相色谱仪做出指纹图谱十分方便。随着 GC-MS 分析检测技术的日益完善，现已广泛用于挥发油、萜类、生物碱、脂肪酸、脂溶性成分等中药有效成分的研究。

3. 药物代谢研究 目前，随着 SPME 或 HS-SPME 及改进的萃取法等前处理方法，以及离子捕获、串联质谱技术的发展，使得 GC-MS 得到了更广泛的应用，尤其在生物样品中一些麻醉药、违禁药及中枢神经系统兴奋剂等物质的检测和研究。利用气相色谱仪和 GC-MS 仪可以进行药物代谢和药代动力学研究，许多药物和其代谢产物都能够直接或者衍生化后运用气相色谱法进行分析。例如，在兴奋剂等违禁药物的检测中，GC-MS 仪有着非常广泛的应用。

4. 农药残留的检测 GC-MS 联用技术可对多种农药进行确认和结构鉴定，质谱检测器可对各种类型的残留物进行定性定量分析和确证，结合应用选择离子检测技术及高效快速方法的发展，可排除杂质的干扰，大大提高分析的灵敏度。GC-MS 技术已经成为中药走向国际、实现现代化的重要手段。

三、液相色谱 - 核磁共振联用技术

液相色谱 - 质谱联用（LC-MS）已成为复杂体系中各化合物结构分析的重要方法，但质谱无法完全解决位置异构、立体异构等化学结构问题。随着液相色谱与核磁共振联用技术所需硬件和软件方面的快速发展，20 世纪 90 年代后期液相色谱 - 核磁共振联用（liquid chromatography-nuclear magnetic resonance spectrometry，LC-NMR）分析技术已进入了实用阶段，正在成为药物杂质检查、药物体内外代谢产物的结构鉴定、天然产物化学筛选等研究领域最具价值的分析技术之一。

（一）方法特点

核磁共振是测定分子结构的常用方法之一，具有简单、准确、专一性高和不破坏样品等特点。不仅已被用以定量测定大量的药理活性药物，还能区分及定量测定一些药物的立体异构体。此方法作为一种药物的定量方法具有简单易行、结果准确的优点，还可用做某些没有对照品的药物定量方法的补充。

核磁共振与高效液相色谱法、气相色谱、超临界流体萃取（SFE）、超临界流体色谱（SFC）、凝胶渗透色谱（GPC）、毛细管电泳等的联用使快速高效分离与强有力结构分析有机地结合。而高效液相色谱法与核磁共振的联用设想则早始于 20 世纪 70 年代，80 年代初布鲁克公司就以核磁共振技术为基础，首先开发了 LC- 核磁共振技术。近年来，核磁共振和色谱法联合使用的这一技术更为成熟，经过不断改进和完善，全自动操作、常规使用的 HPLC-NMR 谱仪已遍及，液相色谱是分离复杂混合物的最好方法，而核磁共振是结构分析强有力的工具，两者联用是科学家们长期以来的愿望。

（二）组成与工作模式

典型的高效液相色谱与核磁共振联用仪中的液相色谱包括高效液相色谱自动进样器、高效液相色谱泵、色谱柱和恒温箱，非核磁共振检测器如紫外检测器等。流动液从检测器进入 HPLC-NMR 接口，接口中附设了用于中间存储高效液相色谱法峰的环路，从 HPLC-NMR 接口出来引至带流动池的核磁共振探头或废液收集器。通过探头后，流动液进入馏分收集器回收，并进一步用各种核磁共振技术对各色谱峰进行研究。在高效液相色谱法与核磁共振接口处的分流器（splitter）上还可连接质谱仪，进一步成为 LC-NMR/MS。

HPLC-NMR 的基本操作模式有连续流动模式（on-flow）、停流模式（stop-flow）和峰存储模式（peak parking 或 loop-collection）等三种。这三种模式各有特点，如连续流动模式的优点是一次分析可得到所有组分的核磁共振信息，缺点是所获得的核磁共振图谱质量较差；停流模式的优点是核磁共振谱图质量较好，缺点是存在明显的峰展宽，而且分析时间较长；峰存储模式的特点是色谱峰被收集并暂时储存到不同的毛细管回路内，由核磁共振谱仪逐一测定各流分。实际操作时，根据样品的特性和检测目的，可选择采用哪种操作模式。

（三）应用

LC-NMR 技术分析未知杂质时无须纯品作对照，不产生破坏性，具有专属性强、方法简便、快速、准确等优点。在药物杂质检测中，HPLC-MS 测定和 HPLC-NMR 测定都是简便、快速的方法，但 HPLC-NMR 技术中核磁共振测定不受高效液相色谱法分离过程中使用的缓冲盐溶液的限制，并可以提供大量的结构信息。因此，LC-NMR 技术是一种高效、快速获得混合物中未知化合物结构信息的技术，它在药物研究中的应用已日益广泛。

核磁共振谱用于定量分析的基础是不同化学环境上的原子核共振吸收峰面积只与它的原子数有关，因此，不需要引进任何校正因子，不需要为每一种被测物质选择相应的标准品。近年来 LC-NMR 技术广泛用于有机化合物的定性、定量分析，用于药物的纯度及含量测定中。

天然药物成分复杂，而有效物质常为数种，因此单纯采用一种色谱分离模式通常不能全面解决问题，往往需要将多种分离模式相结合。采用 LC-NMR 技术可以很好地表征化学成分特征和相对含量差异。LC-NMR 技术可以在色谱峰分离不完全情况下仍可提供详尽信息，使得结构相近化合物无须提取分离，便可进行检测分析，大大提高了天然产物的分析速度。

LC-NMR 的特点不仅是液相色谱的高效分离能力和核磁共振的精确结构分析能力，更在于将二者巧妙结合的技术。优点主要表现在从提取到谱学数据测定中间的样品制备步骤，实验周期缩短，减少样品分散，样品用量少，分析速度快，结构信息多等。但 LC-NMR 技术也存在着固有的缺点，如 LC-NMR 灵敏度较低，只能分析混合物中含量较大的化合物，流动相溶剂峰的存在更增加了分析困难，而且对—SO_4、—NO_2 等基团没有信号响应，单独使用其鉴定未知化合物是有限的。随着 LC-NMR 技术的进一步优化，其应用会有更飞速发展，将对我国的新药研发起到更大的推动作用。

知识链接　　　　　　　　　　**生物芯片技术**

生物芯片技术是通过缩微技术，根据分子间特异性相互作用的原理，将生命科学领域中不连续的分析过程集成于硅芯片或玻璃芯片表面的微型生物化学分析系统，以实现对细胞、蛋白质、基因及其他生物成分的准确、快速、大信息量的检测。

按照芯片上固化的生物材料的不同，可将生物芯片分为 DNA 芯片、蛋白质芯片、多糖芯片、细胞芯片及组织芯片等。

在生物制药领域，生物芯片可用于药物靶点发现与药物作用机制、超高通量药物筛选、毒理学研究、药物基因组学研究和药物分析检测，提高药物研发效率，降低研发失败风险。

生物芯片在药物分析中的应用主要是采用毛细管电泳芯片/质谱系统对化合物库、血样和尿样中的药物进行分析鉴定。毛细管电泳芯片/质谱系统是指将毛细管电泳芯片和质谱联用的一套装置。毛细管电泳芯片进行样品的分离，而与芯片联用的质谱则有选择性地对分离成分进行检测。

生物芯片技术同时也可以作为新兴的食品安全检测手段，具有高通量、高灵敏度和高特异性的特点，能快速、准确地获取到大量信息，相比传统的食品安全检测手段更高效。

现阶段，生物芯片行业尚处于商业化初期，其中基因芯片主要应用于医学检验、药物研发、科学研究等领域；蛋白质芯片主要应用于蛋白质结构化研究、医疗诊断、新药开发等领域。

未来，生物芯片持续深化疾病诊断与药物研发等医疗领域的应用，进一步延伸到科学研究、食品安全及药物研发等领域。

学习小结

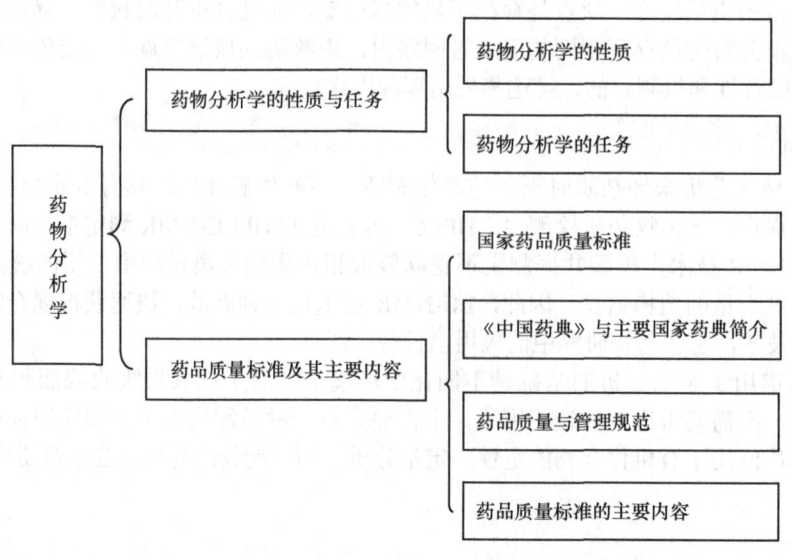

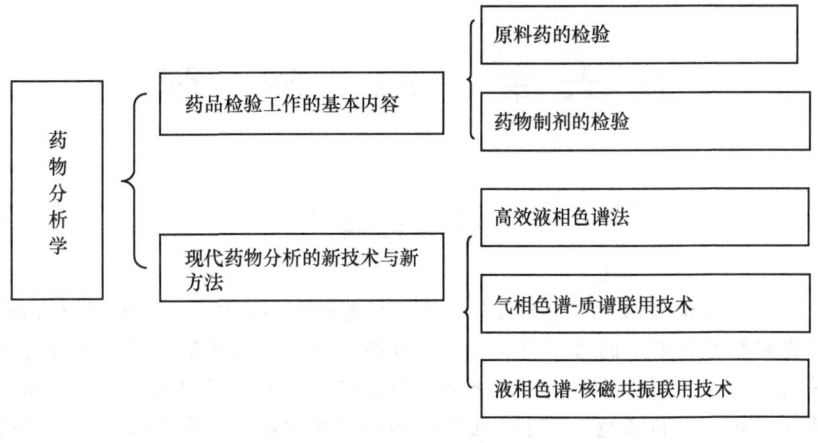

思 考 题

1. 简述药物分析学的性质及任务。
2. 《中国药典》的主要内容包括哪些?
3. 简述原料药的检验程序。
4. 药品质量标准包括哪些内容?

(卢静华)

第六章 药剂学

学习目标

学习目的

本章介绍了药剂学的相关概念与任务、药物剂型的重要性与分类、新型的药物传递系统、药剂学的分支学科及药剂学的沿革与发展,旨在引导学生初步了解药剂学学科的研究任务和内容,明确药剂学在药学科学领域中的重要地位及药剂学专业课程学习的方向和目标,以激发学生对药剂学的热情和兴趣,引导学生思考和研究性学习,为今后进一步学习药剂学课程奠定基础。

学习要求

掌握药剂学、剂型、制剂的概念;药剂学的任务和剂型的重要性。

熟悉剂型的分类方法和药物传递系统。

了解药剂学的分支学科和药剂学的沿革与发展。

案例 6-1　　　　　　　　　　　　　阿司匹林的故事

1. 案例摘要　公元前 1500 年,古埃及人用柳树的叶子来止痛。公元前 400 多年,医学之父希波克拉底以咀嚼柳树皮的方法为患者退热止痛。我国《神农本草经》也记载,柳之根、皮、枝、叶均可入药,有祛痰明目、清热解毒、利尿防风之效,外敷可治牙痛;《本草纲目》记载了"柳叶煎之,可疗心腹内血、止痛、治痔疮;柳枝和根皮,煮酒,漱齿痛,煎服制黄疸白浊;柳絮止血、治湿痹,四肢挛急"。随后的科学研究证实,柳树中的柳酸即水杨酸为有效成分,但因水杨酸的味道酸苦,且对胃黏膜刺激性非常大,因此该药物不适合口服,目前水杨酸上市药物制剂均为外用制剂如软膏、贴膏、搽剂等。1853 年法国化学家戈哈特(Gerhardt)和德国化学家克劳特(Kraut)合成了乙酰水杨酸。1897 年,德国拜耳公司的化学家霍夫曼(Hoffmann)在前人的基础上证实了乙酰水杨酸的解热镇痛药效,与水杨酸相比,乙酰水杨酸的副作用较小。因此,1899 年乙酰水杨酸原料药被合成,并被命名为阿司匹林。自此,阿司匹林成为解热镇痛的常用药物之一。随着对阿司匹林药效的研究,小剂量的阿司匹林被发现具有抗血小板聚集作用,因此其预防心脑血管疾病如心肌梗死和脑卒中发作的适应证使其焕发了新的生命力。由于阿司匹林遇水分容易水解为水杨酸和乙酸,因此其制剂制备过程中应尽可能避免接触水分,或加入稳定剂以抑制阿司匹林的水解。同时,其普通口服制剂如片剂口服后可能会因水解产生的水杨酸对胃黏膜刺激而出现副作用,因此,胃溃疡的患者禁用普通的阿司匹林口服制剂。为满足临床的需要,阿司匹林各种其他剂型随之被开发上市,如阿司匹林肠溶片、阿司匹林肠溶胶囊及阿司匹林栓剂等。

2. 案例问题

(1)从柳树、水杨酸到阿司匹林对我们药物开发有什么启示?

(2)阿司匹林的系列剂型开发的目的是什么?如果你将来作为一名药师,如何指导患者合理应用阿司匹林的各种剂型?

(3)试通过文献查阅,举例说明阿司匹林代表性的药物制剂。

3. 案例分析　阿司匹林是历史悠久的解热镇痛药,与青霉素和地西泮并称为医药史上三大经典药物,特别是其小剂量长期使用预防心脑血管疾病的发作日益受到关注。从柳树的经验应用到科学地开发出水杨酸和阿司匹林，体现了药物开发来源于自然，然后在自然经验的基础上结合药物的结构、适应证及临床应用来科学地进行上市药物的开发，药物制剂的设计和制备过程中同样要关注药物结构的稳定性。从水杨酸和阿司匹林的上市剂型中可以看出，在有效、安全的前提下，将药物制备成适合某种给药途径的适宜形式即剂型对发挥药物的药效并降低药物的副作用具有至关重要的意义。同时，我们在作为药师指导患者合理用药的时候，需全面了解患者的身体状况，结合患者的实际情况指导患者合理选用合适的剂型。

第一节 药剂学的概念与任务

一、药剂学的概念

药剂学（pharmaceutics）是研究药物制剂的基本理论、处方设计、制备工艺、质量控制和合理使用等内容的综合性应用技术科学。为了便于理解药剂学的概念，我们可以从三个层次去分析：①药剂学研究的对象是药物制剂；②药剂学的研究内容包括基本理论、处方设计、制备工艺、质量控制和合理使用等五个方面；③药剂学是一门综合性技术科学。

药剂学的核心内容是将原料药物（化学药、中药、生物技术药物）制备成用于预防、治疗、诊断人的疾病，有目地调节人的生理功能的药品（drug）。药品用于临床时，不能直接使用原料药，必须制备成具有一定形状和性质的给药形式，以充分发挥药效、降低不良反应、便于使用与保存等。

为适合于疾病的预防、治疗或诊断的需要而制备的不同给药形式称为药物剂型（dosage form），简称剂型，如溶液剂、片剂、胶囊剂、注射剂、乳膏剂、栓剂、气雾剂等。同一种药物根据不同的使用目的、给药方式、给药部位可以制成多种剂型，如氢化可的松制成片剂供口服给药，制成注射剂供肌内或静脉注射，制成眼膏剂、滴眼液供眼部给药，制成乳膏剂供皮肤给药，以及制成贴剂供局部给药。剂型是集合名词，同一剂型可以包含很多具体品种的药品，各剂型中的具体药品称为药物制剂（pharmaceutical preparation，pharmaceutical），简称制剂。药物制剂是药品生产企业根据国家药品监督管理部门批准的处方和生产工艺制备的具体品种，如口服溶液剂类药物制剂有胃蛋白酶合剂、盐酸氨溴索口服液、葡萄糖酸钙口服溶液等；片剂类药物制剂有阿司匹林片、阿奇霉素分散片、维拉帕米缓释片、复方炔诺酮片等；注射剂类药物制剂有注射用青霉素钠、地西泮注射液、葡萄糖注射液、鱼精蛋白注射液等。

现代药剂学的发展已进入了结合具体药物的体内外性质、作用机制、临床特殊要求研究药物制剂的设计理论、生产技术、质量控制及合理、方便使用等的新阶段。这促进了新剂型新技术即药物传递系统（drug delivery system，DDS）的发展，如口服定时或定位释药系统、靶向给药系统、透皮给药系统、黏膜给药系统、智能给药系统等。现代药剂学在提高传统剂型的内在质量和外观形态方面，在研究开发新剂型、新制剂等方面都取得了辉煌的成绩，开发了许多高效低毒的新型药物制剂，对提高患者的生命质量起到了重要作用，如盐酸多柔比星脂质体注射液可降低多柔比星的心脏毒性，提高用药的安全性；脂质纳米粒保护mRNA疫苗的稳定性和提高疫苗接种效果等。

研究药物制剂的生产工艺和理论的科学称为制剂学，属于工业药剂学的范畴。按照医师处方专为某一患者调制，并明确规定用法量等的药物制剂过程称为调剂，研究该领域的理论、技术和应用的学科称为调剂学（science of preparation），属于临床药剂学的范畴。制剂学和调剂学总称为药剂学，但现代药剂学的研究内容以制剂学为主。

药剂学的宗旨是制备安全、有效、稳定、使用方便的药物制剂。药剂学的研究初期只是为了适应给药途径而设计给药形态，随着药学科学的不断发展，人们对药物的理化性质、其在体内的吸收、分布、代谢、排泄等特征及药物的作用机制有了进一步的认识，从而为制备安全、有效的制剂和选择合理的给药途径提供了理论依据。例如，胰岛素等多肽类药物在胃肠道中易被酶降解而失去活性，链霉素在胃肠道不吸收，这类药制成注射剂可提高药效；案例 6-1 中的阿司匹林在胃中易水解为水杨酸对胃黏膜刺激性大，制成肠溶制剂可避免对胃的刺激性；硝酸甘油在肝脏的首过作用严重，制成舌下片剂、气雾剂快速高效地发挥作用。

随着生活水平的改善和提高，人们对生命质量（quality of life，QOL）和用药水平提出了更高的要求。因此，药物剂型的设计在最大限度地发挥药效的同时还要降低不良反应。为确保药物制剂安全、有效、可获得，选择和设计药物剂型必须考虑以下几个方面：①不良反应；②适应证；③质量稳定性；④生物利用度；⑤患者顺应性；⑥可规模化生产性、经济性。

药剂学的研究涉及许多相关学科，如数学、物理学、化学、物理化学、高分子材料学、生物化学、微生物学、药理学、病理学及化工原理和机械设备等，药剂学是综合性应用技术学科，是药学类各专业的主干课程之一，也是与药物的上市和临床应用最接近的研究领域之一。药剂学的研究与人的生命息息相关，因此药剂研究工作人员必须要有扎实的理论基础与严谨的科学作风。

案例 6-2   **维生素 C 注射液**

1. 案例摘要

【处方】

维生素 C　　104g

依地酸二钠　0.05g

碳酸氢钠　　49g

亚硫酸氢钠　2g

注射用水加至 1000ml

【制备】　在配制容器中，加处方量 80% 的注射用水，通二氧化碳饱和后，加入维生素 C 溶解，并加入预先配制好的依地酸二钠溶液和亚硫酸氢钠溶液，搅拌均匀，然后分次缓缓加入碳酸氢钠，搅拌使其完全溶解并调节药液 pH 为 6.0～6.2，继续加入二氧化碳饱和的注射用水至 1000ml。配制好的维生素 C 溶液经垂熔玻璃漏斗及膜滤器过滤后，灌封到安瓿瓶中，封口，灭菌，即得。

【质量检查】　按照《中国药典》2020 年版第二部维生素 C 注射液项下进行相关质量检查。

【应用】　①用于治疗坏血病，也可用于各种急慢性传染病及紫癜等辅助治疗；②慢性铁中毒的治疗：维生素 C 促进去铁胺对铁的螯合，使铁排出加速；③特发性高铁血红蛋白症的治疗等。用法用量如下。①静脉注射，一次 0.5～1.0g（0.5～1 支），或遵医嘱。临用时宜用 5% 或 10% 葡萄糖注射液稀释后滴注。②救治克山病可用大剂量，由医师决定。

2. 案例问题

（1）从上述药物制剂维生素 C 注射液的生产可以看出药剂学研究的内容包括哪些？

（2）从上述药物制剂维生素 C 注射液的生产说明设计药物剂型必须考虑哪些方面？

3. 案例分析　生产药物制剂维生素 C 注射液时，首先研究原料药维生素 C 的理化性质，如是否水溶、酸碱性、稳定性等，这些都属于基本理论的研究范畴。在充分了解和研究维生素 C 的理化性质的基础上，进行处方设计。维生素 C 水溶性好，显酸性，对氧、热均不稳定。因此，在处方设计时结合药物的理化性质和注射剂的需求，直接可用注射用水配制，但需进行 pH 调节，防止氧化。因此，其处方设计中需加入 pH 调节剂碳酸氢钠、抗氧剂亚硫酸氢钠及协同抗氧剂依地酸二钠，同时在制备全过程中充入二氧化碳去除体系中的氧气。设计好处方以后，结合注射剂的质量要求，进行制备工艺的研究，如维生素 C 的溶解方法、药液的配制、过滤、灌封和灭菌等。然后根据注射剂的质量要求，对其进行药物含量、药液的澄明度、可见异物、无菌等质量控制。最后，根据临床的需求，明确维生素 C 注射剂的合理应用，相关的用法用量、注意事项等都必须在维生素 C 注射液的说明书上明确标示。

二、药剂学的任务

药剂学的基本任务是将药物制成适宜临床应用的剂型,保证以安全、有效、稳定、经济的制剂应用于疾病的防治和诊断。药物剂型和制剂的研究开发涉及理论、技术、辅料、设备等多方面的内容,药剂学的任务也包括多个方面。药剂学的主要任务可以归纳如下。

1. 研究药剂学的基本理论 药剂学的基本理论是指导药物制剂制备的基础,同时也是完善药物制剂质量的重要保证。药剂学基本理论包括处方设计、制备工艺、质量控制、合理应用等方面的基本理论。例如,依据溶液形成理论、微粒分散体系理论及表面活性剂理论指导液体制剂的处方设计,提高液体制剂的稳定性;依据粉体学理论和溶出理论指导片剂、胶囊剂等口服固体制剂的处方设计,提高口服固体制剂中药物的溶出度及促进制剂的生产过程更高效;依据释放理论指导缓控释制剂的处方设计和控制缓控释制剂的质量;依据靶向理论、时辰药理学与时辰病理学理论,指导新型药物传递系统如靶向制剂、脉冲给药制剂的处方设计等。将物理化学的动力学理论与药剂学制剂稳定性相结合,可以预测药物制剂的有效期,对提高药物制剂的安全性具有重要意义。

剂型、辅料、工艺、设备及制剂的创新或改革需要理论的指导才能实现;各种现有剂型和制剂的改进和提高也需要理论的指导才能真正提高科技含量,成为有竞争力的产品。提高药剂学基本理论水平,对开发新剂型、新技术、新辅料、新设备、新制剂,提高产品质量有着重要的指导意义。

2. 开发合理的剂型和新型给药系统 剂型是药物应用的具体形式,剂型因素与药效学研究表明,除了药物本身的性质和药理作用外,具体剂型也直接影响药物的临床效果。随着医药科学技术的发展和人们生活水平的提高,临床对剂型和制剂的需求趋于多样。普通的片剂、胶囊、溶液剂、注射剂等已很难满足临床对药物高效、长效、速效、低毒等的要求。药剂学的研究重点,已由原来的偏重制剂工艺和表观质量的研究转向了剂型因素与体内关系及新型的给药系统的研究。各种新的剂型开始出现并发展,如口腔速崩片剂,不用水可以服药,给患者带来极大的方便;缓释制剂用药后能在较长的时间内持续释放药物可以达到长效的目的;靶向制剂能选择性地浓集于组织或细胞等,降低了药物的不良反应。因此,积极研究开发新剂型是药剂学的一项重要任务。

知识链接　　　　　口腔速崩片

口腔速崩片是指不需用水或只需用少量水,无须咀嚼,片剂置于舌面,遇唾液迅速崩解或溶解后,借助吞咽动力,药物即可入胃的片剂,是一种新型口服剂型。

口腔速崩片从20世纪90年代中后期开始研制,至今约10年时间,这一新剂型在国内外已获得长足发展,是一个具有发展前景的新剂型,正成为国内外研究的热点。

口腔速崩片的主要特点如下。①既可按普通片剂吞服,又可放于水中崩解后送服,还可不用水吞咽服药,唾液即可使其崩解或溶解,尤其适用于老人、小儿、吞咽困难的患者及取水不便者服用。②在口中迅速崩解,吸收快,适用于需急速起效的药物;部分药物经口腔吸收,首过效应小,生物利用度提高。③药物到达胃肠道之前能迅速崩解并分散成细微的颗粒,在胃肠道大面积分布,吸收点增多,降低了药物对胃肠道的局部刺激。

---

3. 开发新辅料 辅料是制剂中除主药外其他的成分,对制剂的成型和药效的发挥具有至关重要的作用。它不仅赋予药物适于临床用药的一定形式,还可调节药物的释放速度、释放区域、靶向性、稳定性、药效等。要使药物达到高效、低毒等效果,除从药物结构本身上进行改造外,还可以通过利用新辅料的功能而实现。新辅料促进药物新剂型、新技术的发展。例如,微晶纤维素(MCC)、可压性淀粉、低取代羟丙基纤维素(L-HPC)的出现,使粉末直接压片技术实现工业化;各种超高效崩解剂的上市促进了口腔崩解片的发展;乙基纤维素(EC)、丙烯酸树脂系列(Eu RS

100，Eu RL 100等）、醋酸纤维素等的出现，促进了缓、控释制剂的发展；聚乳酸（PLA）、聚乳酸聚乙醇共聚物（PLGA）等体内可降解辅料的开发，促进了长效缓释微球注射剂的发展。

为了适应现代药物剂型和制剂的发展，必须同时研究发展安全、高效、具功能性的新型辅料，以满足现代给药系统发展的要求。

4. 开发制剂新技术　高水平、高效率的生产技术的开发、使用和推广，对新剂型的开发、药物制剂生产水平的全面提高和产品质量的全面提高具有重要的意义，如近几年来蓬勃发展的微囊与微球制备技术、固体分散体制备技术、包合物制备技术、脂质体制备技术、纳米粒与亚微粒制备技术等，为新剂型的开发和制剂质量的提高奠定了技术基础。

知识链接　　　　　　**制剂新技术在药物制剂中的应用**

1. 将吡罗昔康采用包合技术用β-环糊精包合形成新型复合物，改善了吡罗昔康的溶解度，使之更易溶于水，提高了生物利用度，降低了胃肠道副作用，较单一的吡罗昔康有更快、更强的镇痛抗炎效果，特别适用于急性炎性疼痛的治疗。

2. 将灰黄霉素用聚乙二醇6000制成固体分散体，其溶解度大为提高，口服后的血药浓度比微粉片剂高出1倍，提高了生物利用度，并降低了不良反应。

3. 利用纳米技术将紫杉醇制备为人血白蛋白纳米粒，可解决紫杉醇溶解性差的问题，避免了普通紫杉醇注射剂中因溶剂的使用而带来的过敏性，具有明显增加紫杉醇制剂的抗肿瘤药效和降低不良反应的优势。

4. 某公司利用微球技术将利培酮制备为PLGA微球用于精神分裂症的治疗，可实现两周注射一次的效果，显著提高患者的依从性，提高药物的疗效和安全性，降低复发的风险。国内某企业也成功开发了利培酮缓释微球，并向美国FDA进行了申报，有望成为第一个走出国门的me-better的缓释制剂。

---

5. 开发制剂新机械和新设备　制剂用的设备和机械是制剂生产的重要工具，制剂新机械和新设备的研究与开发，对制剂的发展和提高有着重要的促进作用。例如，固体制剂生产中使用的流化床制粒机（一步制粒机）在一台机器内可完成混合、制粒、干燥甚至包衣，与传统的摇摆式制粒机相比大大缩短工艺过程，减少与人接触的机会，减少污染的概率，提高了产品的质量；在注射剂的生产中，入墙层流式注射灌装生产线、高效喷淋式加热灭菌器、粉针灌封机与无菌室组合整体净化层流装置等设备的应用，减少了人员走动，减少了产品被污染的概率，提高了注射剂的质量。

目前，制剂设备正向一机多用、多机联动和高度自控方向发展。研究和开发新型的封闭、高效、多功能、连续化及自动化的新机械与新设备，对提高制剂的生产效率，保证制剂质量，使国内制剂进入国际市场起到重要作用。

6. 开发中药新剂型　中药是我国宝贵的文化遗产，在继承和发展中药理论和中药传统制剂的同时，运用现代科学技术和方法开发现代化中药新剂型，是中药制剂走向国际市场所必需的努力方向。现在临床使用的中药制剂类型很多，有颗粒剂、片剂、胶囊剂、滴丸剂、栓剂、软膏剂、注射剂、气雾剂等20多个新的中药剂型。近年来中药缓释制剂和中药靶向给药微球制剂等也在开发或研究中，丰富和发展了中药的新剂型和新制剂。但是，中药制剂中还存在的一些问题尚未解决，如中药液体制剂稳定性较差，固体制剂吸湿性强，中药新剂型仍较少，中药制剂体内代谢规律不明确，中药制剂体内过程的评价和给药方案的制订缺乏依据等。中药新剂型的研究与开发仍然是我国药学工作者的一项长期而艰巨的重要任务。借鉴现代制剂技术，扬长避短，是中药剂型改革的主要途径，也是中药走向国际市场的必经之路。

视窗　　　　　　　　　　　　**中药新剂型——复方丹参滴丸**

从复方丹参片到复方丹参滴丸，是中药新剂型、新制剂开发非常成功的例子。复方丹参片为心脑血管疾病患者的常用药。复方丹参滴丸是在复方丹参片的基础上，采用现代先进工艺制备而成的新型制剂，与原片剂比较主要有以下几点不同。

（1）剂型先进：复方丹参滴丸溶化时间在3min以内，缓解心绞痛的时间在3～8min，可直接含化、吸收，不但能预防，还可用于心绞痛发作的急救。而原复方丹参片崩解时间在30min以上，不能用于冠心病、心绞痛的急性发作。

（2）制备工艺先进：滴丸中药材丹参是用现代技术提取的，其主要有效成分为水溶性丹参素，而原片剂中是用乙醇提取的丹参脂溶性主要成分丹参酮类。滴丸中三七是用水提取其中的三七总皂苷，而原片剂中三七是用原药材粉末。滴丸中冰片量也较原片剂大为降低，减轻了由冰片引起的胃肠道不适的副作用。

（3）化学成分基本清楚：滴丸处方中单味中药的化学成分基本清楚，易于进行质量控制和稳定性研究。丹参中水溶性成分丹参素为该药材中主要有效成分之一，三七中主要有效成分为三七总皂苷等。

（4）质量标准提高：原复方丹参片只要求做丹参酮ⅡA、三七皂苷的鉴别试验；而复方丹参滴丸除了要求进行丹参素和三七皂苷R_1的鉴别外，还要求用高效液相色谱法测定丹参素的含量，并规定了含量的下限。

7. 开发生物技术药物制剂　生物技术药物是利用微生物、动植物细胞，通过基因工程技术、细胞工程技术、酶工程技术等获得的生理活性物质。医药生物技术的发展为新药的研制开创了一条崭新的道路，如治疗糖尿病的人胰岛素、治疗严重贫血症的红细胞生长素、治疗侏儒症的人生长激素、治疗血友病的凝血因子、预防乙肝的基因重组疫苗等都是现代生物技术药物的产品。生物技术药物正在改变医药科技界的面貌，为人类解决疑难病症提供了有希望的新途径，同时也给药物制剂的设计带来新的挑战。基因、核糖核酸、酶、蛋白质、多肽、多糖等生物技术药物普遍具有活性强、剂量小的优点，也同时具有分子量大、稳定性差、吸收性差、半衰期短等缺点。

随着脂质体、微球、纳米粒等制剂新技术的迅速发展和逐渐完善，国内外学者将其广泛应用于多肽、蛋白质类药物给药系统的研究，注射（长效）、无针注射、口服、透皮（微针技术）、鼻腔、肺部、眼部、埋植给药等剂型的研究与应用，为此类药物的临床应用奠定了一定的基础。但生物技术药物制剂的研究与开发仍是世界性难题，很多工作还处于实验室研究、动物实验或少量制备水平。因此，寻找和发现适合于这类药物的长效、安全、稳定、使用方便的新剂型是摆在我们药剂工作者面前的艰巨任务。

第二节　药物剂型与药物传递系统

一、药物剂型的重要性

剂型是为适应预防、治疗或诊断疾病的需要而制备的不同给药形式，是药物在临床使用的最终形式。不同的剂型适用于不同的给药途径，不同的剂型起效的快慢和持续时间的长短不一样，不同的剂型疗效有所差别，改变剂型可改变药物的作用性质，改变剂型可以降低药物的不良反应、提高药物的稳定性等。

（一）药物剂型与给药途径

药物剂型的选择与给药途径密切相关。纵观人体，可供给药的途径很多，如口腔、舌下、胃肠道、阴道、耳道、鼻腔、肺部、皮肤、肌肉、血管、眼等。药物剂型必须根据这些给药途径的特点来设计。例如，口服给药可以选择溶液剂、片剂、胶囊剂、散剂、丸剂等；肺部给药常选择气雾剂、喷雾剂等；直肠给药多选择栓剂；注射给药可选择溶液剂、乳剂、混悬剂等；皮肤给药多用软膏剂、贴剂、搽剂等。总之，药物剂型必须与给药途径相适应才有利于药效的发挥。

（二）药物剂型的重要性

一般情况下，药物自身对疗效起主要作用，但有时剂型不同甚至可改变药物的作用性质，因此，剂型应根据临床治疗的需要而设计。剂型对药物疗效的影响主要表现在下列几个方面。

1. 剂型能改变药物的作用性质　多数药物改变剂型后作用的性质不变，但有些药物剂型改变能改变作用性质。例如，硫酸镁口服剂型用作泻下药，注射剂静脉滴注，可作为抗惊厥药，常用于妊娠高血压；依沙吖啶 1% 注射液用于中期引产，0.1%～0.2% 溶液局部涂抹有杀菌作用；天花粉口服剂清热化痰，注射剂可用于中期妊娠死胎引产。

2. 剂型能改变药物的作用速度　改变剂型可以改变药物的起效速度、作用强弱和持续时间。常规的剂型中，注射剂、吸入气雾剂等，起效快，常用于急救；丸剂、胶囊剂、颗粒剂等需要经过吸收才能到达血液循环，作用相对较缓慢；而缓释制剂、植入剂等作用更是缓慢而持久，属于长效制剂。可以将药物制成不同的剂型以适应不同的治疗或预防的需要。例如，治疗心绞痛的药物硝酸甘油的各种剂型具有不同的作用强度和持续时间，以适应不同的治疗或预防要求（表 6-1）。

表 6-1　硝酸甘油的不同剂型的作用时间

剂型	常用剂量（mg）	起效时间（min）	持续时间	特点与适应证
舌下片剂	0.5～0.6	2～5	10～40min	起效快、作用时间短，适用于心绞痛急性发作
喷雾剂	0.5～1	约 0.5		吸收面积大、起效更快，适用于心绞痛急性发作
控释口颊片	1～3	2～5	4～6h	起效快、作用时间长、无首过效应，用于冠心病心绞痛的预防和治疗
控释口服片	2.5～6.5	20～45	8～10h	起效慢、作用时间长，适用于半夜易发作的心绞痛和需长期服药的冠心病患者
透皮贴剂	5～10	30～60	24h	起效慢、作用持久平稳、使用方便，主要用于预防慢性心绞痛

3. 剂型可降低或消除药物的不良反应　如缓、控释制剂能保持血药浓度平稳，避免血药浓度的峰谷现象，从而降低药物的不良反应。例如，茶碱治疗哮喘病效果很好，但有引起心搏加快的不良反应，若制成栓剂则可消除这种不良反应。

视窗　　　　　　　　　　不同剂型降低药物的不良反应

20 世纪 70 年代开发上市的硝苯地平是钙通道阻断药中具有代表性的药物，可有效地治疗高血压。最早应用于临床的硝苯地平均为普通片剂，其在治疗高血压时存在缺点：①作用快、降压明显，但是维持时间仅 5～6h，每日需服用 3 次，血压波动较大，不能控制清晨高血压；②药物吸收快，血药浓度峰值高，副作用多，表现有头痛、心慌、面部发红等。

近些年来，国内外药厂先后推出硝苯地平缓释与控释片剂，其药物吸收快，血液药物浓度峰值较低，作用时间长，副作用较小，基本上克服了短效普通硝苯地平制剂的上述缺点。硝苯地平缓释片可在体内缓慢释放药物，开始时释放速度较快，降压效果较好；随着时间推移，释放速度逐渐减慢，降压效果也逐渐减弱，一般每日服用 2 次。硝苯地平控释片则可在 24h 或 12h 内以恒速定时定量释放药物，血药浓度维持较稳定，因此血压控制较平稳，一般每日服用 1 次或 2 次。

4. 剂型可影响药物的稳定性　通常固体制剂的稳定性要大于液体制剂，如许多青霉素类抗生素在水溶液状态下不稳定、易分解，为提高其注射剂的稳定性，常做成注射用粉针剂，临用时才用注射用溶媒溶解。一些药物制成微囊、微球、脂质体或包合物可以增加稳定性，一些易氧化或水解的药物，如维生素 A、维生素 D、维生素 E、维生素 C 等，制成 β-环糊精包合物可防止其氧化或水解，增加稳定性。

5. 剂型可产生定位或靶向作用　如肠溶制剂在胃中不释放药物，而在肠道中则可以迅速或缓慢释放出药物；又如含微粒结构的脂质体、微球、微囊等静脉注射剂，进入血液循环系统后，被网状内皮系统的巨噬细胞所吞噬，从而使药物浓集于肝、脾等器官，起到肝、脾的被动靶向作用。

6. 剂型可影响疗效　固体剂型，如片剂、丸剂、颗粒剂的制备工艺不同会对药效产生显著的影响，特别是药物的晶型、粒子的大小发生变化时直接影响药物的溶出与释放，从而影响药物的治疗效果。

二、药物剂型的分类

药物的剂型有多种多样，为了能将各类剂型的有关知识系统化，有利于研究、学习和应用方便，通常将剂型按物理形态、分散系统或给药途径等进行分类。

（一）按物理形态分类

将药物剂型按其物理形态分类，可分为如下四类。
1. 液体剂型　药物制剂以液体形态存在，如溶液剂、混悬剂、酊剂、洗剂等。
2. 气体剂型　药物制剂以气体形态存在，如气雾剂、喷雾剂等。
3. 固体剂型　药物制剂以固体形态存在，如散剂、丸剂、片剂、胶囊剂等。
4. 半固体剂型　药物制剂以半固体形态存在，如软膏剂、糊剂等。

这种分类方法直观、明确，而且形态相同的剂型，在处方设计、制备工艺、质量检查、贮藏保管方面常有一些共同点，对药物制剂的设计、生产、检验、保存与应用都很有利。例如，制备液体剂型时多采用溶解、分散等方法；制备固体剂型多采用粉碎、混合等方法；半固体剂型多采用熔化、研和等方法。

（二）按分散系统分类

一种或几种物质（分散相）分散于另一种物质（分散介质）之中形成的系统称为分散系统。应用物理化学的原理，按照药物在辅料中的分散特征可以将药物剂型分成以下七类。

1. 溶液型　小分子药物（分子量通常在 1000 以下）以分子或离子状态（分散相的直径小于 1nm）分散于液体分散介质中所形成的均匀分散体系，如芳香水剂、溶液剂、糖浆剂、甘油剂、醑剂、注射剂等。

2. 胶体溶液型　药物以固体或高分子状态（分散相的直径在 1~100nm）分散在液体分散介质中所形成的不均匀（溶胶）或均匀（高分子溶液）的分散体系，也称高分子溶液，如胶浆剂、溶胶剂、涂膜剂等。

3. 乳剂型　药物以液滴状态分散在液体分散介质中形成的非均匀分散体系，分散相的直径通常在 0.1~50μm，如口服乳剂、静脉注射乳剂、外用乳剂、微乳、亚微乳等。

4. 混悬型　固体药物以微粒状态分散在液体分散介质中所形成的非均匀分散体系，如口服混悬剂、注射用混悬剂、外用混悬剂等。

5. 气体分散型　液体或固体药物以微粒状态分散在气体分散介质中所形成的分散体系，如气雾剂、喷雾剂等。

6. 微粒分散型　药物与辅料经一定的方法处理后，形成的微米级或纳米级微粒剂型，如微球、微囊、纳米囊、纳米脂质体制剂等。

7. 固体分散型　固体药物以聚集体状态存在的分散体系，如散剂、颗粒剂、片剂、胶囊剂、丸剂等。

这种分类方法，便于应用物理化学的原理来阐明各类制剂特征，如制剂的均匀性、稳定性及制法等，但不能反映用药部位与用药方法对剂型的要求，甚至一种剂型可以分到几个分散体系中，如注射剂中有溶液型、乳剂型、混悬型等。

（三）按给药途径分类

目前，人体的给药途径共有十几种，如口腔、消化道、呼吸道、阴道、组织、皮肤、肌肉、血管等，可将同一给药途径的剂型归为一类。按这种分类方法可将剂型分类如下。

1. 经胃肠道给药剂型 此类剂型的药物制剂多经口服用后进入胃肠道，在胃肠道起局部作用或经吸收后发挥全身作用，如常用的散剂、颗粒剂、片剂、胶囊剂、溶液剂、乳剂、混悬剂等。容易受胃肠道中的酸或酶破坏的药物一般不能简单地采用这类简单剂型。

2. 非经胃肠道给药剂型 除口服给药途径外的其他给药剂型。

（1）注射给药剂型：注射剂给药包括静脉注射、肌内注射、皮下注射、皮内注射及腔内注射等多种注射途径。注射给药的剂型一般起效快、生物利用度高，但也有一些长效的剂型，如注射用混悬剂。

（2）呼吸道给药剂型：呼吸道给药包括鼻腔、气管、支气管、肺部给药等。呼吸道给药途径可以起局部作用，也可以起全身治疗作用。这一给药途径的剂型多为气态或雾状，如吸入剂、喷雾剂、气雾剂、吸入粉雾剂等。

（3）皮肤给药剂型：皮肤给药途径给药方便，可以起局部作用，也可以经皮肤吸收后起全身治疗作用；患者可以自主用药，也可以随时停止用药，如外用溶液剂、洗剂、搽剂、软膏剂、硬膏剂、糊剂、贴剂等。

（4）黏膜给药剂型：黏膜给药通常比胃肠道给药吸收快。用于黏膜给药的剂型有滴眼剂、滴鼻剂、眼用软膏剂、舌下片剂、黏贴片、含片及膜剂等。

（5）腔道给药剂型：人体可供给药的腔道有阴道、尿道、鼻腔、耳道、直肠等，腔道给药剂型有栓剂、气雾剂、泡腾片、滴剂等。

这种分类方法将给药途径相同的剂型作为一类，与临床使用密切相关，能反映给药途径对剂型制备的特殊要求，但是一种制剂可以因为给药途径的不同而多次出现。

三、药物传递系统

药物传递系统（drug delivery system，DDS），是药物新剂型、新制剂、新技术的总称。药物传递系统是指按照药物发挥作用所需要的药物浓度、作用的部位及作用需要的释放速率等来递送药物，因此，发展安全高效的药物传递途径和技术可促进药物以适宜的剂型和给药方式，用最有效的方法和途径进入并作用到人体的各个靶位点，以最小的药物剂量和最低的不良反应达到最高的治疗效果。因此，发展和完善药物的传递系统是现代药物制剂发展的方向。

（一）药物传递系统的理论依据

1. 药物的治疗作用与血药浓度的关系 过高的血药浓度可产生较严重的不良反应，过低的浓度则无治疗效果，只有合适的血药浓度才可以达到安全性高、治疗效果良好的结果。合理的血药浓度范围是合理设计剂型的科学依据，这是DDS的初期产品，也是目前上市的DDS的主要方向。

2. 药物的治疗作用与病灶部位药物浓度的关系 药物只有达到病灶部位才能发挥疗效，其他部位的药物不起治疗作用甚至产生不良反应。病灶部位可能是系统、组织、器官、细胞或细胞内结构等。使药物浓集于病灶部位，尽量减少其他部位的药物浓度，不仅能有效地提高药物的治疗效果，还可以减少不良反应。这对癌症、炎症等局部部位疾病的治疗更是具有重要意义，这是目前DDS中靶向制剂设计的理论依据。

3. 药物的治疗作用与疾病节律的关系 近代的时辰病理学（chronopathology）和时辰药理学（chronopharmacology）的研究表明许多疾病的发作具有明显的周期性节律变化，如哮喘患者的呼吸困难、最大气流量的降低在深夜最严重；溃疡患者胃酸分泌在夜间增多；牙痛等疼痛在夜间到凌晨时更为明显；凌晨睡醒时血压和心率急剧升高，最易出现心脏病发作和局部缺血现象等。恒速释药的控释制剂已不能达到对这些节律性变化疾病的临床治疗要求，应根据生物节律的变化调整给药的时间，这就促进了自调试释药系统的发展，该系统可根据生物体信息反馈，智能地自动调节药物释放的给药系统。例如，对胰岛素依赖的糖尿病，根据患者血糖浓度在不同时间的变化来控制释放胰岛素的DDS。

（二）药物传递系统分类

DDS主要可分为口服定时或定位释药系统、靶向给药系统、透皮给药系统、黏膜给药系统、智能给药系统等。

1. 口服定时或定位释药系统

（1）口服定时释药系统：或称口服择时释药系统（oral chronopharmacologic drug delivery system）是根据人体的生物节律变化特点，按照生理和治疗的需要而定时定量释药的一种新型给药系统。按照制备技术的不同，可将口服定时释药系统分为渗透泵定时释药系统、包衣脉冲系统和柱塞型定时释药系统等。

知识链接　　　　　　　　新型DDS——制剂研究的热点

1. 美国上市的维拉帕米定时控释片，片芯药物层选用聚氧乙烯（分子量30万），PVP K-29-32等作促渗剂；渗透物质层则包括聚氧乙烯（分子量700万）、氯化钠、HPMC E-5等。外层包衣用醋酸纤维素、HPMC和聚乙二醇3350。用激光在靠近药物层的半透膜上打释药小孔。这样制备的维拉帕米定时控释片在服药后间隔特定的时间（5h）以零级形式释放药物。当患者醒来时体内的儿茶酚胺水平增高，因而收缩压、舒张压、心率增高，因此心血管意外事件（心肌梗死、心血管猝死）多发生于清晨。晚上临睡前服用，次日清晨可释放出一个脉冲剂量的药物，十分符合该病节律变化的需要。

2. 两性霉素B是从节结状链霉菌中得到的多烯类抗生素，具有广谱抗真菌作用，在20世纪50年代已是治疗许多严重深部真菌感染的首选药物。两性霉素B几乎对绝大部分真菌均有效，耐药菌株少见，价格较低，这使其得以在临床应用50多年仍显示出很高的实用价值，但因其明显的肾毒性使两性霉素B的应用受到了很大限制，更难应用于预防。

为降低不良反应，近年来开发了三种脂质体剂型两性霉素B：两性霉素B脂质体、两性霉素B脂质体复合物和两性霉素B胶体分散剂。与两性霉素B普通制剂相比，脂质体制剂抗菌谱和抗菌作用与两性霉素B普通制剂相同，但毒性反应明显降低：①药物易分布于网状内皮组织，肝、脾和肺组织中，减少肾组织浓度，肾毒性均低于普通制剂；②临床可应用较高剂量；③长程用于艾滋病患者曲霉菌、隐球菌、念珠菌感染，耐受性好。

（2）口服定位释药系统（oral site-specific drug delivery system）：是指口服后能将药物选择性地输送到胃肠道的某一特定部位，然后以速释、缓释、控释药物的剂型。口服定位释药制剂用于在胃肠道吸收后发挥作用，可以改善药物在胃肠道的吸收，避免其在胃肠生理环境下失活，如蛋白质、肽类药物可制成结肠定位释药系统；用于治疗胃肠道的局部疾病，可提高疗效，减少剂量，降低全身性副作用。口服定位释药系统根据药物在胃肠道的释药部位不同可分为胃定位释药系统，小肠定位释药系统和结肠定位释药系统。其中口服结肠定位释药系统近年来受到较大的关注，人们逐渐认识到结肠在药物吸收及局部治疗方面所体现的优势。与胃和小肠的生理环境比较，结肠的转运时间较长，而且酶的活性较低，因此药物的吸收增加，这种生理环境对结肠定位释药很有利，而且结肠定位释药可延迟药物吸收时间，对于受时间节律影响的疾病，如哮喘、高血压等有一定意义。

2. 靶向给药系统（targeting drug delivery system），是指载体将药物通过局部给药或经全身血液循环而选择性地浓集定位于靶组织、靶器官、靶细胞或细胞内结构的给药系统。靶向制剂不仅要求药物选择性地到达特定的病灶部位，而且要求有一定浓度的药物滞留相当时间，以便发挥药效，而载体应无遗留的不良反应。成功的靶向制剂应具备定位浓集、控速释药和无毒可生物降解三个要素。靶向制剂可以使药物浓集于病灶部位，可以减少药物的用量，减少不良反应。这对不良反应较大的药物更是具有重要意义，如大部分抗癌药和一些抗微生物药。常以脂质体、微囊、微球、微乳、纳米囊、纳米球等作为药物载体进行靶向性修饰，是目前制剂研究DDS 的热点之一。

3. 透皮给药系统（transdermal drug delivery system）或称经皮给药系统系指经皮肤给药的新制剂，常用的剂型有贴剂（patch）。该制剂经皮肤敷贴方式给药，药物透过皮肤由毛细血管吸收进入全身血液循环达到有效血药浓度，并在各组织或病变部位起治疗或预防疾病的作用，为一些慢性疾病和局部镇痛的治疗及预防提供了一种简单、方便和行之有效的给药方式。

透皮给药系统具有比较安全、没有肝脏首过效应、方便随时停药等优点，但药物透皮吸收的量有限。透皮制剂类新剂型主要有贴片、凝胶剂和无针头粉末喷射剂等，可用于激素替代治疗（治疗绝经期综合征、骨质疏松症和性腺功能减退）、心血管疾病治疗（高血压和心绞痛）和中枢神经系统疾病治疗（戒烟、晕动病和疼痛/炎症）等。例如，雌二醇透皮贴片的恶心和胃肠道不良反应等比口服制剂小得多，而且一周给药一次即可治疗中度至严重绝经后引起的血管舒缩症状，外阴、阴道萎缩症状和预防绝经后妇女的骨质疏松；丁丙诺啡透皮基质型透皮贴片，药物自贴片内长时间缓缓释出，可以避免短效丁丙诺啡舌下片血药浓度的峰谷波动，继而减少不良反应和改善镇痛作用。

4. 黏膜给药系统（mucosal drug delivery system）是通过口腔、结肠、直肠、鼻腔、眼部、肺部等黏膜给药的新型给药系统。药物经黏膜吸收可避免首过效应，提高生物利用度，同时，黏膜给药有一定的靶向作用，使用方法简便，患者易于接受。黏膜给药系统拓宽了许多药物的给药途径。例如，重组鲑降钙素鼻腔喷雾剂，用于治疗绝经后妇女的骨质疏松，给药后迅速被鼻黏膜吸收，每10h 鼻腔喷雾1 次长达15 日无蓄积；治疗骨质疏松症的补钙舌下喷雾剂，喷于舌下，药物可通过舌下黏膜直接进入全身性血液循环避免胃肠道的首过效应。

5. 智能给药系统（intelligent drug delivery system）是一种按信息自动调节药物输出量的给药系统，通常又称应答式（响应性）给药系统（responsive drug delivery system）。应答式给药系统按时辰药理学原理在预定时间单次或多次释放药物，从而提高疗效，降低副作用，避免耐药性和减少给药次数。应答式给药系统根据所受控制的给药因素可分为如下两类。①开环式或外调式给药系统，是利用体外变化因素，如磁场、光、湿度、电场及特定的化学物质等的变化来调节药物的释放。②闭环式或自调式给药系统，是由生物体的信息自动调节药物释放量的给药系统。在智能化技术应用于各个科学领域的今天，在临床药学更加强调个体化给药的趋势下，应答式给药系统的研制开发已成为必然的趋势，如根据血糖浓度的变化控制胰岛素释放的智能给药系统的研究已备受关注。国外有人根据伴刀豆球蛋白A（ConA）与葡萄糖及具有生理活性的糖基化胰岛素（G-胰岛素）的竞争与互补结合的性质，将胰岛素与糖分子结合，再与ConA 结合后包封于半透膜内，制成葡萄糖响应胰岛素给药系统的血管内给药制剂。当血糖高出正常值时，血中葡萄糖进入半透膜内，将胰岛素竞争性分解出来，游离胰岛素通过半透膜进入血液，降低血糖水平；当血糖水平降低到正常值以下时，又会抑制这一取代反应，使G-胰岛素停止释放。

随着新型的药物传递系统的不断地完善和发展，将有更多的安全性好、疗效高的药物制剂用于各种疾病的治疗。

案例 6-3　　前列地尔新型药物传递系统——脂质微球载体制剂

1. 案例摘要

【处方】

前列地尔　5mg

精制大豆油　100g

高纯蛋黄卵磷脂　18g

油酸　2.4g

浓甘油　22.1g

氢氧化钠及盐酸　适量

注射用水加至 1000ml

【制备】　取处方量的前列地尔、油酸、高纯蛋黄卵磷脂，溶入精制大豆油中作为油相，将甘油溶解在适量注射用水中作为水相，将油相溶液打入水相溶液中混合后补足体积，混合物经高速剪切机高速剪切得粗乳，粗乳转入高压均质机中，循环高压均质，滤过，得粒径为 200nm 左右的脂质微球乳液，分装，灭菌即得。

【质量检查】　按照国家药品监督管理局批准的前列地尔脂质微球注册标准项下进行相关质量检查。

【应用】　①用于慢性动脉闭塞症（血栓闭塞性脉管炎、闭塞性动脉硬化症）引起的四肢溃疡及微小血管循环障碍引起的四肢静息疼痛，改善心脑血管微循环障碍等；②脏器移植术后抗栓治疗，用以抑制移植后血管内的血栓形成；③动脉导管依赖性先天性心脏病，用以缓解低氧血症，保持导管血流以等待时机手术治疗；④用于慢性肝炎的辅助治疗。用法用量：成人一日一次，1～2ml+10ml 生理盐水（或 5% 的葡萄糖）缓慢静脉滴注，或直接缓慢静脉滴注。

2. 案例问题

（1）前列地尔脂质微球新型传递系统解决了前列地尔的哪些局限？

（2）查阅文献看看前列地尔还有哪些新型传递系统？

3. 案例分析　前列地尔，又名前列腺素 E_1，临床上用于慢性动脉闭塞症（血栓闭塞性脉管炎、闭塞性动脉硬化症）引起的四肢溃疡及微小血管循环障碍引起的四肢静息疼痛，改善心脑血管微循环障碍等，是临床心血管系统用药中名列前茅的品种。但前列地尔的制剂开发面临几个问题：①水溶性不好；②遇水不稳定，普通注射液生产工艺中灭菌时前列腺素 E_1 易降解为前列腺素 A_1，且产品需冷链运输和储存，产品的有效期只有 12 个月；③普通注射液使用后快速失活；④普通注射液注射时药物的血管刺激性大。因此，将前列地尔（alprostadil）包裹在高纯蛋黄卵磷脂及油酸所形成的脂质微球中制备一种新型的前列地尔药物传递系统——脂质微球载体制剂，可增加药物的稳定性，缓慢释放药物，减少用药剂量，降低药物的血管刺激性，延长产品的有效期。同时，脂质微球还可使前列地尔在肝、血管狭窄部位聚集，对病损部位实现靶向治疗。其用药量仅为普通粉针剂的几十分之一（一日常用剂量，普通粉针剂为 100～200μg；脂质微球载体制剂为 5～10μg），被誉为"药物导弹"，既实现了"靶向"作用，又可防止在组织内失活。在急性心脑血管梗死、血栓闭塞性脉管炎、闭塞性动脉硬化症的治疗中发挥了较好的疗效。

第三节　药剂学的分支学科

药剂学是以多门学科的理论为基础的综合性技术科学。数理、化工、材料、生命、信息等科学领域的快速发展推动了药剂学的进步，使药剂学从经验探索阶段进入了在现代理论指导下，应用现代技术开展剂型研究、制造工艺研究和应用研究的科学阶段。逐步形成了药剂学的一系列分支学科：物理药剂学、工业药剂学、生物药剂学、药物动力学、药用高分子材料学、临床药学等，这些分支学科之间既相对独立，又互为补充，各学科的发展共同促进了药剂学的发展，具体见表6-2。

表6-2 药剂学的分支学科

分支学科	研究内容	与药剂学的关系
物理药剂学（physical pharmaceutics）	运用物理化学的原理、实验方法和手段，研究药物剂型与制剂的处方设计、制备工艺、质量控制等内容的科学；其内容包括流变学、粉体学、化学动力学、界面化学、胶体化学、结晶化学等学科的理论	药物剂型发展的理论基础
工业药剂学（industrial pharmaceutics）	研究制剂工业化生产的基本理论、工艺技术、生产设备和质量管理的应用技术科学。其目的是研究适合工业化生产的药物制剂和生产工艺，实施药物制剂的规模化生产，向社会提供安全、有效、质量稳定、价格低廉、服用方便的药物制剂	药剂学学科体系的主体和核心
药用高分子材料学（polymer science in pharmaceutics）	研究药物剂型设计和制剂处方中常用辅料中的合成和天然高分子材料的结构、制备、物理化学特征及其功能与应用的一门分支学科	药物剂型发展的物质基础
生物药剂学（biopharmaceutics）	研究药物在体内的吸收、分布、代谢与排泄的机制及过程，阐明药物因素、剂型因素和生理因素与药效之间关系的学科，为合理设计剂型和制剂处方及制备工艺等提供依据	药剂学学科体系的重要组成部分
药物动力学（pharmacokinetics）	采用动力学原理和数学模式，研究药物在体内吸收、分布、代谢与排泄的过程及其与药效之间关系的学科，为评价剂型提供手段和标准	药剂学学科体系的重要组成部分。常与生物药剂学共同构成一门学科
临床药剂学（clinical pharmaceutics）	以患者为对象，研究药物及其剂型与机体相互作用和应用规律，以保证临床用药的安全、合理、有效、经济，包括调剂学和临床药物治疗学	药物制剂在临床的应用

第四节 药剂学的沿革和发展

一、药剂学的历史

古代药剂学是在劳动人民与疾病作斗争的长期实践中形成的，药物制剂的出现已有几千年的历史。我国的药剂学是祖国医药学的重要组成部分，我国自有文字之后就有了将中草药加工成汤、酒、灸、条、膏、丹、丸、散的记载。例如，于商代已使用的汤剂，是我国应用最早的中药剂型之一。夏、商、周时期的医书《五十二病方》《甲乙经》中已有药材汤剂、丸剂、散剂、膏剂及药酒等剂型使用的记载。东汉张仲景的《伤寒论》和《金匮要略》中收载有栓剂、洗剂、软膏剂、丸剂、糖浆剂等10多种剂型。晋代葛洪、唐代孙思邈对中药制剂的理论、加工、剂型、标准等都有专门的论述。唐代颁布的《新修本草》共收载药物850种，介绍了药物的性味、产地、采制、作用和主治，是我国第一部由国家颁布的药物学权威著作，被称为世界上最早的一部国家药典。明代李时珍编著的《本草纲目》收载药物1892种，剂型61种，附方11 096则，现已被译成多国文字在全世界发行，对世界药学的发展具有重大贡献。

国外药剂学发展最早的是古埃及与巴比伦王国，约在公元前1552年编写的《伊伯氏纸草本》，记载有散剂、硬膏剂、丸剂、软膏剂等多种剂型的处方和制备方法等。被西方各国认为是药剂学鼻祖的格林（Galen，公元131～201年）是古罗马籍希腊人（与我国汉代张仲景同期），在他的著作中记述了散剂、丸剂、浸膏剂、溶液剂、酒剂等多种剂型，人们称之为"格林制剂"，至今还在一些国家应用。1498年由佛罗伦萨学院出版的《佛罗伦萨处方集》被视为欧洲第一部法定药典。

18世纪的工业革命给世界带来了翻天覆地的变化，生产力的极大发展推动了科学技术的飞速发展，古代的药剂学在此时也得到了迅速的发展。各种药物制剂在工业革命的浪潮中，走出了医生的小诊所和个体生产者的小作坊，进入了机械化大生产。19世纪西方科学和工业技术蓬勃发展，制药机械的发明使药剂生产的机械化、自动化得到了迅猛发展。片剂、胶囊剂、注射剂等近代剂型的出现使药剂学的发展进入了一个新的阶段。如1843年Brockedon制备了模印片剂；1847年默多克（Murdock）发明了硬胶囊剂；1876年雷明顿（Remington）等发明了压片机，使压制片剂得到迅速发展；1886年利穆赞（Limousin）发明了安瓿，使注射剂也得到了迅速发展。1847年，德国药师莫尔（Mohr）总结了以前和当时药物制剂工业的发展情况，出版了第一本药剂学教科书《药剂工艺学》（*Lehrbuch der Pharmaceuticschen Technik*）。从此时起，药剂学已经成为一门独立的学科。

二、药剂学的发展

随着科学技术与基础学科的发展，药剂学也在不断地完善和发展。20世纪50年代，物理化学的一些理论，如药物稳定性、溶解理论、流变学、粉体学等，促进了剂型的形成与制备理论的建立。这些理论应用于药剂学，进一步促进了药剂学的发展，使药剂学进入了用化学和物理化学理论与实验来设计、生产剂型及用客观体外的科学指标来评价制剂质量的时代。20世纪60~80年代，药物体内过程的研究表明，药物在体内经历了吸收、分布、代谢和排泄过程；体内血药浓度的经时过程、生物利用度及药效的研究结果表明，药效不仅与药物本身的化学结构有关，而且与药物的剂型有关，甚至在一定条件下剂型对药效具有决定性影响，这促进了生物药剂学与药物动力学等药剂学分支学科的形成和发展，为新剂型的开发提供了理论依据。随着社会的发展和人们对健康的追求，高效、低毒及高顺应性等用药理念对药物制剂提出了更高的要求，同时20世纪90年代以来，分子药理学、生物药物分析、细胞药物化学、高分子材料学、药物分子传递学迅速发展，渗入及新技术的不断涌现，药剂学进入了药物的传递系统时代。

现代剂型的发展大概可以分为五代，第一代药物剂型是简单加工供口服与外用的汤剂、酒剂、膏剂、丹剂、丸剂、散剂等。第二代剂型是可工业化与自动化生产的片剂、注射剂、胶囊剂与气雾剂等。第三代剂型是指可以在较长时间内维持体内药物有效浓度，它们不需要频繁给药，称为缓释、控释给药系统，包括在胃内黏附或漂浮或肠道释药的迟释制剂。第四代剂型是可以使药物相对浓集于靶器官、靶组织、靶细胞，从而提高疗效并降低全身不良反应的靶向给药系统。第五代是指能与生理节律同步的脉冲式释药制剂，以及根据所接收的反馈信息自动调节药物释放量的自调式给药系统，即在发病高峰时期在体内自动释药的给药系统。

现代的新药研究开发，除了研究开发更多的源头药物外，如小分子药物、治疗基因、肽类、蛋白质类和天然产物，药物新剂型的研究开发也将成为新药研究开发的重要来源。随着临床用药需求及制剂生产技术的发展，药物缓释和控释给药系统将逐步代替普通剂型，靶向给药系统、脉冲式给药系统、自调式给药系统也将逐步增多。但由于疾病的复杂性及药物性质的多样性，适合于某种疾病和某种药物的给药系统不一定适合于另一种疾病和药物，因此必须发展多种多样的给药系统以适应不同的需要，如治疗心血管疾病的药物最好制成缓释、控释给药系统，抗癌药宜于制成靶向给药系统，胰岛素更宜于制成自调式或脉冲式给药系统等。虽然在相当长的时期内，第二代剂型仍将是人们使用的主要剂型，但是第二代剂型会不断与第三、第四代及第五代等新剂型、新技术相结合，形成具有新内涵的给药系统。

药剂学的发展可从以下几个方面来分析。

1. 药物普通剂型及制剂 目前临床用药中，片剂、胶囊剂、注射剂、软膏剂等第二代剂型仍占主导地位，在将来很长时期，这些剂型仍将发挥极其重要的作用，即使是第三代的缓释、控释给药系统和第四代的靶向给药系统和第五代的自调式给药系统，最终多数仍然需要制备成这些剂型。

片剂的发展包括外观及内在质量。不仅在片形、色泽、大小等外观指标上更趋于完美，如薄膜衣片、多层片、肠溶片、分散片、咀嚼片、速溶片、微型片、泡腾片及异形片等大大提高了患者的依从性，而且在内在质量上，如溶出度、含量均匀度和生物利用度也有了明确的标准并不断提高，它们既包含了新颖的设计和方法（如药物晶型及粒子特性的控制、固态分散技术、包合物技术的应用），又包含了各种新型压片机、高效包衣机和大量新辅料的应用，并保证了用药的安全性和有效性。

胶囊剂的发展主要包括空心胶囊及胶囊内容物。空心胶囊、肠溶空心胶囊（包括结肠用肠溶空心胶囊）的质量有了很大提高，对胶囊剂内容物种类（小丸、小粒、小片及它们的包衣产品等）、内容物流动性和均匀性的设计趋于规范化，肠溶胶囊、直肠用胶囊栓和阴道用胶囊栓等品种也有了增加。

注射剂的发展中，现代制剂技术及生产设备的发展促进了注射剂的发展。例如，增溶技术及非均相系统稳定性理论的应用，使注射剂的处方设计更趋合理，难溶于水的伊曲康唑经羟丙基-β-环糊精包合后可制成注射用伊曲康唑。又如，紫杉醇注射液，由于紫杉醇不溶于水，处方中加入聚氧乙烯蓖麻油虽可起助溶作用，但它可促进组胺释放而引起严重过敏反应，因此国内已上市了注射用紫杉醇脂质体，降低了过敏反应，从而大大提高了患者的依从性。层流空气洁净技术的应用和灭菌参数的控制，曲颈安瓿、无毒聚氯乙烯输液袋、全自动洗瓶灭菌机、自动光电安瓿检查机和微粒分析仪等的应用，提高了注射剂产品的安全性与有效性，而且大大提高了生产效率，降低了成本。

2. 药物给药系统　新型给药系统包括口服缓释和控释给药系统、注射或植入给药系统、经皮给药系统和靶向给药系统等，这些给药系统都有其丰富的科学理论和新技术，特别是在近20年间，它们在理论研究、剂型设计及制备方法等多方面都得到迅速发展，品种不断增加，在临床治疗中正在发挥日益重要的作用。

（1）缓释和控释给药系统：是发展最快的新型给药系统，亦称缓释、控释制剂，一般采用片剂和胶囊剂口服或口腔给药，包括在胃内黏附或漂浮或肠道释药的迟释制剂。这类给药系统除了对药物的释放速率进行有效控制外，也出现了控制释药部位和控制释药时间的缓释、控释系统，如脉冲给药系统等。在这些给药系统中，包含了多种物理化学原理、新技术、新材料和新设备的应用，如水凝胶骨架片、水不溶性膜控包衣片、包衣小粒、包衣小丸及包衣小粒胶囊和包衣小丸胶囊，利用渗透压原理及激光技术的渗透泵片或胶囊，利用离子交换原理制备的液体控释制剂和利用高分子黏附特性的胃滞留片、黏附微球胶囊及口腔黏贴片等。这类给药系统也用于其他途径的给药，如长达1年或3年的体内植入系统，眼内或鼻腔用药的控释膜片或微囊、微球等。

缓释和控释给药系统在近几年来的发展出现了新现象，主要包括如下。

1）突破了过去缓释和控释给药系统对候选药物的一些限制，其中包括抗生素，如头孢氨苄、庆大霉素等；包括一些半衰期很长的药物，如非洛地平（半衰期为23h）和卡马西平（半衰期为36h）等；包括一些门肝系统首过效应很强的药物，如普萘洛尔、维拉帕米等。

2）复方缓释及控释给药系统也有增加的趋势，如苯丙醇胺与氯苯那敏、非洛地平与美托洛尔、茶碱与美沙酮等。

3）发展了每昼夜只需给药1次的缓释、控释制剂，这类缓释及控释制剂上市品种已有硝苯地平、双氯芬酸、单硝酸异山梨酯、茶碱等。这些新发展标志着口服缓释和控释制剂设计的原则已经发生了重要的观念性改变，同时其上市品种已经通过了日趋严格的质量控制，包括释放度、生物利用度、稳态血药浓度波动性的检验等。

双氯芬酸小肠迟释微囊、醋酸那法瑞林或醋酸亮丙瑞林的缓释微球植入剂等均已上市，可见微囊、微球在固体制剂中用于缓释、控释，提高稳定性和生物利用度等将具有更广泛的应用前景。又如已经上市的第二代造影剂注用六氟化硫微囊泡冻干粉，于临用时加5ml灭菌注射用水振摇，即得含六氟化硫微囊泡的乳状混悬液。由于其中六氟化硫是气体，聚乙二醇4000作为脂质的支架剂，从而促使微囊泡形成冻干粉，加水后二硬脂酰磷脂酰胆碱（DSPC）在微小囊间形成单分子膜（亲水基团插入水中，而亲油基团插入气相）使微囊泡稳定，在血流中持续时间长达12min以上，使造影的多普勒信号大大增强。

（2）黏膜给药系统：亦称黏膜用制剂，是通过口腔、结肠、直肠、鼻腔、眼部、肺部等黏膜给药的新型给药系统,它们几乎都是当前研究的热点。目前上市的黏膜给药的产品不多,有鼻腔用的催产素、反义核苷酸、那法瑞林、胰岛素粉末吸入给药系统等。

(3)经皮给药系统:亦称经皮制剂,是通过皮肤敷贴给药,使药物透过皮肤吸收发挥全身治疗作用的缓释或控释给药系统。目前已经有硝酸甘油、东莨菪碱、可乐定、芬太尼等多种药物的不同规格和不同控释材料或技术的品种上市,控释时间从每天给药1次到每7天给药1次。其中以膜控释技术和黏胶骨架控释技术为主。控释材料和黏贴材料的研究和发现,生产涂布和复合设备的革新等,将进一步促进经皮给药系统的发展。其他有效方法,如离子导入技术、电致孔技术、超声波及激光技术、脂质体或纳米脂质体的应用,也都可能促进经皮给药系统的发展。为了克服皮肤角质层的屏障作用,新促透剂的开发也是发展经皮给药的重点。

(4)靶向给药系统:亦称靶向制剂,一般是指经由血管注射给药,用微粒或其他载体将药物有目的地传输至某特定器官、组织或细胞的给药系统。常用的载体有脂质体、纳米粒(纳米球、纳米囊)和微球(微囊)。脂质体和纳米粒是最常用的靶向给药系统载体。近年来,为了提高脂质体的靶向性,除了热敏脂质体、pH敏感脂质体、免疫脂质体及采用抗体或人工合成半乳糖配基或乳糖配基对脂质体进行修饰外,近年来研究了长循环脂质体(或隐形脂质体,stealth liposome),这种脂质体粒径大小只有几纳米、几十纳米,并采用亲水性材料或阳离子电解质材料对脂质体表面修饰,大大延长了脂质体存在于血液循环的时间,可减少单核吞噬细胞系统的吞噬(浓集于肝),有利于脂质体在肝以外的靶向作用。纳米粒作为靶向药物制剂的载体,目前已成功上市了紫杉醇白蛋白纳米粒,该纳米粒以人血白蛋白作为共聚物包裹紫杉醇形成纳米悬浮液,利用白蛋白受体的内在途径传输药物透过肿瘤新生血管内皮细胞壁,使紫杉醇直达肿瘤间质而实现靶向作用。微球(微囊)也是靶向给药系统中常用的载体,将抗癌药物包封入微球,经血管注入栓塞于动脉末梢,对某些中晚期癌症的治疗具有一定临床意义。另外,磁性微囊、磁性微球的实验研究和临床研究正在扩大其应用前景。

学 习 小 结

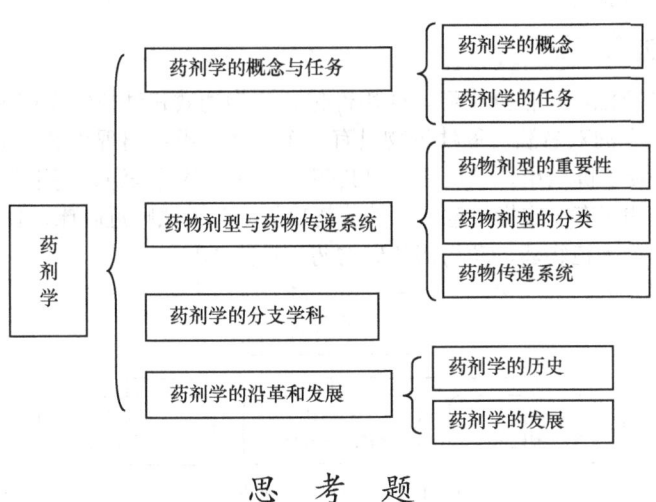

思 考 题

1. 药剂学、剂型、制剂的概念分别是什么?
2. 简述药物剂型的重要性。
3. 简述药剂学的研究内容。
4. 药剂学的分支学科有哪些?
5. 以维生素C为例,通过查阅文献比较分析其已上市的不同剂型。

(徐月红)

第七章 中药学

学习目标

学习目的

本章对中药学作了概述，介绍了中药的定义、分类，中药的性能、产地、采收、炮制、应用及中药现代化主要内容。旨在使同学们了解中药学的概念、性质和任务，了解中药药性、炮制、配伍、禁忌等特点，了解中药现代化思路。

学习要求

掌握道地药材、中药毒性的概念。

熟悉中药的性能，产地与采收，炮制目的，配伍应用及注意，中药现代化主要思路与方法。

了解中药学的定义与分类，中药学的学科特点。

第一节 中药学概述

一、中药的定义和分类

（一）中药的定义

广义的中药是中国传统药物的总称，包括植物、动物的整体或其某一部分组织器官及动植物某些代谢产物、微生物发酵产物、矿物及其化学物质。狭义的中药定义是指在中医理论指导下使用的药物及其配方、制成品。

（二）中药的分类

中药分类有多种方法，可根据来源、药用部位、药物功效和动植物系统分类等。系统分类法采用"属名+种加词"的双名法，每种生物只有一个名字，不会出现重名，适合于科学研究，但以拉丁文命名，不方便实际应用，且反映不出其药用特点；根据来源、药用部位分类则比较粗略，优势是对药材采收和加工有一定指导意义；按药物功效分类方法贴近临床，使用最广泛。

1. 按原料来源可分为植物药、动物药和矿物药，见图7-1。

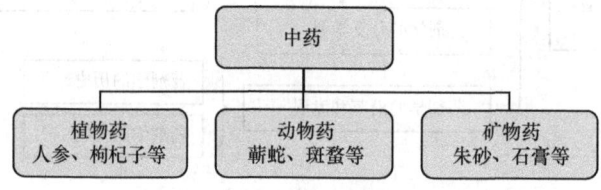

图7-1 中药按原料来源分类

2. 按药用部位分为根和根茎、全草、叶、花、果实和种子、树皮和根皮等六大类，见图7-2。

3. 按功效分为解表药、清热药、泻下药、祛风湿药、温里药、理气药、消食药、止血药、活血化瘀药、化痰止咳平喘药、安神药、补虚药等20多类，见图7-3。其中，解表药根据治病机制又分为发散风寒和发散风热两类，类似地，清热药还可分为清热泻火、清热解毒、清热燥湿、清热凉血、清虚热等类型。还有补虚、安神、止血、活血等药物都可进一步划分成不同类型，便于临床用药。

根和根茎类
如黄连、葛
根、桔梗、
三七等
果实和种子类
如枸杞子、乌
梅、木瓜、莱
菔子等
树皮和根皮
类，如杜仲、
黄柏、肉桂、
厚朴等
中药
花类
如菊花、槐
花、红花、
金银花等
全草类
如薄荷、荆
芥、紫苏、
车前草等
叶类
如艾叶、银杏
叶、枇杷叶、
桑叶等

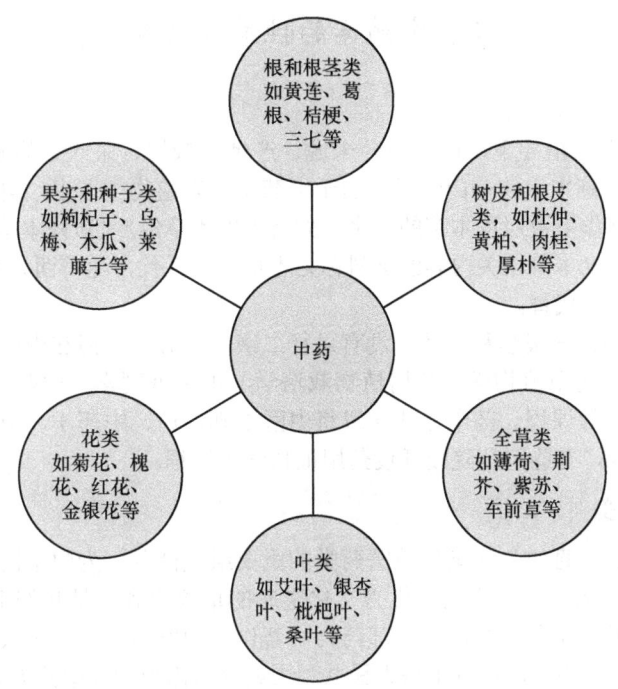

图 7-2 中药按药用部位分类

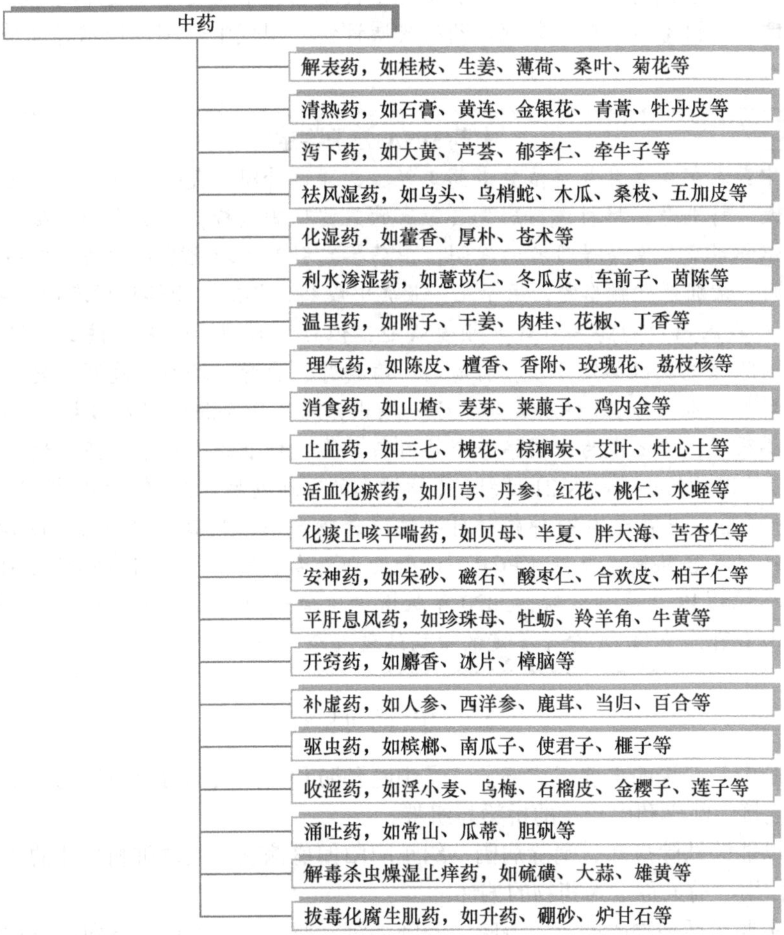

中药
解表药，如桂枝、生姜、薄荷、桑叶、菊花等
清热药，如石膏、黄连、金银花、青蒿、牡丹皮等
泻下药，如大黄、芦荟、郁李仁、牵牛子等
祛风湿药，如乌头、乌梢蛇、木瓜、桑枝、五加皮等
化湿药，如藿香、厚朴、苍术等
利水渗湿药，如薏苡仁、冬瓜皮、车前子、茵陈等
温里药，如附子、干姜、肉桂、花椒、丁香等
理气药，如陈皮、檀香、香附、玫瑰花、荔枝核等
消食药，如山楂、麦芽、莱菔子、鸡内金等
止血药，如三七、槐花、棕榈炭、艾叶、灶心土等
活血化瘀药，如川芎、丹参、红花、桃仁、水蛭等
化痰止咳平喘药，如贝母、半夏、胖大海、苦杏仁等
安神药，如朱砂、磁石、酸枣仁、合欢皮、柏子仁等
平肝息风药，如珍珠母、牡蛎、羚羊角、牛黄等
开窍药，如麝香、冰片、樟脑等
补虚药，如人参、西洋参、鹿茸、当归、百合等
驱虫药，如槟榔、南瓜子、使君子、榧子等
收涩药，如浮小麦、乌梅、石榴皮、金樱子、莲子等
涌吐药，如常山、瓜蒂、胆矾等
解毒杀虫燥湿止痒药，如硫磺、大蒜、雄黄等
拔毒化腐生肌药，如升药、硼砂、炉甘石等

图 7-3 中药按功效分类

二、中药学的性质和任务

（一）中药学的性质

中药学是在中医理论指导下，研究中药来源、产地、栽培、采收、炮制加工、鉴定、性能、物质基础、功效及应用等知识的一门学科。由于中药来源以植物类居多，自古以来习惯将中药称为本草，研究中药的著作多数冠以本草的名字，如《神农本草经》《新修本草》《食疗本草》《本草纲目》等。相应地，研究本草相关内容的学科称为本草学。近代，随着西方医药学的传入和应用，本草学便逐步被中药学所代替。

中药学在我国被列为一级学科，其下没有进行二级学科分类，但在中医院校课程分别设置有中药学、中药鉴定学、药用植物学、药用植物栽培学、中药炮制学、中药药剂学、中药方剂学、中药化学、中药药理学等课程。药学专业一般将中医基础理论、中药学、中药方剂学内容合成一门课程开设或分开上课，有些医药院校开设药用植物学等课程。

（二）中药学的任务

长期以来，中药学一直作为中国传统医药学的重要组成部分，为中华民族的繁衍生息、防病治病做出了巨大贡献，构成了中华民族优秀文化宝库的重要内容，是我们祖先留下的宝贵财富。中药学是一个不断发展的学科：我国第一部药物学著作《神农本草经》记载365味中药，到明代《本草纲目》收录1892味中药，再到中华人民共和国成立后出版的《中药大词典》收录5767味中药，《中华本草》则收录8980味中药，中药资源不断丰富、发展。随着现代生命科学、工程技术的快速发展，中药学面临新的发展机遇。因此，除了传统的药用新资源开发外，药效物质基础研究、药材规范化种植、药材鉴定新技术研究、药材种质评价、现代中药制剂技术等都是中药学需要解决的问题。

知识链接　　　　　　　　　　**中药DNA分子鉴定**

传统的中药及药材饮片鉴定依靠老药工经验，通过外观、气味、色泽、口尝滋味等进行区分，难度大，特别是药材打成粉后失去原有的某些观测指标，鉴别更加困难。随着现代物理、化学知识积累及显微镜等设备的发明，中药鉴定引入了理化鉴定方法，中药鉴定指标更加丰富、全面，特别是显微鉴定，用于丸、散类中成药的鉴定，能够提供准确、可靠的依据。例如，20世纪我国出口的海马补肾丸颇受欢迎，但日方希望能够有提供证明配方的检测报告。徐国均团队通过显微鉴定方法，将海马、海狗肾、鹿肾、蛤蚧、鹿茸、鹿筋、龙骨、驴肾、虎骨、对虾、人参等20种组成药物逐一检出，对显微特征作了细致描述，并摄制了照片、绘制了墨线图，使之成为中国第一个具有科学鉴定标准的出口中成药，受到了日方的高度评价，赢得了国际信誉。进入21世纪，生物技术的飞速发展也为中药鉴定提供了新的技术，中药DNA分子鉴定是基于每一种药材自身的遗传物质——脱氧核糖核酸（DNA），设计特定的引物，通过聚合酶链式反应（PCR）进行鉴别，专属性高。《中国药典》2010年版收录了蕲蛇、乌梢蛇的PCR鉴别方法，2020年版增加了金钱白花蛇，并首次增加了植物类中药川贝母和霍山石斛，使DNA分子鉴定的中药达到了5个。

三、中药性能

中药性能是中药理论的重要组成部分，是中医预防和治疗疾病时组方用药的依据，因此，中药药性理论是连接中医学和中药学的桥梁与纽带。

中药之所以能够祛除病邪、消除病因、纠正阴阳偏盛偏衰，恢复脏腑功能的协调，在于中药特有的性质和作用，前人称之为药物的偏性。

中药性能主要包括药物的四气、五味、升降浮沉、归经、毒性五个方面，是对中药基本性质的高度概括。

（一）四气

1.四气是反映药物影响人体阴阳盛衰、寒热变化的性质，又称药物的四性，即药物的温、热、寒、凉四种药性，见表7-1。

表7-1 中药四气（性）分类及药物举例

四气	阴阳属性	药物实例
热	属阳，皆用治寒证，二者只是程度上差别，热性药物比温性药物作用强烈	肉桂，温里散寒，治心腹冷痛
温		桂枝，温通经脉，治风寒感冒
凉	属阴，皆用治热证，二者只是程度上差别，寒性药物比凉性药物作用强烈	薄荷，疏散风热，治风热感冒
寒		石膏，清热泻火，治胃火牙痛

2.正确理解中药四气，需要注意如下几点。

1）四性分类比较粗略，而性质相近的药物，根据程度不同，还有差异。常在四性之前冠以"大、微"等形容词进行区分，如"大寒、微寒、微温"等。

2）少数药物的"温、热、寒、凉"药性不明显，称为"平"性，如山药，常与其他药物配伍使用。

（二）五味

酸、苦、甘、辛、咸、淡、涩是七种常见的滋味，为了与五行相对应，古人将涩附于酸、淡附于甘，便为五种基本滋味。故五味最初是指食物和药物的真实滋味，后逐渐通过五行属性与药物的作用相联系，并用滋味解释药物、食物的作用。五味的作用特点见表7-2。

表7-2 五味的作用特点及药物实例

五味	作用特点	药物
酸	收敛固涩，治疗久虚多汗、久泻久痢、尿频遗尿等	收涩药，五味子、乌梅、五倍子等
苦	通泄、降泄、清泄，治疗便秘、气逆、火热上炎等证	泻下药，大黄等；止咳平喘药，枇杷叶等；清热泻火药，栀子、黄芩等
	燥湿，治疗湿证	芳香化湿药，苍术、厚朴等；清热燥湿药，黄连、黄柏等
甘	补益，治疗虚证	补虚药，人参、当归、鹿茸等
	缓急止痛，治疗疼痛证	饴糖、甘草等
	调和药性，解毒	甘草、绿豆
辛	发散，治疗表证	解表药，如麻黄、薄荷等
	行气、行血等，治疗气滞血瘀等证	理气药，如木香；活血药，如红花
咸	软坚散结，治疗瘰疬、瘿瘤等证	海藻、鳖甲、芒硝等

五味与药物作用关系是古人在医药实践中逐步总结出来的比较粗略结果。由于滋味与药物作用并无本质联系，在实际应用和古书记载中难免出现分歧。因此，五味学说本身具有一定局限性。但由于有许多应用成熟的实例，临床应用中还是具有参考价值。

（三）升降浮沉

药物的"升、降、浮、沉"反映药物在人体内作用的趋向性。由于各种疾病的症状常常表现出向上（如呕吐、喘咳）、向下（如泻利、崩漏、脱肛、子宫下垂）、向外（如发热、自汗、盗汗）、向内（如表证不解、疗毒内陷）等不同趋向。而有针对地选用药物，能改善或消除这些病证。所以，相对来说，药物也有向上、向下、向外、向内的作用趋向，这就是中药的"升、降、浮、沉"性能。这种性能，可以纠正机体功能的失调，使之恢复正常，或因势利导，有助于祛邪。

药物的"升、降、浮、沉"特性与其阴阳属性、性味、药材质地、治疗作用相关联。一般升浮属阳，沉降属阴；凡病变部位在上、在表或病势下陷者，宜用升浮药；凡病变部位在下、在里或病势上逆者，宜用沉降药。具酸苦咸之味和寒凉之性者，其药性多沉降；具辛甘之味和温热之性者，其药性多升浮。

通过炮制、配伍可改变药物的升降浮沉特性，以满足临床需要。例如，酒炒、姜汁炒使药物具有升浮的性质；醋炒、盐炒则使药物具有沉降的性质。沉降药与较多的升浮药同用时，其性也随之上升；升浮药在同大量沉降药配伍时，便随势下降。

（四）归经

1. 归经的概念　归是归属的意思，经则是脏腑经络概称，即药物作用于人体的部位。归经就是指中药在人体内产生作用的大致部位和作用强度有一定的选择性。

2. 归经是如何确定的　经络具有沟通人体表里内外功能，而每一条经络都具有特定的循行路线，贯通特定的脏腑、形体官窍。因此，机体发生不同的病变，其所在脏腑及经络循行部位不同，临床上所表现的症状则各不相同。例如，心经病变多见心悸失眠，临床用朱砂等药治疗效果好，因而这些药物归心经；肺经病变常见胸闷、咳喘，用桔梗、杏仁能治愈，说明它们归肺经。

3. 归经对临床用药的指导意义　归经理论是通过脏腑辨证用药，从临床疗效观察中总结出的药性理论。其源于临床实践，又能反过来指导临床实践。

功效相似的药物，归经不同，选择性常常有比较大差异。例如，同样具有"清热泻火"功效，石膏归肺、胃经，因此是治疗肺、胃二经实热证的要药，临床常用于肺热咳喘、痰稠，以及胃火牙痛的治疗；而骨精草归肝、胃二经，治疗胃火牙痛的功效与石膏相似，治疗肝火上炎引起的目赤翳障、头痛则与石膏不同，这是因为骨精草能选择性作用于肝经（归肝经）；青葙子仅归肝经，临床主要用于肝火亢盛的目赤翳障治疗。

不同中药的归经差异还反映了其治疗作用选择性的能力。例如，同是清热泻火药物，栀子归心、肝、肺、胃、三焦经，可以理解为"广谱"清热泻火药物，可治疗多个脏腑的实热证，作用比较强，但选择性比较差。对脾胃虚弱患者，虽有肝火上炎、目赤肿痛，也不可轻易选用栀子；而青葙子仅归肝经，选择性好，对上述患者是可以选用的。

归经只是药物性能的一个方面，因此，临床应用必须与四气五味、升降浮沉等药性理论相结合，全面分析疾病特点和患者的具体状况，才能合理指导临床用药。正如清代医家徐灵胎所总结的："不知经络而用药，其失也泛，必无捷效；执经络而用药，其失也泥，反能致害。"

视窗

小柴胡汤源自张仲景《伤寒杂病论》，处方组成：柴胡24g，黄芩9g，人参9，甘草炙6g，半夏洗9g，生姜切9g，大枣4枚。主要功效为和解少阳，用于治疗伤寒少阳证的"寒热往来，胸胁苦满，不欲饮食，心烦喜呕，口苦，咽干，目眩"。现代临床用于治疗慢性肝炎、肝硬化、急慢性胆囊炎、胆结石等肝胆疾病，效果良好。1990年，日本厚生省宣布应用现代医学、药学的再评价方法确认小柴胡汤安全性和有效性，并于1994年对小柴胡汤改善肝病患者的肝功能障碍的功效予以认可，于是该方作为肝病用药被正式收入日本药典（《日本药局方》）。自此之后，日本出现百万肝病患者口服小柴胡汤的盛况。1995年，小柴胡汤制剂的年销售额超过当年日本医疗保险范围内147种汉方制剂总销售额的25%。1996年3月，媒体披露：自厚生省认可小柴胡汤治疗肝病功效以来的两年内，有88名慢性肝炎患者因服用小柴胡汤而致间质性肺炎，更有10例死亡。由于民众对此反响强烈，厚生省立即发出紧急通知，叫停小柴胡汤的使用，这就是小柴胡汤事件。这一事件说明，离开中医理论的指导，单凭实验研究结果，盲目使用中药可能适得其反。

(五)毒性

1. 中药毒性的概念　中药毒性有广义和狭义之分。

狭义的毒性是专指某些中药使用过程中出现的中毒反应或副作用。对容易引起中毒反应的药物在本草书籍中药物性味之下常标注为"大毒""小毒"等，并规定严格的使用剂量、炮制方法、配伍禁忌等。例如，川乌，辛、苦，温，有大毒。具有祛风除湿，散寒止痛的功效。生品仅外用，一般炮制后煎服，3~9g，入汤剂先煎0.5~1h，孕妇忌用，不宜久服。其中，"有大毒"提示了生药治疗作用之外尚有强烈的毒性。临床治疗风寒湿痹可选用草乌，但应采用相应的炮制方法减其毒性，才能在保证用药安全的前提下更好地发挥其治疗作用。即便这样，也要控制剂量为每次3~9g，先煎解毒，不宜久服。需要注意的是，生品只能外用，内服则可能引起严重中毒反应。副作用泛指药物治疗以外的作用，除了上述严重中毒反应外，还包括一些比较轻的不良反应和特殊人群可能出现的不良反应或禁忌证。例如，青葙子本身没有毒性，可治疗肝火上炎引起的目赤肿痛，但由于本品兼有扩散瞳孔的作用，如果青光眼患者使用，会加重症状，产生副作用。

广义的毒性是指药物的偏性，西汉以前以"毒药"作为一切药物的总称。《周礼》记载："医师掌政令，聚毒药以供医事。"这里的毒药就是药物。张景岳说："是凡可解邪安正者，均可称为毒药，故曰毒药攻邪也。"这句话是指毒性作为药物性能之一，是一种偏性，以偏纠偏是药物治病的基本原理。《神农本草经》把药物分为上中下三品，就是根据药物有无毒性来分类的，表明以偏纠偏是药物治病的基本原理。

因此，毒性是药物的基本性能之一，是药物祛邪防病的基础。

2. 正确认识中药毒性　正确认识中药毒性，对临床合理用药，保证药物安全有效具有重要指导意义。

（1）正确理解中药毒性的含义，合理利用中药毒性：不论广义的毒性还是狭义的毒性，中医药界自古至今都不否认中药的毒性问题，而且明确认为毒性是中药的重要性能之一，并以此指导临床用药。中医临床"以毒攻毒"，就是利用适宜的毒性中药治疗某些疾病。古人云，若药弗瞑眩，厥疾弗瘳，即是意欲除顽症痼疾，需选峻猛劲药起剧烈反应后方可见效，而这些药物多为毒性中药。

东汉末年张仲景《伤寒杂病论》的问世，开创了毒剧中药大胆应用于临床之先河。其使用各种有毒药物24种，附子、乌头、甘遂、大戟、巴豆等有毒之峻品，仍是当今临床常用的药物。但张氏并非滥用毒剧药，他一生积累了丰富的临床经验，主要有明确适应证候，分别体质差异，重视药物配伍，强调煎服之法，采取不同剂型，讲究药物炮制，严格掌握剂量，注意照护胃气等方面。对中医的方剂学发展贡献突出，被称为"方书之祖"。在其所创制的方剂中，有毒中药的方剂共119首，如附子汤、乌头汤、十枣汤、吴茱萸汤等名方一直被后世医家所袭用，有很高的使用价值。

（2）正确理解中药中毒的原因：我国古代就对中药的毒性有了客观认识，并摸索出毒性药物使用方法和禁忌。严格按照这些药物使用方法用药，一般不会出现严重中毒反应。但如果使用不当，则可能引起中毒反应，有时甚至出现严重中毒性，致人死亡。出现中毒的主要原因包括药物因素、机体因素和其他因素三方面。其中，常见药物因素主要有药材品种混乱、未按规定炮制、药物污染、改变给药途径（如中药注射剂）、用法不当、剂量过大、配伍不当和药不对证。机体因素主要是年龄、体质等引起的个体差异。其他因素则主要有地理条件、气候寒暖、饮食起居、给药时间、给药环境等。

（3）正视中药毒性，客观地宣传中药的毒性：与西药相比，中药虽经过炮制、配伍等减毒方法处理后应用于临床，毒性相对低，但并非绝对无毒。例如，雷公藤、黄药子、苍耳子、川楝子、大黄、泽泻、虎杖等中药有文献报道对肝脏有损害，而关木通、汉防己、马兜铃、青木香、雄黄、朱砂、轻粉等则对肾脏有损害，为及时发现问题，长期或大量服用含有以上药物的方剂时，应定期检查肝肾功能。针对中药毒性问题，进行毒理安全性实验研究将是中药现代化研究的关键问题之一。

> **知识链接**　　　　　　　　**含马兜铃酸的中药材及其使用规定**
>
> 　　含马兜铃酸中药材来源于马兜铃科（Aristolochiaceae）马兜铃属（*Aristolochia*）植物，包括马兜铃、青木香、天仙藤、广防己、关木通等。
>
> 　　国家食品药品监督管理局（SFDA）于2004年8月5日以国食药监注[2004]379号文发布"关于加强广防己等6种药材及其制剂监督管理的通知"，根据对含马兜铃酸药材及其制剂不良反应的报道及不良反应研究和结果的分析，决定加强对含马兜铃酸药材及其制剂的监督管理。主要内容如下。
>
> 　　1. 取消广防己（马兜铃科植物广防己 *Aristolochia fangchi* Y.C.Wu *ex* L.D.Chou et S.M.Hwang 的干燥根）药用标准，凡国家药品标准处方中含有广防己的中成药品种应于2004年9月30日前将处方中的广防己替换为《中国药典》2000年版一部收载的防己（防己科植物粉防己 *Stephania tetrandra* S.Moore 的干燥根）。
>
> 　　2. 取消青木香（马兜铃科植物马兜铃 *Aristolochia debilis* Sieb.et Zucc. 的干燥根）药用标准，凡国家药品标准处方中含有青木香的中成药品种应于2004年9月30日前将处方中的青木香替换为《中国药典》2000年版一部收载的土木香（仅限于以菊科植物土木香 *Inula helenium* L. 的干燥根替换）。
>
> 　　3. 各省级食品药品监督管理部门应通知辖区内药品生产、经营和使用单位，含广防己、青木香的中药制剂必须严格按处方药管理，凭医师处方购买，在医师指导下使用，并定期检查肾功能，如发现肾功能异常应立即停药，并明确儿童及老年人慎用，孕妇、婴幼儿及肾功能不全者禁用。
>
> 　　4. 各省级食品药品监督管理部门应对本辖区内生产的含广防己、青木香的中成药品种的处方替换情况进行监督检查，并于2004年10月31日前将检查结果报国家食品药品监督管理局药品注册司。凡2004年9月30日以后生产的中成药中仍含有广防己、青木香的，一律按假药查处。
>
> 　　5. 凡含马兜铃、寻骨风、天仙藤和朱砂莲的中药制剂严格按处方药管理，已作为非处方药管理的肺安片、朱砂莲胶囊、复方拳参片现按处方药管理。
>
> 　　6. 处方中含有马兜铃、寻骨风、天仙藤和朱砂莲的中药制剂生产单位必须于2004年9月30日前在药品标签和说明书的【注意事项】下统一增加以下内容："（1）本品含×××药材，该药材含马兜铃酸，马兜铃酸可引起肾脏损害等不良反应。（2）本品为处方药，必须凭医师处方购买，在医师指导下使用，并定期检查肾功能，如发现肾功能异常应立即停药。（3）儿童及老年人慎用，孕妇、婴幼儿及肾功能不全者禁用。"
>
> 　　7. 暂停受理含马兜铃、寻骨风、天仙藤和朱砂莲等4种药材的中成药的中药品种保护申请和已有国家标准药品的注册申请，暂停受理含上述4种药材制剂的新药注册申请。抗艾滋病病毒和用于诊断、预防艾滋病的新药，治疗恶性肿瘤、罕见病等的新药及治疗尚无有效治疗手段的疾病的新药等特殊情况除外。
>
> 　　此外，来源于马兜铃科中药材细辛[细辛属植物辽细辛 *Asarum heterotropoides* F.Schm. var.*mandshuricum*（Maxim.）Kitag 和华细辛 *Asarum sieboldii* Miq.]也有报道含马兜铃酸，但含量测定结果差异大，可能与细辛药材种植、采收时间有关，需要研究。
>
> 　　《中国药典》2015年版、2020年版均不再收录青木香、广防己，收录的冠心苏合丸等配方已经将土木香替换原来的青木香；骨仙片配方已将防己替换原来的广防己。

四、中药产地与采收

　　历代医药学家都非常重视中药的产地与采集，在实践中积累了丰富的经验。《千金翼方·卷一》专论中就分别列举了519种中药的产地分布和233种中药的采收时节。现代研究发现中药产地、采收时间等因素与药材中有效成分含量相关，产地是否适宜、采收是否合理都会影响中药的质量。

> **案例 7-1　　　　　　　　　　道地药材**
>
> **1. 案例摘要**　很多老中医开处方时，习惯在一些药物的前面加上一些地名简称，如"川""广""云""怀""杭"等，中药店药柜上常常这样标注药品名称，以便抓药时遵照执行，如怀地黄、杭白菊、川贝母、云苓（茯苓）、广砂仁、辽细辛、滇三七、广三七（田七）。
>
> **2. 案例问题**
> （1）处方中药名称前地名简称有何意义？
> （2）是否可以不按医生上述标注进行处方调配？
>
> **3. 案例分析**
> （1）本案例中提到的处方中药名前所冠地名简称，实际上是标明药材产地，希望处方调配时使用道地药材。道地药材是指历史悠久、产地适宜、品种优良、产量宏丰、炮制考究、疗效突出、带有地域性特点的药材，因而常常冠以地名简称来区别。例如，怀地黄是指产自河南怀庆产的地黄；杭白菊是指浙江桐乡等地栽培的白菊花；川贝母则是产自四川的贝母；云苓（茯苓）、滇三七皆为云南栽培品；广砂仁为广东产砂仁；辽细辛为东北产细辛；广三七（田七）则是广西生产的药材。这些药材质量上乘、疗效稳定，因而深受欢迎，医生处方习惯使用。
> （2）一般地，道地药材产区有相应的生产经验和管理规范，药材质量高，临床疗效稳定，尽量按照医生处方配药。如果临时没有相应的道地药材，也可以使用经过GAP认证的其他药材基地生产的同品种。

（一）中药产地

除了一些人工制成品外，中药最初大多来源于天然的动、植物和矿物，而它们的分布、质量与自然环境密切相关。我国地域辽阔、多样，有沙漠、戈壁，也有湖泽、湿地；有山陵丘壑，也有平原沃野；有热带、亚热带多雨潮湿气候，也有寒带干燥、少水气候；有不同的大气候，还有差别的小气候。这些差异是中药材品种多样性和质量差异产生的基础。

在长期医疗实践过程中，逐渐认识到某些产地生产的一些药材质量较高，疗效稳定，就形成了"道地药材"的概念，也称"地道药材"。例如，四川峨眉山产的黄连、江油产的附子是典型的道地药材，河南怀庆产的地黄、山东东阿阿胶等都是有名的道地药材。

由于药材需求量的增加，某些道地药材常常会出现供不应求的局面，刺激广大药农种植栽培的积极性，但容易造成盲目引种的现象。这就需要科学指导，确保引种品种原有性能和疗效，注重道地药材的指导意义。

道地药材是长期医药实践和药材生产中逐渐形成的，并非一成不变。例如，环境条件变化使上党人参灭绝，东北人参遂成为道地药材；三七原产广西，云南种植后质量上乘，产量大，云南文山后来居上，成为新道地产区。

（二）中药采收

孙思邈在《千金翼方》中指出："夫药采取不知时节，不依阴干暴干，虽有药名，终无药实，故不依时采取，与朽木不殊，虚废人功，卒无裨益。"可见，中药材采收时节应该科学把握，否则，药材质量不能保证，临床疗效就得不到保障。

古人在药材采收时节方面做了比较系统的总结，如植物类药材根据入药部位不同，采收时间各有不同，见表7-3。

表7-3 不同药用部位植物类药材采收时间及实例

药用部位	采收时间	药材举例
全草	花前期或刚开花时	薄荷、荆芥、益母草等
叶	花蕾将放或正在盛开时	艾叶、枇杷叶、大青叶等
花	花盛开时分批摘取	菊花、旋覆花等
	含苞欲放时摘取花蕾	金银花、槐花等
果实、种子	果实成熟后或将成熟时采收	枸杞、瓜蒌、茴香等
根、根茎	阴历二、八月采收	三七、葛根、大黄等
树皮、根皮	清明至夏至间剥取树皮	杜仲、黄柏、厚朴等

特殊者，如霜桑叶应在初霜期后采摘；乌梅、青皮、枳实应采取未成熟的幼果。

动物类药材多数可随时采收，也有一些特别规定的，如鹿茸应在清明后45～60天截取，否则角化，疗效大大降低；桑螵蛸应在三月中旬采收，过期则虫卵孵化，药材不符合要求。

五、中 药 炮 制

中药炮制是根据中医药理论。药物自身性质和临床用药需要，应用前或制成各种剂型前必要的加工处理过程，包括对原药材进行一般修治整理和部分药材的特殊处理，古代称为炮炙、修治、修事等。炮制处理是中医药的特色之一。

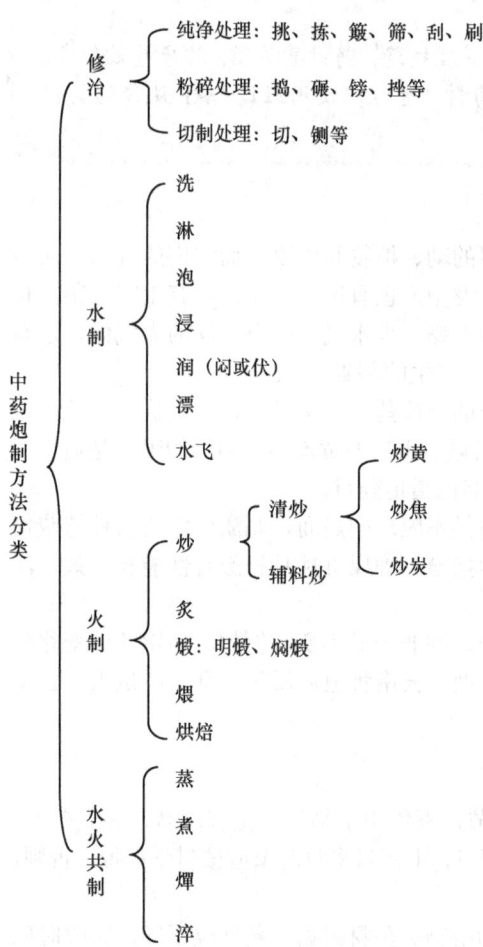

图7-4 中药炮制方法分类

（一）中药炮制目的

中药炮制的目的可概括为以下几个方面。

1. 洁净药物，保证品质和用量准确 如种子类药物要去沙土、杂质，根类药物要去芦头，皮类药物要去粗皮等。

2. 便于调剂和制剂 如龟板、鳖甲经沙炒、醋淬后，容易粉碎，方便调剂，也易于煎煮服用。

3. 降低或消除药物的毒性或副作用 如白矾溶液浸泡半夏，巴豆制霜，黑豆汤浸漂乌头等。

4. 增强药物的疗效 如蜜炙款冬花、紫菀等，羊脂炙淫羊藿，胆汁制南星等。

5. 改变或缓和药物的性能 如蜜炙甘草，炒莱菔子，蜜制麻黄等。

6. 矫味矫臭，以利服用 如酒制乌梢蛇，麸炒僵蚕，醋制乳香等。

7. 保存药效和利于贮藏 如莱菔子等种子类药材可经蒸、炒、燀等炮制处理，以消除种子发芽能力；杏仁、白芥子等含苷及水解酶的中药，须经加热处理，达到杀酶保苷等目的。

（二）中药炮制方法

中药炮制源于古代医药学，经过数千年的医疗实践，不断丰富、发展、提高、创新，形成了比较系统的方法。根据中药炮制的内容、操作特点等综合分类，主要有修治、水制、火制、水火共制四大类，见图7-4。还有若干与这些方法差别比较大的，统称为其他方法，如制霜、发酵、发芽。

1. 修治主要包括纯净处理、粉碎处理和切制处理三种基本方法。其中，纯净处理是最基本的炮制方法，可除净药材中灰屑、杂质及非药用部分，如枇杷叶背面绒毛的去除等。粉碎处理则使药材易于称量、分装和煎煮。切制处理则利于干燥、贮藏和调剂等，为中药饮片加工的基本方法。

2. 用水或其他液体辅料处理药物的方法统称水制法，主要有洗、淋、泡、漂、浸、润、水飞等基本方法。水制主要使药材清洁、软化，以利于切制。此外，还可调整药性，如酒洗润当归；亦可去除腥味、盐分及毒性成分，如漂洗昆布等。对难粉碎的矿物类、贝甲类药物，如朱砂、炉甘石、珍珠母等，水飞是目前制备极细粉的有效手段。

3. 用火加热处理药材的方法称为火制，为一类使用最广泛的炮制方法。常用的火制法主要有炒、炙、煅、煨、烘焙，其目的多种多样。烘焙只是为了使药材干燥；炒、炙、煨法能够减轻中药毒性，减小刺激性，如米炒斑蝥、煨生姜等；煅可使药材易于粉碎、调剂，如煅龙骨、煅牡蛎等；炒、炙法可增强疗效，甚至改变药性，如醋炙香附、盐水炙杜仲等。

4. 既要经过水或液体辅料，又要经过火加热处理的炮制方法称为水火共制。常见的水火共制包括蒸、煮、燀、淬四种方法。煮法可提高疗效，如酒煮黄芩。蒸法可改变药物性味，如熟地黄；还便于干燥或杀死虫卵，以利于保存，如桑螵蛸。燀主要用于种子类药物的去皮和肉质多汁药物的干燥处理，如杏仁去皮，马齿苋干燥等。淬则能使药材酥脆，便于调剂、分装。

（三）中药炮制标准

《中华人民共和国药品管理法》规定："除中药饮片的炮制外，药品必须按照国家药品标准和国务院药品监督管理部门批准的生产工艺进行生产，生产记录必须完整准确。药品生产企业改变影响药品质量的生产工艺的，必须报原批准部门审核批准。

中药饮片必须按照国家药品标准炮制；国家药品标准没有规定的，必须按照省、自治区、直辖市人民政府药品监督管理部门制定的炮制规范炮制。省、自治区、直辖市人民政府药品监督管理部门制定的炮制规范应当报国务院药品监督管理部门备案。"

我国目前还缺乏统一、完整的中药饮片炮制标准，仍然是国家标准、地方标准并行的局面。具体有《中国药典》、《全国中药材炮制规范》（以下简称《炮制规范》），各省、自治区、直辖市的地方炮制规范。

《中国药典》1985年版以前各版本均将炮制直接列在各药材项下，1985年版首次将部分中药的炮制品单独列出，如制川乌、制草乌、巴豆霜等。《中国药典》2015年版将炮制品单列的药材有23种，如炮姜、炙甘草、荆芥炭、焦栀子、姜半夏等，并在附录0213列出了药材炮制通则；《中国药典》2020年版沿用上一版的23种炮制品单列药材。《炮制规范》是国家卫生部药政局于1988年组织编制的，共收载常用中药554种及其不同规格的饮片。而实际使用比较多的还是各省、自治区、直辖市组织编制的地方标准。

关于炮制的规范还见于以前出版的本草学著作中，如我国第一部炮制专著《雷公炮炙论》；明代缪希雍著的《炮制大法》；清代张仲岩著的《修事指南》。中华人民共和国成立后，王孝涛编著的《历代中药炮制法汇典》，冉懋雄编著的《现代中药炮制手册》等有重要参考价值。

六、中药应用

中药是在中医理论指导下应用于临床的，是通过中医临床诊断、辨证后，综合运用药性理论知识，合理选用中药，以调整阴阳、扶正祛邪，达到预防或治疗疾病的目的。中药配伍是临床药物应用中的特色，用药禁忌和用法用量是保证用药安全的重要依据。

（一）中药配伍

配伍是指根据病情的需要和药性特点，将两味以上药物配合使用。中药治病，除少数应用单方外，多数情况下都是两味以上药物配伍使用。中药的配伍，不是几种药物简单地集合叠加，而是有规律可循。

1. 七情　历代医家在临床实践中总结出药与药配伍的关系，称为七情，见表 7-4，为方剂的设计提供基本思路。

表 7-4　中药七情简表

中药七情	基本内容	应用实例
单行	单味药治疗比较单一病证	独参汤（人参）大补元气治虚脱
相须	功效相类似的药产生协同作用，提高疗效	大黄配芒硝，则泻下通便作用增强
相使	一种药为主，另一辅助药助主药发挥药效	黄连配木香治疗湿热痢疾，木香行气导滞，可增强黄连治疗湿热痢疾的效果
相畏	一种药物的毒性或副作用，能被另一种药物减轻或消除	生姜可解半夏之毒，故半夏畏生姜
相杀	一种药物能减轻或消除另一种药物的毒性或副作用	生姜杀半夏
相恶	两种药物相互抑制而使功效减低，甚至丧失	莱菔子能削弱人参的补气作用，故有人参恶莱菔子
相反	两种药物合用后，能产生新的不良反应，或使原有的副作用增强，属于配伍禁忌	乌头反半夏

2. 药对　药对是临床上常用的、相对固定的两味药物的配伍形式，是中药配伍中的最小单位。药对并非两味药物的随机组合，而是历代医家临床实践经验总结。常见药对有"协同配对、相辅配对、相制配对、调节配对、引经配对和特殊配对"等组成形式。药对是除单方以外的最简单方剂，以此为基础可衍生很多不同的方剂。

例如，"桃仁与红花"是临床常用的活血化瘀药对，其中桃仁有活血化瘀的功效，用于多种瘀血证，特点是化瘀能力强，且善于破脏腑瘀血；红花亦具有活血化瘀的功效，特点是专入血分，擅长通调经脉。二者相须为用，组成药对，活血化瘀力增强，可治疗全身瘀血证，作用范围扩大。常用经典方剂如桃红四物汤、血府逐瘀汤、膈下逐瘀汤、补阳还五汤等均有该药对的身影。

3. 组方原则　有了"七情""药对"的基础，通过一定的组方原则，就可形成一些基本方剂。中医在诊断、辨证后，通过对这些基本方剂的加减，即可给患者开出合适的处方，调配药物，进行预防或治疗。

组方的基本原则如下。

$$\begin{cases} 君药：针对主病或主证起治疗作用的药物 \\ 臣药：辅助君药，加强治疗主病或主证的药物 \\ \quad\quad\ \ 针对兼证或兼病起治疗作用的药物 \\ 佐药：协助君、臣药以加强对主病的治疗作用 \\ \quad\quad\ \ 直接治疗次要的兼证 \\ \quad\quad\ \ 用以消除、减缓君、臣药的毒性 \\ 使药：具有调和诸药作用 \end{cases}$$

《伤寒论》经典方麻黄汤组方原理如下。

方剂组成：麻黄 9g　桂枝 6g　杏仁去皮尖 6g　炙甘草 3g。

功效：发汗解表，宣肺平喘。主治：外感风寒表实证。恶寒发热，头疼身痛，无汗而喘等。

君药：麻黄，能发汗解表、宣肺平喘，解卫气闭郁，治疗主病。

臣药：桂枝，能解肌发表，温经散寒，既能辅助君药麻黄发汗解表；桂枝又可透营达卫，又能使邪气去而营卫和；二者相须配伍，麻黄和桂枝是发汗解表散寒的药对。

佐药：杏仁，降利肺气，与君药麻黄一宣一降，以复肺气之宣降，增强君药宣肺平喘之功，二者相使配伍。

炙甘草既调和具有宣降之功的麻黄、杏仁，又能缓和麻黄、桂枝的峻烈之性，使汗出不致过猛而耗伤正气，因而具有佐、使药的作用。

该方四药合用，解表散寒，宣通肺气，则诸证自解。

（二）用药禁忌

前人根据临床实践中出现的中毒反应和严重副作用，总结出一些用药禁忌的经验，主要包括配伍禁忌、妊娠用药禁忌、服药时的饮食禁忌等。

1. 配伍禁忌 在复方配伍中，凡药物应避免合用的，称配伍禁忌。主要概括为"十八反"和"十九畏"，是中医临床医生和中药师必须熟记在心的，否则，就没有资格行医或调配处方。

知识链接　　　　　　中药配伍禁忌歌诀

"十八反"歌诀：

本草明言十八反，半蒌贝蔹及攻乌，藻戟遂芫俱战草，诸参辛芍叛藜芦。

"十九畏"歌诀：

硫黄原是火中精，朴硝一见便相争；

水银莫与砒霜见；狼毒最怕密陀僧；

巴豆性烈最为上，偏与牵牛不顺情；

丁香莫与郁金见；牙硝难合京三棱；

川乌草乌不顺犀；人参最怕五灵脂；

官桂善能调冷气，若逢石脂便相欺；

大凡修合看顺逆，炮熼灸煿莫相依。

---

2. 妊娠用药禁忌 某些药物对胎儿有损害或直接有堕胎的作用，为妊娠禁忌药。一般分为禁用、慎用两类。

（1）禁用药：指毒性大、药性猛烈的药物，是临床绝对禁止使用的，如水银、砒石、生附子、雄黄、轻粉等剧毒药；巴豆等剧烈泻下药；藜芦等催吐药；水蛭、虻虫等破血通经药；芫花、大戟等峻下逐水药；麝香等开窍药。

（2）慎用药：指烈性药或有小毒的药物，可根据孕妇病情，酌情使用，但应尽量避免，如桃仁、红花等活血祛瘀药；大黄、芒硝、芦荟等泻下药；枳实等行气药；干姜、肉桂等辛热药。

3. 饮食禁忌 患者服药期间需要禁止食用某些食物，否则使药效降低，或容易产生不良反应，简称食忌或忌口。一般在服药期间，忌食生冷、黏腻、不消化及刺激性食物；皮肤病患者应忌食鱼、虾、蟹等腥膻发物、辛辣刺激物；寒病患者则忌生冷；热病患者忌食辛辣、油腻等。此外，古代文献中记载某些药物使用时有特定的食物禁忌，如薄荷忌鳖肉；茯苓忌醋；何首乌忌葱、蒜、萝卜；土茯苓忌茶；鳖甲忌苋菜；蜜忌葱等。

4. 证候禁忌 临床治疗某些病证时，药物的选用需考虑禁忌的称为证候禁忌。简单地说，病证有寒热虚实，病位有上下表里，选药时就必须考虑药性的温热寒凉、升降浮沉，才可对证治疗。一般地，病位在里者宜用清热、泻下或温里、利水等沉降药物，忌用发散解表药物。病势上逆者，宜降不宜升，如呕吐的治疗，宜用姜半夏降逆止呕，忌用涌吐药，如瓜蒂等；病势下陷者，宜升不宜降，如对久泻脱肛患者，忌用大黄等通便药。病位在表，宜发散而忌收敛，如感冒初起时禁用浮小麦、糯稻根等收敛止汗药。对表虚自汗或阴虚盗汗、肺肾虚喘等虚证患者，禁用麻黄，否则汗出加重而不能治愈，还可进一步耗伤元气，甚至危及生命。

案例 7-2　　中药应用中的"十九畏"

1. 案例摘要　"十九畏"是前人在临床实践基础上总结出来的用药禁忌,具体内容概括为"硫黄畏朴硝,水银畏砒霜,狼毒畏密陀僧,巴豆畏牵牛,丁香畏郁金,川乌、草乌畏犀角,牙硝畏三棱,官桂畏石脂,人参畏五灵脂"。凡是这些相畏的药物组合都是临床治疗中禁止使用的。然而,表 7-4 列举的药物"七情配伍"原则专门有一条是"相畏",这是复方配伍中一种减毒配伍,应该是提倡使用的。

2. 案例问题
（1）"十九畏"的含义是否与"药物七情"中"相畏"等同?
（2）举例说明"十九畏"科学依据。

3. 案例分析
（1）中药应用中的"十九畏"与"药物七情"中"相畏"的概念是不同的。"十九畏"属于配伍禁忌,临床一般是禁止使用的;而"相畏"则是指"一种药物的毒性或副作用,能被另一种药物减轻或消除",临床常用。例如,"半夏"的毒性可被"生姜"制约,因而临床常用生姜制约半夏的毒性,如通过炮制制备"姜半夏"应用于临床。

（2）研究证实巴豆与牵牛子合用后,泻下作用增强,抗炎作用减弱,免疫功能降低,胃黏膜损伤严重,对理化刺激的反应性降低,体重减轻,死亡率升高。另有研究发现,狼毒或狼毒大戟与密陀僧合用后,可见白细胞显著降低,抗炎镇痛作用及胸腺、脾脏指数呈降低趋势,有动物死亡。这些实例从动物毒性反应、血液指标和病理改变等角度,认识了某些"十九畏"药物使用禁忌的科学性。

(三) 用法用量

1. 中药的用法　主要为口服汤剂,亦常制成丸、散、膏、酊剂等剂型使用。此外,还可以捣汁外敷、煎水熏蒸、煎汤外洗、燃烧烟熏,灸法和拔火罐等疗法也用到中药。

中药煎煮容器以砂锅、砂罐为好;搪瓷器皿、不锈钢锅次之;铁、铜、铝等金属器皿最差,应忌用。中药煎煮前一般应泡 20～30min,加水浸过药面约 2cm 为宜。煎煮时宜先用武火后用文火,沸后用文火。煎煮次数以 2～3 次为宜。

部分药物的特殊煎法见表 7-5。

表 7-5　中药常见特殊煎煮方法

特殊煎法	适用药材
先煎	矿石、贝壳及化石类,龟板、鳖甲、牡蛎等;某些有毒药物如附子、乌头等
后下	含挥发油药物,薄荷、藿香等;含热不稳定有效成分药物,如大黄等
另煎	贵重药物如人参、川贝、冬虫夏草等
包煎	细小种子药,如苏子、葶苈子等;有毛茸的药物,如辛夷等;易使药液浑浊的药物,如乳香、五灵脂等
急煎	芳香性药物,如石菖蒲;解表药,如麻黄;清热药,如黄芩等
久煎	补益滋腻药物、贝壳、甲壳、化石、多数矿物药

汤剂以温服为好,通常每天服一剂,分 2～3 次服;有些不宜煎煮的药物,宜于溶化、烊化、泡服、冲服后服用。服药方法有时与症候有关,如发散风寒药宜热服;能引起呕吐或中毒的,宜小量频服。一般中药宜饭后服用,但滋补药宜饭前服;安神药宜睡前服;泻下药、驱虫药则多空腹服。

2. 中药用量　中药的用量主要与药物性质有关,患者情况和使用目的等因素对中药用量亦有影响。

(1) 药物性质

1) 药材质地：一般地，花、叶类药材 3～10g；金、石、贝类 10～30g。

2) 药物性味：性平味淡，作用温和的药材可重用；性味较浓，作用强烈的药材需要轻用。

3) 有毒与无毒：有毒药材应严格按照规定剂量使用，无毒药物用量可加大。

(2) 患者因素

1) 年龄：年老体弱者用量宜轻；5 岁以下者约为成人的 1/4；5～10 岁约为成人的 1/2；10 岁以上者接近成人量。

2) 体质：体质虚弱者用量宜小；身强体壮者用量可重。

3) 病势：病势轻者用量宜轻；急、重病患者用量宜重。

(3) 用药目的：例如槟榔，用于行气、利水、消积时，常用剂量为 6～15g；用于杀绦虫，则剂量为 60～120g。

此外，患者的居住环境、工作环境、职业等差异也会影响药物用量，应因时、因地、因人制宜，准确把握中药用量。

知识链接　　　　　　中药古今计量单位对比

我国古代中药计量单位主要包括重量单位，如铢、两、钱、斤等；容量单位，如斗、升、合等。此外，还有"撮、枚"等粗略计量方法。明清以后，普遍采用 16 进制单位。1979 年 1 月 1 日起，中药的计量一律改用公制，重量单位用"公斤（kg）、克（g）、毫克（mg）"；容量单位用"升（L）、毫升（mL）"。

公制计量单位与十六进位制的换算关系为"一市斤（16 两）=0.5kg=500g"

实际应用时，按如下的近似值进行换算：

一两（16 进位制）=30g

一钱 =3g

一分 =0.3g

一厘 =0.03g

第二节　中药现代化

随着化学药物副作用、耐药性等问题日益引发大众的关注，"回归自然"，寻求安全有效的天然药物已经成为不少跨国公司的方向之一。而中医药有着数千年历史，经过无数的临床实践，成为跨国公司新药研究的宝贵来源。实际上，中药在治疗慢性病、妇科病、疑难病、老年病、病毒感染性疾病等方面存在优势。由于投入少、国内生产企业实力不足等原因，我国中医药的研发、制造、应用水平还不高，产品难以走向世界。而日、韩等国采用现代手段仿造我国传统中药，大量生产"洋中药"抢占国际市场，甚至开拓中国市场。例如，日本仿造我国"六神丸"，生产出"救心丸"，年销售达 1 亿美元；牛黄清心丸本是中国的传统中药，却被韩国企业仿造后，制成现代制剂，且申请专利保护。这些都引起国内有志之士的极大关注。

相比之下，国内中药制药企业低水平重复生产现象极为严重。1985～2008 年全国共申报中药新药 22 000 多种，但真正属于新方新药的只有 14.7%，大部分都是仿制药和简单的剂型改变药物。由此带来多方面的严重危害，如假冒伪劣产品泛滥；产品安全性、有效性下降；创新的积极性受到打击等。其后果不仅制约中药产业发展，影响中药出口，还对人民用药安全造成不利的影响。在这种大背景下，中药现代化发展是唯一出路。

1993 成立的国家新药研究与开发领导小组及相关部委随之设立的新药研制相关机构或专项基金率先引导中药新药研究现代化。科学技术部与国家中医药管理局等于 1996 年联合启动了《中药现代化发展战略研究》软课题，着手研究中药现代化发展战略。《中药现代化科技产业行动计划》

也相继在"九五"后期开始启动和实施。国家"十一五"科技发展规划明确指出要保护和发展中医药，推进中医药标准化、规范化发展。特别是"十一五"重大新药创制专项支持中药大品种技术改造、中药标准研究平台等项目的实施，将进一步加快中药现代化的进程。国家"十二五""十三五"持续投入资金推动中药创新药物研发，2021年获批上市的中药创新药物达12个。

一、中药物质基础

中药物质基础是中药现代化研究和发展的最基础课题，现代中药产品开发离不开中药物质基础的科学研究，物质基础是高质量中药产品的质量控制依据、临床疗效保障。中药本身是由物质构成的，因此，广义的物质基础应该包括构成该中药的所有物质，不论大分子还是小分子，不论是否有活性功能。狭义的物质基础，特指中药所含的功能性物质，而不同的功能常常对应不同的化学物质，因此，中药物质基础研究是十分复杂的过程。

（一）中药物质基础研究一般方法

根据所要提取的中药化学成分类型不同，选择不同的提取方法。
1) 挥发油类成分常采取水蒸气蒸馏的方法，可获得纯度比较高的产品。
2) 某些易升华的物质，如咖啡因等，常采取直接升华的方法提取、纯化。
3) 水煮法常可提取大部分化学成分，用于进一步分离纯化。
4) 有机溶剂提取法，常用溶剂为甲醇、乙醇，可提取不同极性的成分；二氯甲烷等极性较低的溶剂也可用于中药化学成分提取，但由于穿透药材组织的能力比较弱，较少使用。

有机溶剂提取可采取渗滤法、回流提取法、浸提法等多种方式提取。

（二）中药物质基础研究的主要成就

过去的四十多年中，中药的物质基础研究取得了可喜的成果（部分成果见表7-6），其单味中药研究的以青蒿素发现最具代表性，复方中药研究以当归芦荟丸最为典型。

表7-6 中药物质基础研究成果举例

中药名称	物质基础	功能
麻黄	麻黄碱等生物碱	平喘
桂枝	桂皮醛等挥发油	解热镇痛
杏仁	杏仁苷	镇咳
附子	去甲乌药碱（DMC）、氯化甲基多巴胺、去甲猪毛菜碱等	回阳救逆，强心
乌头、附子	乌头碱等二萜生物碱	散寒止痛
元胡	延胡索乙素等生物碱	行气止痛
川芎	川芎嗪	活血化瘀
青蒿	青蒿素等二萜	截疟
黄芩	黄芩苷等黄酮	清热解毒
南瓜子	南瓜子氨酸	驱虫
天花粉	天花粉蛋白	中期引产
当归芦荟丸	靛玉红	抗肿瘤
巴戟天	巴戟天寡糖	舒郁安神，补肾益智
人参	人参糖肽	补气、生津、止渴
	Rg_3 等三萜皂苷	抗肿瘤

中药青蒿为菊科植物黄花蒿 *Artemisia annua* L. 的干燥地上部分，全草入药，东晋葛洪《肘后备急方》中就有"截疟"的记载，以后本草著作也多有记载，并创有青蒿汤、截疟青蒿丸、青蒿散、

青蒿鳖甲煎等复方治疗疟疾。20世纪70代通过组织全国性科研攻关，终于从中分离得到活性成分青蒿素，阐明了青蒿截疟的物质基础，为抗疟药物发展作出突出贡献（详见案例1-1）。

当归芦荟丸则是运用传统中药复方治疗现代疾病，并深入研究物质基础成功的范例。该复方原由11味中药组成，通过拆方研究和临床验证，最后定位以青黛为该方治疗慢性粒细胞白血病治疗的关键药物。进一步的化学、药理学研究结果证明青黛中所含靛玉红是该药物抗肿瘤的物质基础。

（三）中药物质基础研究存在问题

尽管最近几十年中药化学成分分离、鉴定工作飞速发展，中药物质基础研究仍然存在很大困难，研究手段、研究思路还有待突破。

1. 中药化学成分的复杂性问题 中药绝大部分来源于植物及动物，每味中药本身就可看作由多种类型化学成分组成的复方。对大多数中药来说，仅部分含量较高的化学成分被分离、鉴定，还有很多微量成分结构没有被阐明。例如，高乌头 *Aconitum sinomontanum* Nakai 具有"消肿止痛、活血散瘀、祛风"的功效，20世纪80年代仅从中分离到3种化学成分，鉴定两种二萜生物碱高乌甲素（lappaconitine）和冉乌头碱（ranaconitine）。二十年后，彭崇胜等对该中药镇痛活性成分二萜生物碱微量成分的研究中，又分离鉴定出10种新结构。

案例 7-3　　　　　　　三七的化学成分与物质基础

1. 案例摘要 三七是我国名贵中药材，为五加科植物三七 *Panax notoginseng*（Burk）F.H.Chen 干燥的根，是著名的中成药"云南白药"的主要药材之一。三七药材含有多种化学成分，主要包括皂苷类、氨基酸类、黄酮类、甾醇类、炔醇类、有机酸类、挥发油类、糖类和无机盐。其中，皂苷含量可达6%～10%，是其主要化学成分，部分与人参、西洋参中所含皂苷结构相同，如人参皂苷 Rg_1、Re、Rb_1 等，而人参是五加科植物人参 *Panax ginseng* C.A.Mey. 干燥根和根茎。

2. 案例问题

（1）三七和人参都来自五加科植物，均以根部入药，均含多种人参皂苷，三七是否和人参可以相互替代使用？

（2）三七化瘀止血的物质基础是什么？

3. 案例分析

（1）虽然三七和人参都含有某些结构相同的皂苷，其他皂苷结构也比较相似，但并不代表两种药材可以相互取代。首先因为两种药材功效差别很大，人参具有"大补元气、补脾益肺、生津止渴、安神益志"的功效，临床主要用于大病或久病后气虚欲脱证的治疗，也可用于肺虚咳喘、气短无力；或脾虚乏力、食欲不振；或消渴伤津；气血不足、心神不安等的治疗，这些都是三七所没有的功效。而三七主要有"化瘀止血、活血定痛"的功效，临床用于各种出血证和跌打损伤、淤滞肿痛的治疗，这也是人参所不具备的功效。所以，尽管来源相似，化学成分相同或相似，并不代表临床功效一致，表明了中药化学成分与物质基础研究的复杂性。

（2）研究发现人参皂苷 Rg_1、Rp_1、Rh_1、F_1、2A 具有溶血作用，是活血化瘀功能的物质基础；而所含的一种特殊氨基酸三七素则具有良好的止血效果。药理作用完全相反的化学成分协同作用，保证了三七活血止血的双向调节作用，构成了三七化瘀止血的物质基础，从而具有"止血不留瘀"的特点。最近的研究发现三七皂苷 Ft1 具有止血效果，说明皂苷类成分本身就具有活血化瘀、止血的双向调节作用。

---

2. 复方中药组成复杂性问题 复方中药是由两味以上中药按照方剂组成原则配伍而成，所含化学成分更为复杂，因而一直是物质基础研究的难点。按照中药配伍理论和方剂组成原则，复方中药的优势是充分发挥各组成药物的不同作用机制，并有减毒增效的效果。所以，目前多数研究

集中于通过对比复方与单味药物化学成分变化,解释这些理论。如研究发现生脉散共煎过程中,人参皂苷发生水解转化,微量成分的人参皂苷 Rg、Rh_1、Rh_2 等转化为主要成分,含量明显增加。而对麻黄汤的研究发现,苦杏仁苷水解产生苯甲醛,能与麻黄碱生成新化合物;桂枝中的桂皮醛也发生类似反应,产生新成分。这些结果提示复方用药过程会产生新化合物,可能存在复杂的化学反应。而要真正阐明复方的物质基础,除了中医理论的指导,还应结合复方中每味药物的基础化学和药理学知识,运用现代快速分析方法,多层次、多角度进行深入研究。

3. 中医证候的现代认识问题　无论是单方还是复方,物质基础研究都离不开对应的功能,或主治证候。中药的功能与主治是直接来源于临床实践经验的总结,因此中药复方物质基础研究必须寻找合适的模型筛选和验证。而中医所描述的病证常难以复制出动物模型。例如,人参主要功效是"大补元气",对应治疗久病、大病体虚的一系列症状,由于无法建立准确的动物模型,尽管人参的化学成分有大量报道,但无法验证到底哪些化学成分是人参"大补元气"的物质基础。

4. 中药与肠道菌相互作用的问题　近年来肠道菌在人体疾病发生、治疗过程的作用越来越受到重视,研究显示肠道菌异常与中医脾虚证关系密切,且人体存在肠脑轴、肠肝轴、肠肺轴等。肠道菌已经被证实与中医诸多病症关联,由于中药多数经口给药,需要经过胃肠道才能吸收入血,因此与肠道菌及其产生的酶发生相互作用,可能是影响中药疗效的重要环节。一方面,皂苷、黄酮苷等苷类成分容易在肠道菌酶系作用下水解为苷元或次级苷,有些中药正是这些代谢物入血后发挥药效。另一方面,中药活性成分能够调节肠道菌群,提高免疫功能,减轻肠道炎症等,如黄芪等补益类中药及其多糖成分。未来能否通过肠道菌群检测为临床诊断、用药提供依据还需要大量基础研究支撑。

二、中药新制剂

中药产品现代化是中药现代化的表现形式,也是中药国际化的重要载体。古人创造性地发明了丸、散、膏、丹等特色中药制剂,促进了中药产业化发展,方便了人们用药。但随着现代制药理论和技术的发展,中药新型给药系统的研究、开发是中药现代化的重点内容。

(一) 软胶囊

软胶囊是指将药物提取物定量压注并包封于弹性软质胶膜中而制成的固体制剂。目前国内已有多个中药软胶囊品种上市使用,如藿香正气软胶囊、月见草油软胶囊、艾叶精油软胶囊、复方丹参软胶囊等。

软胶囊剂主要特点如下。

1. 适合油性药物　将药物用脂溶性溶剂溶解或制成乳浊液进行填充,可省去固体辅料,缩小制剂的体积,同时避免药物渗出,还能提高生物利用度。

2. 遮盖药物不良气味　具有不良气味的中药制成软胶囊,可遮盖药物的气味,如藿香正气软胶囊、十滴水软胶囊等,还可避免这些挥发性成分在贮藏过程中损失。

3. 提高生物利用度　某些中药活性成分溶解性差,生物利用度低,制成软胶囊,可获得较好的生物利用度,如银杏叶软胶囊剂生物利用度比片剂好。

4. 提高药物稳定性　有效成分遇光、热不稳定,易氧化的药物,软胶囊剂壁厚且无透气性,可防止药物氧化;囊材中加入氧化铁等遮光材料,可防止光不稳定性成分降解。

此外,中药提取物多数具有吸湿性,制成片剂、硬胶囊等固体制剂,容易吸潮、变质,而制成软胶囊可避免这一问题。

(二) 滴丸

中药滴丸系中药材经适宜的方法提取、纯化、浓缩并与适宜的基质加热熔融混匀后,滴入不相混溶的冷凝液中,得到冷凝而制成的球形或类球形制剂。自1968年我国芸香油滴丸的试制成功以来,已有20多种中药滴丸剂应用于临床,另有10多种在临床研究中。

中药滴丸剂主要特点如下。

1）某些难溶性药物通过制成滴丸，可使生物利用度提高。

2）适用于中药急症制剂，达到高效、速效的目的，如复方丹参滴丸，是为数不多的治疗急证中药制剂。

3）对易氧化的药物和易挥发药物成分，可增加稳定性，如复方麝香草脑滴丸中丁香油，为易挥发药物，制成滴丸后，增加了稳定性。

4）在生产方面，工艺设备简单，生产方便，成本低，易于控制质量。

（三）缓、控释剂

缓释制剂是能使药物活性成分在体内缓慢地非恒速释放，每日用药次数与相应普通制剂比较至少减少一次或用药的间隔时间有所延长的制剂；控释制剂是药物活性成分按要求缓慢地恒速或接近恒速释放，且每日用药次数与相应的普通制剂比较至少减少一次或用药的间隔时间有所延长的制剂。缓、控释剂最大的优势在于维持比较稳定的血药浓度，减少用药次数，符合现代用药需求。

中药缓、控释剂研究开发存在如下困难。

1）传统中药制剂活性成分往往不明确，难以建立质量控制指标，评价其缓、控释效果。

2）中药单次剂量一般比较大，往往不适于制成缓、控释制剂。

对于活性成分明确，使用剂量不太大的药物，是可以制成缓、控释剂给药的。例如，雷公藤双层片是中药缓释制剂开发成功的案例，该药为双层片，分为速释和缓释两部分。服药后，约30%有效成分在胃内释放，使人体迅速达到治疗所需的血液浓度；70%在肠道缓慢释放，维持体内有效血药浓度。因此，服用后不仅起效迅速，有效血药浓度时间长，而且还减少了药物对胃肠道的不良刺激，减少了服药次数，服用更为方便。

（四）固体分散剂

中药固体分散剂是将中药难溶性药效物质分散于载体材料中以形成固体分散体，制成多种给药剂型。研究表明，固体分散技术能够提高黄芩素、葛根素、穿心莲内酯、银杏内酯、丹参酚酸B、姜黄素、冬凌草甲素等中药药效物质的生物利用度，值得进一步研究开发。

此外，在黑膏药基础上进一步研究透皮剂，如涂膜剂、膜剂、巴布膏剂等也是现代中药研发的重要思路；中药气雾剂、靶向制剂、黏膜给药等都是研发的重点。

三、中药提取物标准化

中药提取物出口是我国仅次于中药材的第二大类中药出口产品，2014年中药出口总额约32亿美元，其中，中药提取物占15.92亿美元，占约1/2。2023年上半年中药类出口额29.15亿美元，中药提取物17.99亿美元，占中药类产品出口近62%。中药提取物正逐渐被发达国家所认可，未来国际市场需求量大。例如，德国允许中药提取物作为处方药进行登记，其注册药品中约有6万种含有草药成分；以提取物及其制剂入药者约5000种。

（一）中药提取物标准化的意义

我国中药提取物产业发展迅速，但大多数企业规模不大，市场竞争主要依靠价格优势，产品质量存在隐患；另外，我国中药提取物产业面临日益严重国外技术壁垒，如美国2007年出台的膳食补充剂GMP法令，对植物提取物生产企业提出更高要求，而日、韩已就药材中农药残留、重金属含量、二氧化硫残留等进行了WTO-TBT评议，新的检测标准是国内企业不得不面对的问题。因此，中药提取物标准化有利于规范企业产品，开拓国际市场，并提高国内中药相关产品的质量，促进中药事业发展。

(二)国家药品标准收录的植物油脂和提取物

《中国药典》2020年版一部丁香罗勒、八角茴香、广藿香、肉桂、牡荆、莪术等14种中药的挥发油或油脂,以及薄荷脑;山楂叶、北豆根、银杏叶、茵陈、黄芩、连翘六种中药提取物。收录的总成分提取物包括人参总皂苷、人参叶总皂苷、三七总皂苷、三七三醇皂苷、丹参总酚酸、丹参酮、积雪草总苷。收录的药用物质包括薄荷脑、穿心莲内酯、灯盏花素、黄藤素。此外,还收录了甘草、颠茄等流浸膏或浸膏。

(三)中药提取物标准化展望

国家和地方政府科技管理部门投入大量资金,相继成立研究机构,如上海中医药大学中药标准化教育部重点实验室等,支持中药提取物标准化研究。目前已经取得一些成果,如商务部于2005年2月16日就以中华人民共和国外经贸行业标准形式正式发布了首批"枳实提取物""贯叶连翘提取物""缬草提取物""当归提取物""红车轴草提取物"的标准。

2009年5月15日正式成立的世界中医药学会联合会中医药标准化建设委员会,将会进一步推动中药提取物标准化工作,国际标准化组织(ISO)成立了中医药技术委员会(ISO/TC249)。世界中医药学会联合会已向ISO/TC249递交24项国际提案,注册专家30多位,每年派遣代表团积极参加ISO/TC249年会。2020年申报的两项中药材国际标准川芎、姜黄,2021年申报的两项中药材标准麻黄、茯苓,均获得立项。

未来对内应该进一步开发、提升《中国药典》收录中药提取物种类和质量标准,同时,通过国际合作,拓宽中药提取物的国际市场销售和使用。

四、中药新药研究与开发

中药现代化的目标之一就是要用现代科学技术方法研究中药的药用价值,阐释其作用机制,为新药开发和临床应用提供指导,满足人民的需求,保障人民生命健康。晚清至民国时期,赵承嘏、陈克恢等开创了中药现代化学、药理学研究的先河。中华人民共和国成立之初,一批留学海外的科学家毅然选择回国,从事中药现代研究,从中药中开发出罗痛定、阿托品、利血平、喜树碱、洋地黄毒苷等药物,打破了西方国家对中国的封锁。由于中医药的历史积淀和中华人民共和国成立后百废待兴、西方封锁等客观历史原因,很长一段时期,国家十分重视中医药在全民医疗保健中的作用,特别是广大农村地区基本医疗保障的兜底作用。从国家到地方组织了大量的药用资源普查,发掘了不少民间验方,进一步研发新药。例如,断血流的开发利用就是基于民间调研和进一步的化学、药理研究与临床试验。断血流原植物为唇形科植物荫风轮(灯笼草)和风轮菜,该药首载于《植物名实图考》(1848年)芳草类;风轮菜首载于明代《救荒本草》(1406年)草部,叶可食用,名风轮菜,均无药用记载。皖西民间医生用于妇科出血有效,20世纪60年代末至70年代初,通过调研被发现,安徽相关科研院所对该药用植物化学成分、药理作用进行了深入研究,验证了其药效,并基本阐明了其药效物质,进一步开发成药品,原植物被《全国中草药汇编》《中药大辞典》《中国药典》1990年版一部新增品种中首次收录,药名断血流,相继开发出断血流糖衣片、薄膜衣片、胶囊、口服液,用于妇科出血、鼻衄、牙龈出血等治疗。

1984年我国首部《中华人民共和国药品管理法》出台,紧接着卫生部发布《新药审批办法》,2001年进行了修订;2002年《中华人民共和国药品管理法实施条例》正式出台,为适应我国加入世界贸易组织(WTO)的要求,国家药品监督管理局发布了《药品注册管理办法(试行)》,2005年国家食品药品监督管理局(SFDA)进行了修订,2007年再次进行了修订。2019年《中华人民共和国药品管理法》进行了修订,相应地,2020年国家市场管理局再次修订了《药品注册管理办法》,中药注册分类由之前的6类调整为4类:中药创新药、中药改良型新药、古代经典名方中药复方制剂、同名同方药。变化最大的是增加了古代经典名方中药复方制剂,未来经典名方开发将提供更多方便有效的中药成药。

《国家中药监管蓝皮书》显示，2021 年，我国批准上市中药新药 12 个，中药新药获批数量首次突破两位数。这些新获批的中药新药覆盖呼吸系统、消化系统等多个疾病领域，在研制过程中均开展了随机、双盲、安慰剂平行对照组、多中心临床试验研究，因此，中药新药研究越来越规范，质量不断提升，得益于基础研究，包括药效评价体系构建、药效物质基础研究、临床研究基地建设、中药多成分药代动力学研究平台建设等。

视窗

  中药现代研究的开拓者赵承嘏先生曾中晚清秀才，通过江苏官费留学生考试，于 1906 年进入曼彻斯特大学化学系学习，1911 年获得理学硕士学位，1914 年于日内瓦大学获得博士学位，成为中国第一位化学博士，后去法国罗克药厂，出色完成阿托品纯化工艺和普鲁卡因生产工艺研究。赵先生父辈开中药铺，他知道中医药临床疗效确切，当得知北洋政府限制中医药发展，遂放弃法国药厂的高薪，毅然回国，投身于以中药开发现代药物的事业中，希望以科学的手段拯救中医药学。虽然当时国内政局不稳，又逢外敌入侵，工作条件十分艰苦，经南京、北京，后转战上海，时常得靠自己去找经费才能维持研究和生活，他仍然坚持初心不改，积极投入中药化学研究和开发中。1927~1936 年，他发表学术论文 26 篇，成功开发出哮喘治疗药物麻黄素、麻风治疗药物大风子油等药物。日本人占领上海后，研究工作一度中断，但他克服困难，与日本人周旋，保存好实验室设备。解放前夕，经费来源中断，物价飞涨，赵先生用仅剩余款，购置银元三百余元，勉强维持工作人员的生活。当时工友月支银元 10 元，而他自己每月只支银元 5 元。中华人民共和国成立后，他继续留在大陆，投入中药研究开发和人才培养中，为解放初期我国新药研发发挥巨大作用。他成功解决青霉素钾盐的结晶难题，指导普鲁卡因生产工艺研究，参与阿托品、洋地黄毒苷、莲心碱等药物研发，解决提取纯化关键问题，对延胡索成分的研究为后来新药罗痛定的开发奠定基础。赵先生一辈子都献给了祖国中药现代研究与开发，他常对人说："我没有什么爱好，总觉得一天不到实验室，就好像少了什么似的。"他在沪居住二三十年，从未到外地去游览风景名胜，连近在咫尺的杭州也只是在 1952 年陪同外宾去过一次。晚年依然坚持每天到实验室工作五六个小时。

五、中药管理

  中药管理现代化是中药现代化的政策保障。由于历史原因，中药种植、采集、加工炮制和使用，存在地域性差异，甚至处方名称都有差别。因此，有必要对中药原料种植、采收加工、成药制造、药品经营、中药应用等各环节进行现代化管理，才能促进中药事业发展，保障用药安全。

（一）中药管理的历史沿革

  周代建立了我国最早的医药管理制度，据《周礼·天宫》记载医师是官名，为众医之长。职权是"掌众医之政令，聚毒药以供医事"。秦始皇建立了中央集权的封建专制国家，在其中央政府设立了医药行政管理机构。汉代设有药丞、方丞、本草待诏、尚药监、中宫药长、尝药太官等职。

  宋元时期开办国家药局，药事组织有进一步发展。1076 年，太医局创立"卖药所"，又称"熟药所"，出售成药，后改名为太平惠民局；设立了"修和药所"，即炮制加工，后改名为医药和剂局。明清时期的药事机构进一步健全，从朝廷到地方各级都有各类人员管理药物。

  中华人民共和国成立之初，中药生产经营活动基本沿袭传统的前店后作坊的模式，中药管理并未受到重视。直到 1955 年中国药材公司及随后各省、自治区、直辖市药材公司的相继成立，使中药生产经营活动由分散逐渐向集中统一的模式转变，标志着中药管理走向正规化。随后的 20 多年时间里，尽管名称和主管单位几经变更，仍一直承担着中药的管理重任。

  1978 年 6 月，经国务院决定成立国家医药管理总局，实现了中成药工业统一归口、统一规划、统一管理和商办中药厂视同工业企业对待，解决了过去中药厂存在多头领导的问题。

（二）中药管理的基本内容

依据《中华人民共和国药品管理法》制定管理规范，进行相关资格认证和生产、经营、使用许可，从各个环节对中药进行管理，目的是保障人民用药安全，促进中药事业的发展。

1. 中药材种植管理 通过制定了 GAP，对中药材生产进行严格管理，希望从源头上解决中药材质量问题。

2. 中药生产管理 通过制定 GMP，对中药生产环节进行严格管理，以保证产品质量合格。

3. 中药经营管理 通过制定 GSP，对中药材、中成药批发、零售环节进行严格管理，以保障运输、贮藏、销售各环节中药的产品质量。

4. 药物研发管理 通过制定 GLP、GCP，对药品临床前安全性评价及临床试验进行规范化管理，保证新药研发有序进行。

5. 药品使用管理 参照《中华人民共和国药品管理法》及依据该法制定的特殊药品管理相关文件的内容执行。

> **视窗**
>
> 药材质量是中药产品质量的基础，为了保障充足的药材资源和质量，2002 年国家药品监督管理局发布 GAP（试行），并组织全国性的认证工作，推动了药材标准化种植基地建设，试行 14 年，积累了很多问题需要修订解决。国家食品药品监督管理总局于 2016 年 3 月以 2016 年第 72 号文发布《关于取消中药材生产质量管理规范认证有关事宜的公告》，自公告发布之日起，国家食品药品监督管理总局不再开展中药材 GAP 认证工作，该公告只是取消事前认证，改为中药材 GAP 实施备案管理，并强调要出台相关配套措施。经过反复讨论、修订，2022 年国家药品监督管理局、农业农村部、国家林草局和国家中医药管理局联合发布了修订后的 GAP。

学习小结

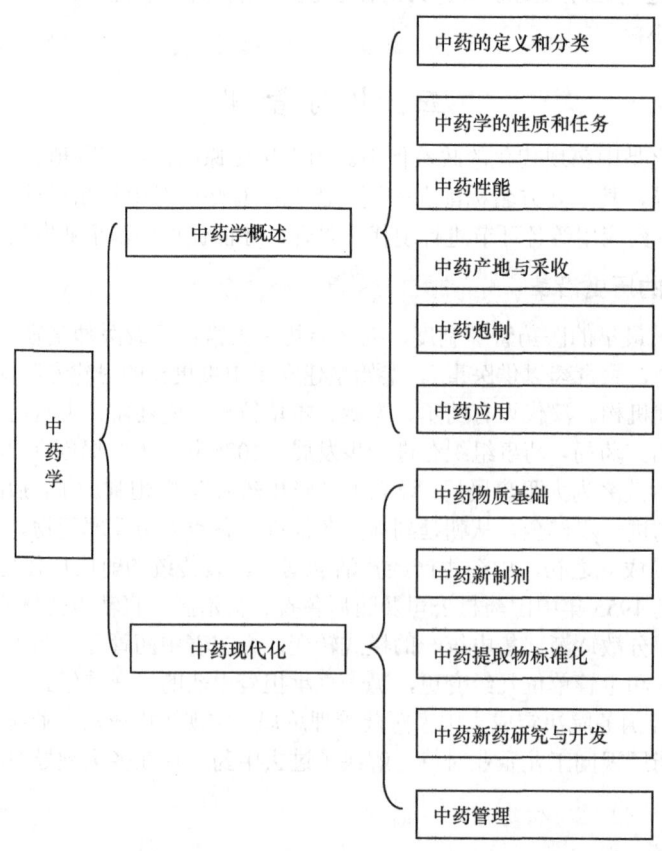

思 考 题

1. 举例说明常用中药分类方法及其优缺点。
2. 举例说明中药五味的概念及与食物滋味的区别与联系。
3. 谈谈如何避免或减少中药中毒事件的发生。
4. 中药炮制的目的和意义有哪些？
5. 试分析中药现代化应采取哪些策略和方法。
6. 赵承嘏等老一辈科学家放弃国外优厚待遇回国，在极其艰苦的环境中为中药现代研究开发建立起中药化学、中药药理学、中药药剂学等学科体系，还有哪些科学家为此付出努力？他们的学术追求、人生价值有哪些值得我们牢记并发扬光大？

（彭崇胜）

第八章 生药学

> **学习目标**
>
> **学习目的**
>   本章对生药学作了概述，介绍了生药的定义、起源和发展、生药的分类；生药学的性质和任务；生药的种植、加工、贮藏；生药的鉴定和资源保护等主要内容。旨在使同学们了解生药学的概念、生药的鉴定、生药资源保护现状等相关内容。
>
> **学习要求**
>   掌握生药学的性质和任务。
>   熟悉生药的种植、加工、贮藏；生药的鉴定和资源保护途径与方法。
>   了解生药学的定义、起源和发展、生药的分类。

第一节 生药学概述

一、生药的定义

"生药"泛指天然来源的，未经加工处理或经简单加工的，具有医疗、保健、预防作用的植物、动物和矿物类药材。按所处环境不同，多数生药来源于陆地，少数来源于江河湖海。

我国古代"生药"的概念是与"熟药"，即炮制加工处理后的中药相区别的，仍然属于中药范畴。例如，明代太医院规定中"凡天下解纳药材，俱贮本院生药库"。不难理解，此处"生药库"是贮藏外购的各方药材，等待进一步加工处理，以制成可供临床使用的药物。

近代"生药"名词则源于日本学者翻译德文 drogen 一词，因此，现代生药的概念与我国古代生药稍有不同。现代生药还包括一些我国本草中未记载，而西方医学使用的天然药物，如麦角、洋地黄叶等，这些药物没有药性理论的总结和指导，不是以中医理论指导用药的。

随着全球范围内天然药物研究进展，将有越来越多的新的药用资源被发现、应用，生药范围将不断扩大。而中药的特点在于同一种生药，经过不同的炮制加工，往往可以制成多种药材，应用于不同的临床目的。例如，同样来源于药用植物麻黄，地上部分用于"风寒感冒、无汗或汗出不畅"的治疗；而麻黄的根，则用于"气虚自汗、阴虚盗汗"的治疗。同属生药生姜，生姜皮性味"辛、凉"，用于"水肿、小便不利"的治疗；生姜片性味"辛、温"，用治"风寒感冒，胃寒呕吐"。此外，通过炮制加工可制成姜汁，用于中风痰迷，口噤昏厥，呕吐不止等症；煨生姜用于脾胃虚寒，腹痛、呕吐、泄泻等证治疗。

因此，生药和中药的差别主要在于应用方面，二者既有很大部分重叠，即多数生药属于中药，也有部分区别。历史上，曾有很多生药通过临床应用，总结出中药药性，转化为中药的实例，如乳香、没药等。

二、生药的起源和发展

药物知识的来源，可追溯至远古时代，是在人类长期与疾病作斗争的实践中产生并发展起来的。古书有神农尝百草，一日而遇七十毒的记载，足以说明我们祖先在寻找食物的同时，通过长期的医疗实践，积累了医药知识和经验。随着文字的创造和使用，药物知识的逐渐积累和发展，出现了医药书籍。本草著作记载的内容是祖国医药学的宝贵财富，并在国际上产生了重大影响。

秦汉之际，药学已经初具规模，现知我国最早的本草著作为《神农本草经》，成书于东汉末年，作者不详。该书总结了我国汉代以前的药物知识，被尊为药学经典之著。

南北朝时期，梁代陶弘景以《神农本草经》和《名医别录》为基础，著成《本草经集注》，增加了汉魏以来名医所用药物365种，共载药730种。该书反映了魏晋南北朝时期的主要药学成就，丰富了《神农本草经》的内容。

隋唐时期医药教育开始兴盛，唐显庆四年（公元659年），由官府颁行了苏敬等23人集体编撰的《新修本草》又称"唐本草"，该书有本草20卷、目录2卷、图经7卷、药图25卷，共收载药物844种。此书可算是我国也是世界上最早的一部药典。该书开创了我国本草著作图文对照的先例。

唐开元二十七年（公元739年），陈藏器著成《本草拾遗》。新增药物有海马、石松等692种。该书重视性味功能、生长环境、产地、形态描述、混淆品种考证等。

宋代应用了雕刻印刷技术，苏颂等撰著的《图经本草》、全书20卷，目录1卷，载药780条，附图933幅，共二十一卷。对药物的产地、形态、用途等均有说明。对指导采集、辨别药材真伪发挥了重要的作用。

宋嘉祐二至六年（1057~1061年），掌禹锡、林亿等编辑《嘉祐本草》，新增药物99种。蜀医唐慎微以《嘉祐本草》《图经本草》为基础，撰写成本草、图经合一的《经史证类备急本草》，新增药物500多种，内容丰富，图文并茂。

明朝医药学不断发展，明代伟大医药学家李时珍，参阅了经史百家著作和历代本草800多种，编成巨著《本草纲目》。全书五十二卷，载药1892种，新增药物374种，附方11 000多条。该书成为世界性的重要药学文摘之一。

清代本草著作达400多种，赵学敏于1765年出版《本草纲目拾遗》，对《本草纲目》作了正误和补充，载药716种，附205种。是清代新增中药材品种最多的一部本草著作。

清代道光二十八年，吴其濬的两部专论植物著作《植物名实图考》和《植物名实图考长编》问世，是考证药用植物的重要典籍。

中华人民共和国成立后，党和国家非常重视中药的研究和人才培养，先后出版了一大批专业学术著作，创办了研究论文的期刊，编写了《中国药典》（1953、1963、1977、1985、1990、1995、2000、2005、2010、2015、2020年版），上述工作必将加速中药现代化、标准化和国际化的进程。

三、生药的分类

生药分类有多种方法，常用的如下。

1. 按自然系统分类法分类 根据生药的原植（动）物在分类学上的位置和亲缘关系，按门、纲、目、科、属和种分类排列，如豆科包括黄芪、甘草等生药；五加科包括人参、三七等生药；伞形科包括当归、柴胡等生药；菊科包括红花、菊花等生药；兰科包括天麻、石斛等生药。由于同科属的生药在植物形态、性状、组织构造、化学成分、药理作用和功效方面常有相似之处，这种分类法便于研究同科同属生药的共同点，寻找具有类似成分、功效的植（动）物，扩大生药资源。

2. 按天然属性和药用部位分类 根据药材来源不同分为植物类生药、动物类生药和矿物类生药。植物类生药分类见图8-1，动物类生药分类见图8-2。

3. 按化学成分分类 如含黄酮类成分的生药包括黄芩、红花等；含生物碱类成分的生药包括麻黄、黄连、黄柏、川乌、附子等；含皂苷类成分的生药包括甘草、人参、三七、桔梗等；含挥发油类成分的生药包括当归、川芎、沉香、肉桂、丁香、薄荷等。

4. 按功效或药理作用分类 根据生药的药理作用或中医功效来分类。例如，按现代药理作用分为作用于中枢神经系统的生药，作用于循环系统及血液系统的生药，作用于内分泌系统的生药等；按中药功效可分为解表药、清热药、祛风湿药、补益药等。

5. 其他分类法　《中药大辞典》《中国药典》等按生药中文名的笔画顺序编排。

植物类生药：
- 根及根茎类
  - 根类：桔梗、板蓝根、黄芩等
  - 根茎类：黄连、天麻、川芎等
  - 根和根茎类：人参、三七、大黄等
- 茎木类：木通、沉香、鸡血藤等
- 皮类：肉桂、杜仲、牡丹皮等
- 叶类：枇杷叶、桑叶、银杏叶等
- 花类：金银花、菊花、红花、松花粉等
- 果实与种子类：山楂、桃仁、薏苡仁、槟榔等
- 全草类：薄荷、益母草、蒲公英等
- 藻、菌、地衣类
  - 藻类：昆布、海藻等
  - 菌类：灵芝、冬虫夏草等
  - 地衣类：松萝等
- 树脂类：乳香、血竭等
- 其他类：五倍子、冰片等

动物类生药：
- 全动物类：蜈蚣、地龙、水蛭、金钱白花蛇等
- 角骨类：羚羊角、穿山甲、鹿茸、鹿角等
- 贝壳类：珍珠母、牡蛎、石决明等
- 脏器类：鸡内金、鹿鞭等
- 生理病理产物：蜂蜜、珍珠、牛黄、五灵脂等
- 加工品：阿胶、人工牛黄、鹿角胶等

图 8-1　植物类生药分类　　　　图 8-2　动物类生药分类

案例 8-1　　　　　　　　　　**中药学与生药学的异同**

1. 案例摘要　翻开生药学教材，我们会发现，教材中的很多药材，如人参、甘草、黄连、枸杞子、冬虫夏草、灵芝、鹿茸、牛黄等，都介绍药材的来源、采收、产地、性状、鉴定、功效等相关知识，生药学教材与中药学、中药鉴定学学习内容有相似之处。

2. 案例问题　除中药学系列课程以外，为什么还要设置生药学课程？

3. 案例分析　主要原因在于我国教育将中药和药学（西药）分开，中药教学主要放在中医院校，而西医院校主要按照西方课程设置模式进行。而现代药物发展离不开天然药物，天然药物在中国主要体现在中药领域。在我国，中药学作为一级学科，其下不再设立二级学科，但开设的课程比较多，如中药栽培学、药用植物学、中药鉴定学、中药药剂学、中药化学等。一级学科的药学则分为六个二级学科，有药理学、药物化学、药物分析学、生药学等，也有将临床药学纳入药学学科之中的。因为药学专业学生不学习中药学系列课程，以天然药物资源、生药鉴定等内容为主的生药学教学就显得非常重要。随着我国对中医药的重视和一些综合性大学药学专业教育的开展，课程选择方面也会出现一些交叉。

第二节　生药学的性质和任务

一、生药学的性质

生药学是综合运用植物学、动物学、天然药物化学、分析化学、生物化学、药理学、分子生物学、临床医学等现代科学知识和技术，研究生药的基原、鉴定、采收加工、品质评价、化学成分、

医疗用途、规范化种植、细胞培养、组织培养、资源保护与利用的一门科学。

二、生药学的研究任务

生药学的研究任务包括生药的种植、生药质量评价、生药资源及其可持续利用、生药的活性成分、生药的鉴定、生药的作用等。

1. 生药鉴定的技术和方法研究 生药质量是预防和治疗疾病的保障，生药质量依赖于科学的鉴定和品质评价标准。利用现代科学技术，研究开发出更科学、准确、简便的生药鉴定技术和方法，是生药品质保障的基础。例如，现代开发的各种指纹图谱技术、核磁共振、质谱、DNA 分子标记技术等先进技术的应用，是对传统鉴定技术的有益补充。

2. 制定生药的质量评价标准 科学、合理地制定生药标准和管理规范，有利于提高生药从原料到产品生产的规范化管理，确保生药质量的稳定和可控，有利于提高我国天然药物整体的质量和水平，为中药现代化奠定基础。

3. 生药的规范化种植 规范化种植是确保生药质量的源头，种植的水土、气候、施肥、采收等因素对生药质量的影响，都是生药学需要研究解决的问题。

4. 生药资源的开发利用 生物多样性为我们提供了巨大的医药资源，生药学的重要任务之一就是开发利用这一宝贵资源。通过分类、化学、药理学等研究，发现、利用新的药用资源、药用部位、药理作用和活性新成分等。开发的层次主要包括以发展原料和药材为主的初级开发；以发展中药制剂和其他天然副产品为主的二级开发；以发展天然化学药品为主的天然药物制剂的深度开发；利用废弃物开发出其他有用产品和药物的综合开发等。

5. 生物技术在生药生产中的应用 细胞、组织培养，试管苗移栽等技术是解决部分生药资源短缺的重要途径之一；通过生物技术应用，提高某些生药活性成分含量，也是当前需要解决的重要问题。应用生物技术培育药用植物、动物新品种，生产紧缺药材的活性成分，可以实现药用植物和动物资源的优化及合理开发，也可以缓解对野生资源的需求。

第三节 生药的种植、加工、贮藏

一、生药的种植

随着制药企业的不断发展，多数品种的野生药材资源已经难以满足生药产业发展的需求，生药种植规模化发展是解决药源短缺的必由之路；药材产地差异、采收时间差别、代用品、伪品流入市场等诸多问题的解决，也依赖于生药种植产业的规范化发展。我国于 2002 年 4 月 17 日，发布了 GAP 试行，自 2002 年 6 月 1 日起施行，从而开始了我国中药材种植规范化管理的认证工作。GAP 的实施，对产地生态环境、栽培、采收、加工、贮藏等影响药材质量的因素进行控制，保证了药材的质量。药材生产过程规范化，标准化，也有助于保护生态环境和资源。

二、生药的加工

除了少数药物需要用鲜品，如鲜生地、鲜芦根等，大多数药物都需要在产地进行初步加工处理，主要是去除杂物、须毛、泥沙等，并迅速干燥以防止变质，利于贮藏、运输。一般加工后应达到形体完整、含水量适度、色泽好、香气散失少、不变味、有效成分破坏少等要求，确保用药的安全有效。常用的加工方法如下。

1. 拣、洗 去除杂质和非药用部分，有的须先刮去外皮，如山药等。具有芳香气味的生药一般不用水淘洗，如薄荷等。

2. 切片 有些生药质地坚硬或较粗，需趁鲜切片或剖开后干燥，有些药材其有效成分容易氧化或具挥发性，不易切成薄片干燥或长期贮藏，以免降低药材质量。

3. 蒸、煮、烫 有的生药富含黏液质、糖分、淀粉，需经蒸、煮、烫处理，利于干燥。药材经加热处理后，能杀死虫卵，如五倍子等。加热处理还可使某些药材中的酶类失去活性，确保药材的有效成分不被分解，如黄芩等。

4. 发汗 有些药材如杜仲、厚朴等，为使内部水分外溢，变色、变软、增加香气、减少刺激性、利于干燥，在实施或不实施增温条件下，将药材密闭堆积放置，促使药材发热，内部水分向外扩散，习称"发汗"。

5. 干燥 干燥的目的是及时去除新鲜药材的水分，避免发霉、虫蛀、有效成分分解，利于贮藏、运输、保证药材质量。干燥是药材加工的重要环节。常用的干燥方法有晒干法、阴干法、烘干法。不同性质的药材应注意选用适宜的干燥方法。例如，含挥发油的药材如薄荷，以及受阳光照射易变色、变质的药材，如大黄等都不能用晒干法，可采用阴干法或其他方法。一般生药须干燥至含水量8%～11%。

知识链接　　　　　　　　**生药干燥的新技术**

干燥是生药制造过程的关键环节，及时去除新鲜药材中的水分，才能防止药材发霉、变质，有效成分的破坏，确保药材的质量。因此探索快速、高效并能保证生药品质和疗效的干燥技术及工艺，是生药干燥研究的主要内容。近年一些新技术应用到生药的干燥中，产生良好的效果。例如，红外、远红外干燥技术，微波干燥技术，不仅具有干燥速度快、效率高、节能等优点；还具有杀灭微生物，达到消毒、防止发霉或生虫等目的。

此外，如真空冷冻干燥技术，采用冷冻技术与真空技术相结合的干燥技术，既能保持药材新鲜时固有的色泽、香气，又能保护有效成分，适用于长期保存和长途运输。热泵干燥技术主要依靠空调制冷的原理，具有不破坏药材的有效成分，对环境污染小，干燥范围广，能源利用率高等优点。为了实现生药在较低温度条件下高效干燥的目标，生药也可以采用超声干燥的技术。

三、生药的贮藏

（一）贮藏对生药质量的影响

生药如果贮藏不当，温度、湿度不适宜，放置时间过长，常常发生虫蛀、霉烂、变色、泛油等变质现象。此外，有些矿物药久储容易风化失水，功效发生变化。有的药材有效成分自然分解，这些现象将影响药材质量和临床疗效。因此我们必须重视生药贮藏的各个环节，才能保证临床用药的安全、有效。

（二）常用的贮藏方法

生药贮藏一般应具备清洁、干燥、通风的环境，保持适宜的温度和湿度，同时做好入库前的各项检查等相关工作。对易生虫的生药可采用经验方法或采用低温冷藏法、密封法、密封结合低氧法、气调养护等方法达到防虫的目的。对易生霉的生药可采用通风散潮、使用吸湿剂等方法，使药材保持干燥，也可采用制冷设备，达到较好的防霉效果。对易变色的药材，一般需要避光、干燥、冷藏。对易"走油"的药材，可以采取低温、避光保存。随着科学技术的发展，新的贮藏方法如气调贮藏、低氧贮藏、辐射灭菌等技术被广泛应用到生药的贮藏过程中。

第四节　生药的鉴定

生药鉴定是依据《中国药典》、有关专著、资料，以及政策法规，运用传统和现代的检测技术，对药材进行基原鉴定、性状鉴定、显微鉴定、理化鉴定、分子生物学鉴定等。鉴定生药的真伪和质量的优劣，保证用药的真实性、有效性、安全性。

一、生药鉴定的目的和意义

(一) 生药品种的真实性、有效性和安全性

我国古代主要凭借经验鉴别药材的真伪，难免有错，本草著作中也常有错误，一些生药品种需要认真考证。例如，《本草纲目》中记载，"天南星"在"虎掌"之下，被视为同一种药物。经过研究，发现其结论是错误的。天南星是异叶天南星 *Arisaema heterophyllum* Blume 的块茎；而虎掌为掌叶半夏 *Pinellia pedatisecta* Schott 的块茎。

对于有毒性的药材，如不认真鉴别，可能产生严重中毒反应。例如，马兜铃科生药关木通、广防己、青木香均含肾毒性成分马兜铃酸，如果分别代替木通科生药木通、防己科生药粉防己和菊科生药土木香使用，可能造成严重的肾损伤。

> **案例 8-2　　　　　　　　　　川贝母的真伪鉴别**
>
> **1. 案例摘要**　川贝母的规格较多，野生资源有限，导致市场上已出现浙贝母、伊贝母、草贝母、光慈姑等混伪品。如果药物有多种来源，形态相似，可能造成品种混淆，使用正确的中药品种，是临床用药有效和安全的前提。
>
> **2. 案例问题**　如何对川贝母进行真伪鉴定，保证临床用药的安全有效？
>
> **3. 案例分析**　《中国药典》2020年版记载，川贝母为百合科植物川贝母 *Fritillaria cirrhosa* D. Don、暗紫贝母 *F. unibracteata* Hsiao et K. C. Hsia、甘肃贝母 *F. przewalskii* Maxim.、梭砂贝母 *F. delavayi* Franch.、太白贝母 *F. taipaiensis* P. Y. Li 或瓦布贝母 *F. unibracteata* Hsiao et K. C. Hsia var. *wabuensis*（S. Y. Tang et S. C. Yue）Z. D. Liu, S. Wang et S. C. Chen 的干燥鳞茎。性微寒，味苦、甘。能清热润肺，化痰止咳，散结消痈。用于肺热燥咳，干咳少痰，咳痰带血，肺痈等。市场上有混伪品出现，陶弘景言"一物有谬，便性命之"。使用错误的中药品种，将直接影响到临床用药的准确性，甚至威胁患者的生命。川贝母的真伪鉴定，可以采用性状鉴别、显微鉴别、理化鉴别如薄层色谱法、高效液相色谱法、红外吸收光谱法、聚合酶链式反应（PCR）、PCR-限制性片段长度多态性（RFLP）法、DNA条形码、DNA条形码和高效液相指纹图谱相结合等方法进行真伪鉴别。

(二) 制订生药质量标准，提高生药的品质

为了保证药材质量，防止掺伪药材、以假乱真药材、以次充好药材造成市场混乱，需要制订严格的生药质量标准。例如，曾经有人用海南假砂仁充当正品砂仁使用；有人以白僵蚕、地蚕、亚香棒虫草冒充冬虫夏草，引起患者的不良反应；更有不法分子用淀粉等制作假冬虫夏草，坑骗钱财。为保证生药市场安全、稳定，使生药标准化、规范化，我们必须开展生药鉴定研究，制订合理的质量标准。

(三) 发掘新的药用资源

随着药用资源普查、民间药用知识的整理及现代药物筛选工作的深入研究，新的药用动、植物及药用部位不断发现，这也是开展生药学研究的主要目的。例如，进口生药本地化研究，经过生药学考察，我国云南产剑叶龙血树 *Dracaena cochinchinensis*（Lour）S. C. Chen. 可代替进口血竭；广西产的同科植物白木香 *Aquilaria sinensis*（Lour.）Gilg 可代替进口沉香。

二、生药（含中药材）的标准

《中国药典》（一部），目前是我国中药和生药的国家标准。该标准一般包括药材名称、汉语拼音名、拉丁名、药材基原、【性状】、【鉴别】、【检查】、【浸出物】、【含量测定】、【炮制】、【性味与归经】、【功能与主治】、【用法与用量】、【注意】、【贮藏】。其中，"【浸出物】、【含量测定】、【炮

制】、【注意】"根据药材具体情况是可选项。

> **知识链接**　　　　　　《中国药典》中生药标准的一般格式
>
> 　　药材名称
> 　　汉语拼音名
> 　　拉丁名
> 　　药材基原：内容包括动（植）物科名、动（植）物名、学名（拉丁文）、药用部位、采收季节、产地加工。
> 　　【性状】　描述药材的外表、形态、质地、断面特征、气、味。
> 　　【鉴别】　包括经验鉴别、显微鉴别（组织、粉末、显微化学反应）、理化鉴别（化学反应、薄层层析）。
> 　　【检查】　包括水分、灰分、杂质等。
> 　　【浸出物】　醇溶性、水溶性、醚溶性浸出物等含量标志。
> 　　【含量测定】　主要化学成分的含量测定方法及限度。
> 　　【炮制】　常用制法。
> 　　【性味与归经】　描述中药性能。
> 　　【功能与主治】　主要功效及临床治疗病证。
> 　　【用法与用量】　一般用法和常用成人剂量。
> 　　【注意】　用药禁忌、副作用。
> 　　【贮藏】　贮藏保管的要求。

《中国药典》2020年版部分中药材和饮片品种标准中有二氧化硫残留、重金属及有害元素、农药残留、黄曲霉素等检测项目，保证药材的安全性。

三、生药鉴定的一般程序和方法

我国生药有悠久的应用历史，品种繁多，同一药物类似品、代用品、地区习用品存在比较大的差异。同物异名、同名异物的现象普遍存在，如贝母、贯众等生药来源较多，做好生药鉴定工作尤为重要。生药鉴定是依据生药有关标准对生药进行真实性、纯度、品质优良度的检定。其中，真实性鉴定包括药材基原、性状、显微、理化鉴定及生物检定等内容；纯度检定包括杂质有无及是否超标；品质优良度检定包括有效成分、水分、浸出物含量是否符合要求。

（一）取样

取样指选取供检定用生药样品，应特别注意取样要有代表性，取样前，应检查品名、产地、规格等，检查包装的完整性、清洁程度等情况，如有异常情况，应单独检验。样本件数不同取样数量也有差异，如小于5件，应逐件取样，100～1000件，按5%取样，超过1000件，超过部分按1%取样；对于贵重生药，不论包件多少均逐件取样。

（二）基原鉴定

基原鉴定包括原植（动）物形态观察与对比，文献核对和标本核对等内容。原植物鉴定即应用植物的分类学知识，对中药的来源进行鉴定，确定其正确的学名。核对文献时，首先应查阅植物分类学著作，如《中国高等植物图鉴》《中国植物志》《中国药用植物图鉴》及地方植物志和药用植物志等；其次再查阅有关中药品种方面的著作，如《中药志》《全国中草药汇编》《中药大辞典》《中药鉴定手册》等及有关期刊文献。

（三）性状鉴定

性状鉴定指运用眼看、手摸、鼻闻、口尝，以及水试、火试等直观方法，对生药的性状，如形态、大小、色泽、质地、断面、气味等特征进行鉴别。一些传统经验鉴别方法，如苍术断面有朱砂点、肉桂特有的香气和辛辣味等，这些长期积累的传统鉴别经验，方法简单、快速、有效。

（四）显微鉴定

显微鉴定指借助显微镜对生药的组织、细胞、内含物等特征进行鉴别。对于破碎或粉末状生药，药材基原或性状鉴别有困难时，显微鉴别技术的作用更为实用。主要采用生药横切片或纵切片、表面制片、粉末制片、解离组织片、细胞内容物鉴定及内容物测量等方法。生药显微鉴定也常应用偏振光显微镜、扫描电子显微镜、荧光显微镜、紫外光显微镜、激光扫描共聚焦显微镜等显微鉴定技术。

（五）理化鉴定

理化鉴定指利用物理或化学的方法，对生药中有效成分进行定性和定量分析，以鉴别生药的质量。对性状相似而无明显显微特征的生药鉴定有特殊的效果。主要方法包括旋光度、折光率等物理常数测定；显微化学反应；微量升华；沉淀反应；荧光分析；紫外-可见光谱法；原子吸收光谱法；红外吸收光谱法；薄层色谱法；气相色谱法；高效液相色谱法等。

（六）生药的常规检查

1. 杂质检查 生药中混存的杂质，一般包括：①无机杂质，如砂石、泥块、尘土等；②来源与规定不同的物质，如杂草等；③物种与规定相符，但性状或药用部分与规定不符的物质，如药用果实，却夹带了树枝等。可采用肉眼或放大镜观察，必要时可采取显微、理化等鉴别手段。

2. 水分测定 该指标主要是控制水分含量，防止药材变质。例如，《中国药典》2020年版规定人参水分不得过12.0%。常用的水分测定方法有烘干法、甲苯法和减压干燥法。烘干法适用于不含或少含挥发性成分的生药；甲苯法适用于含挥发性成分的生药；减压干燥法适用于含挥发性成分的贵重生药，亦可采取红外线干燥、导电法测定水分含量。注意药材一般应粉碎至直径或长度3mm以下的颗粒或碎片。

3. 灰分测定 主要判别是否掺杂泥土等，常用方法有总灰分测定法、酸不溶性灰分测定法。总灰分是生药本身经过灰化后遗留的不挥发性的无机成分及生药表面附着的不挥发性无机成分的总和；规定生药的总灰分限度，对保证生药的品质和纯净程度有一定的意义。例如，《中国药典》2020年版规定人参总灰分不得过5.0%。酸不溶性灰分是指总灰分中加10%盐酸处理，得到不溶于10%盐酸的灰分。生药本身所含的无机盐（如草酸钙）多数可溶于稀盐酸中，而来自泥沙等的外来杂质大部分是硅酸盐类，在酸中不溶解，因此测定酸不溶性灰分能较准确地表明生药中外来泥沙等杂质含量。例如，《中国药典》2020年版规定三七总灰分不得过6.0%。酸不溶性灰分不得过3.0%。

4. 浸出物测定 主要适用于有效成分不明确或尚无适宜、成熟的定量分析方法的生药。选用水或其他适当溶剂为溶媒，测定生药中可溶性物质的含量，初步判别生药的质量。主要溶媒有水、一定浓度的乙醇（甲醇）、乙醚，供试样品应粉碎后过二号筛并混合均匀。例如，《中国药典》2020年版规定三七照醇溶性浸出物测定法项下的热浸法测定，用甲醇作溶剂，不得少于16.0%。

四、生药鉴定的新技术

生药质量受产地、采收及加工处理等多种因素影响，生药的化学成分复杂，有些活性成分还不明确，因此，现代生药鉴定力求多角度、全方位反映中药的质量。随着科学技术的发展，生药鉴定的新技术、新方法不断涌现，如DNA分子标记、高效液相色谱-质谱（HPLC-MS）、气相色谱-质谱（GC-MS）、高效毛细管电泳（HPCE）、化学指纹图谱、化学模式识别、药效学、免疫活性跟踪等技术的应用，既可鉴别生药的基原，也可用于药材的品质评价。

（一）化学指纹图谱

应用现代色谱、波谱分析手段，在合适的条件下，实现在线同时检测生药中多种化学成分，得出以时间为横坐标的紫外吸收峰或离子流图谱，即成为该生药的化学模式指纹图谱（finger print）。化学模式指纹图谱是对生药中多种化学成分同时进行的定性定量描述和分析，先通过寻找能够标定该中药特性的共有化学成分峰，获得不同生长周期的化学模式指纹图，再通过寻找其中的规律性变化来控制生药质量。该方法能够较全面地反映生药所含内在化学成分的种类与数量，更有效地体现生药成分的复杂性，因而能更准确地评价中药质量。

应用化学指纹图谱分析生药质量时应注意方法的选择性，如高效液相色谱法适于非挥发性，并且有紫外吸收的物质（图8-3）；HPLC-MS 适用于非挥发性物质，不一定有紫外吸收，但应注意质谱电离模式对化学结构有一定的选择性；气相色谱法或 GC-MS 适于挥发性物质；高效毛细管电泳或 HPCE-MS 适于蛋白质、酶、核酸、氨基酸等；薄层色谱扫描指纹图谱，适用范围广。特别应该注意的是，化学指纹图谱必须同时具有系统性、特征性、重现性等特性才能应用于生药质量控制。

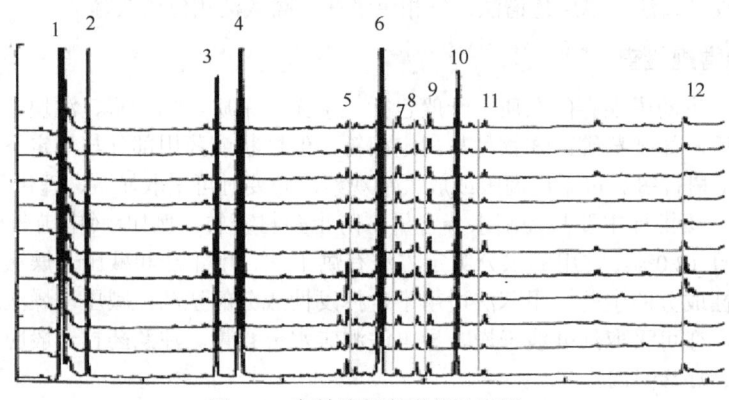

图 8-3　高效液相色谱指纹图谱

《中国药典》2020年版对沉香等生药建立指纹图谱/特征性指纹图谱

（二）DNA 分子标记技术

20世纪80年代PCR技术问世以来，DNA分子标记技术得到快速发展，作为传统以形、色、味、质地为主的生药质量评价方法和现代以组织、解剖、化学等客观指标为依托的质量评价方法的有益补充，DNA分子标记技术在生药鉴定领域具有独特的作用。

随机扩增多态性DNA（randomly amplified polymorphic DNA，RAPD）技术具有操作简便、快速、省时、省力的优点，广泛用于药材的遗传多样性、种属特异性、生药鉴定和道地药材的研究。操作主要包括 DNA 提取及浓度的测定、引物筛选、PCR 反应、反应产物进行 1.5% 琼脂糖凝胶电泳、EB 染色、获得凝胶图像（图8-4），分析比较等步骤。

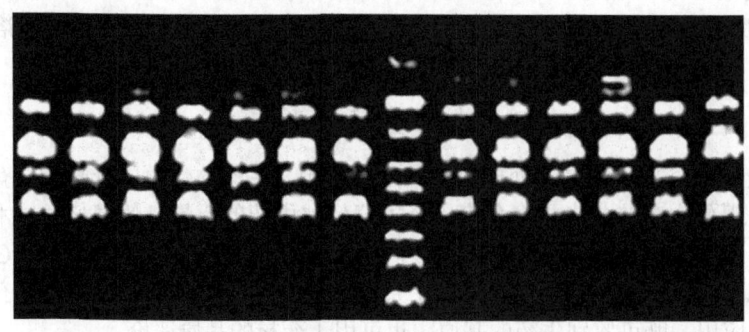

图 8-4　RAPD 琼脂糖凝胶电泳图像

除此之外，DNA 的限制性片段长度多态性（restriction fragment length polymorphism，RFLP），以重复序列为基础的分子标记，DNA 序列分析等也应用于生药的鉴定中。

（三）其他方法

其他方法包括物理性状模式指纹图谱、生物活性模式指纹图谱等。其中，物理性状模式指纹谱是建立在药材断面扫描图差异基础上的图谱，生物活性指纹图谱是其与人体作用后的复杂化学成分群体的综合表现，更能反映生药质量，但操作相对复杂，难度较大。中药材质量的优劣，最终评价标准是生物活性的强弱。中药材，群体中任一成分的变化都可能影响其生物活性的性质和强度。故用生物活性模式指纹图谱表征该中药材的质量更接近实质。此外，在矿物类生药的鉴定中，还常应用极谱分析、等离子体光谱分析、核磁共振、原子荧光光谱、红外吸收光谱、电感耦合等离子体质谱（ICP-MS）、高效液相色谱 - 电感耦合等离子体质谱联用技术（HPLC-ICP-MS）等鉴定分析方法。

第五节　生药资源的保护

生药资源包括植物药资源、动物药资源、矿物药资源。由于人类过度开发、气候变化等因素，全球生态系统面临日益严峻的考验。野生动植物的生存环境不断遭到破坏，自我繁育能力下降，药用动植物蕴藏量减少，甚至濒临灭绝。我国生药资源前景不容乐观，如我国特有中药材明党参 *Changium smyrnioides* 由于过度采挖，已经成为稀有品种。原产于杭州笕桥镇的优质笕麦冬现在已经绝种。有关数据表明，我国高等植物中濒危物种达 4000～5000 种。在"濒危野生动植物种国际贸易公约"（CITES）列出的 640 个世界性濒危物种中，我国就有 156 种。因此，生药资源保护是非常紧迫的课题。

一、生药资源保护的政策依据

生物资源保护是从更高的层次保证生物多样性及人类与自然的和谐发展，生物多样性是人类最宝贵医药来源。因此，从联合国到各国政府都重视生物资源保护，制定了一系列政策、法规和国际公约。

1992 年在巴西里约热内卢召开的联合国环境与发展大会上通过的《生物多样性公约》，于 1993 年 12 月正式生效，代表了生物多样性保护的国际共识和新的起点。我国是该公约的缔约国，并制定了相应的政策，见表 8-1。

表 8-1　我国有关生药资源保护的政策法规

法规名称	公布/生效日期	备注
《中国珍稀濒危保护植物名录》（第一册）	1984 年 7 月公布，1987 年修订	一级保护 8 种；二级保护 143 种；三级保护 203 种
《野生药材资源保护管理条例》	1987 年 10 月公布	第一批国家重点保护野生药材物种名录，植物 58 种；动物 18 种，共 76 种。
《中华人民共和国野生动物保护法》	1989 年 3 月生效	
《国家重点保护野生动物名录》	1988 年 12 月生效	一级保护 96 种（类）；二级保护 161 种（类）
《中华人民共和国自然保护区条例》	1994 年 12 月生效	
《中国生物多样性保护行动计划》	1994 年公布	151 种亟待保护植物，含 19 种药用植物
《国家重点保护野生植物名录》（第一批）	1999 年 9 月生效	一级保护 56 种（类）；二级保护 201 种（类）
GAP	2002 年 6 月施行	中药材种植养殖

续表

法规名称	公布/生效日期	备注
《关于促进健康服务业发展的若干意见》	2013年9月发布	加强药食两用中药种植
《中药材保护和发展规划》（2015—2020）	2015年4月发布	加强中药材保护，促进中药产业科学发展
《中国生物多样性保护战略与行动计划》（2011—2030年）	2010年9月颁布实施	提出保护目标，优先保护行动，重点研究项目。
《国务院关于严格管制犀牛和虎及其制品经营利用活动的通知》	2018年10月发布	加强对犀牛和虎的保护，打击非法贸易
《中国生物多样性保护战略与行动计划（2023—2030年)》	2024年1月发布	对生物多样性工作的决策部署

此外，我国各地根据实际情况还制定了相应的地方性法规，如《广西壮族自治区药用野生植物资源保护办法》于2015年1月起施行；《新疆维吾尔自治区野生植物保护条例》2006年12月起施行，2012年和2018年先后两次修订。

二、生药资源保护的策略和方法

1. 建立、完善药用动植物自然保护区　　不同的动植物的生长、繁殖需要不同的生态和气候环境，因而其分布呈现一定的地理特征，如麻黄生长在北方戈壁、沙漠地带，人参主产于东北长白山地区，三七主产于广西、云南。生药资源的保护最理想的方法是就地保护，建立、完善自然保护区是有效的方法。自1872年世界上第一个自然保护区"黄石国家公园"在美国建立以来，各国相继建立了规模不等的自然保护区，以保护生物多样性，其数量和面积已经成为国家发达程度的标志之一。

我国1956年在广东鼎湖山建立了第一个自然保护区，到2008年底，已经建立各级自然保护区2538个，总面积占陆地国土面积的15.13%。一些大型的自然保护区，如著名的长白山自然保护区、云南西双版纳自然保护区、湖北神农架自然保护区等，蕴藏着丰富的药用动植物资源，这些生药资源得到了良好的就地保护。

2. 建立药用动、植物园，迁地保护　　迁地保护是在动植物原产地以外的地方，保存和繁育物种。对动物类药材，采取人工驯养等方法，如我国已经建立四川马尔康、灌县，陕西镇坪，安徽佛子岭等人工养麝场，进行人工驯养和活体取香，以保护麝香贵重药材的资源。植物类药材主要通过建立植物园和种子库的方法进行迁地保护。我国建立了特色药用植物园，如中国医学科学院药用植物研究所及云南、海南、广西分所分别建立了药用植物园。南京中山植物园研究掌握了珙桐、红豆杉等濒危植物繁殖技术。

3. 有计划地人工栽培和养殖　　中药资源的利用最终是以产业化的形式实现的。因此，不仅是濒危生药资源需要引种栽培和驯养进行保护，多数中药材都需要进行人工栽培和养殖，否则难以满足产业化需求。特别是当某种生药被认定具有重大开发利用价值时，更容易造成野生资源灾难性采挖。20世纪80年代末、90年代初期杜仲资源告急就是典型实例。杜仲具有补肝肾，强筋骨的功效，保健品市场需求量大，出现药源供不应求的问题，生药价格上涨，造成全国性乱砍滥伐现象，一些没长大的树苗被盗伐，造成杜仲的种苗断货。因此，在药物开发过程中，建立药材种植基地是解决野生药材供求矛盾的有效途径。

4. 寻找人工替代种和代用品　　根据植物进化关系和化学分类学知识，从亲缘关系较近的物种中筛选含有相同或相似活性成分的生药，代替濒危或珍稀生药使用，是生药资源保护的另一途径。例如，人参的栽培品代替野山参，新疆阿魏代替进口阿魏取得成功。

5. 细胞、组织培养　　用植物某一器官、愈伤组织，细胞等，通过人工无菌离体培养，诱导分化成完整植株或生产活性成分的方法是目前研究的热点之一。我国安徽等地科研人员通过制备试管苗，产区移栽，挽救了霍山石斛等名贵中药材品种。

学 习 小 结

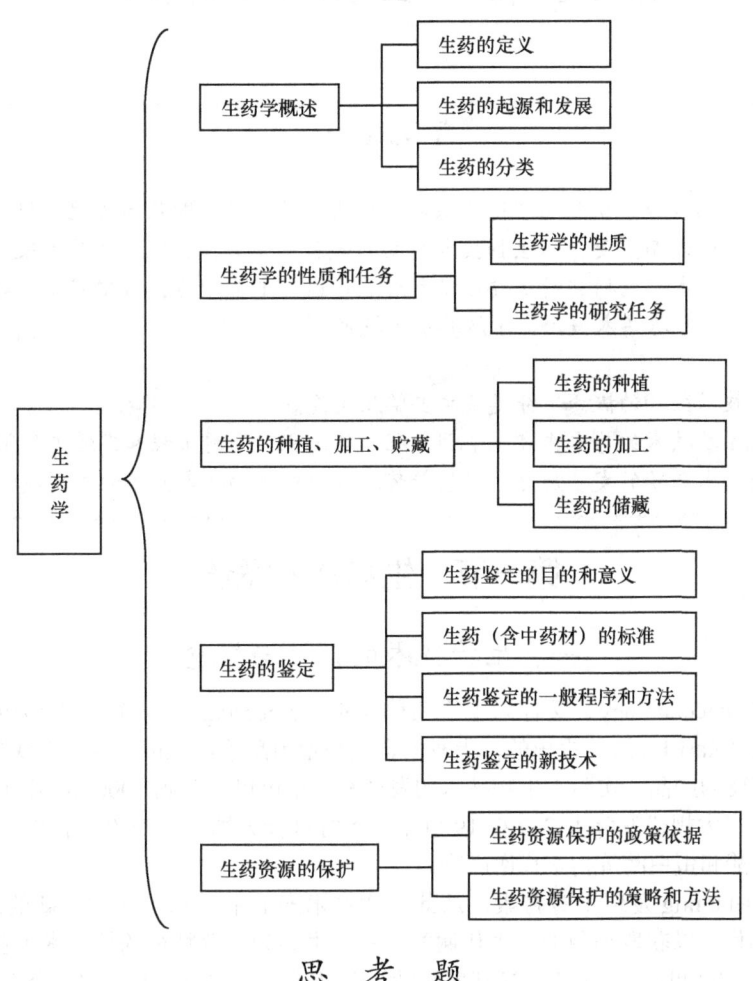

思 考 题

1. 简述中药与生药，中药学与生药学的区别和联系。
2. 举例说明生药的分类方法。
3. 贮藏对生药质量有哪些影响？
4. 生药的常规检查包括哪些内容？
5. 生药鉴定的新技术有哪些？
6. 举例说明生药资源保护的意义和策略。

（周　晔）

第九章 生物技术药物

> **学习目标**
>
> **学习目的**
>
> 本章简要介绍以分子生物学理论为基础的现代生物技术，即基因工程、酶工程、细胞工程和发酵工程等；进而主要介绍生物技术药物的概念、分类、特性及主要临床用途。穿插介绍了国内外生物技术药物研究的重要成就和进展。通过本章学习，希望同学们对生物技术药物有宏观的了解，掌握基本概念，了解其所用技术。
>
> **学习要求**
>
> 掌握生物技术药物的概念、分类及主要临床用途。
>
> 熟悉现代生物技术的基本内容（基因工程、酶工程、细胞工程和发酵工程）。
>
> 了解生物技术药物的发展历史、发展趋势及国内外生物技术药物的重要成就和进展。

第一节 生物技术概述

一、生物技术的产生与概念

生物技术（biotechnology）又称为生物工程（bioengineering），这个词是1919年匈牙利工程师卡尔·埃赖基（Karl Ereky）提出的，当时的含义是指用甜菜作为饲料进行大规模养猪，即利用生物将原材料转变为产品。实际上生物技术的发展和应用可以追溯到1000多年以前，而人类有意识地利用酵母进行大规模发酵生产是在19世纪。当时进行大规模生产的发酵产品有乳酸、乙醇、面包酵母、柠檬酸和蛋白酶等初级代谢产物。

1928年，Flemming发现了青霉素，从此生物技术产品中增加了一大类新的产品即抗生素。到20世纪40年代，以获取细菌的次生代谢物——抗生素为主要特征的抗生素工业成为生物技术产业的支柱产业。20世纪50年代，氨基酸发酵工业又成为生物技术产业的一个新成员，到20世纪60年代，在生物技术产业中又增加了酶制剂工业这一新成员。

在1953年沃森（Watson）和克里克（Crick）发现了DNA双螺旋结构的基础上，1973年，美国加利福尼亚大学旧金山分校的埃尔贝·博耶（Herber Boyer）教授和斯坦福大学的斯坦利·科恩（Stanley Cohen）教授共同完成了一项著名的实验——DNA重组实验，成为人类历史上第一次有目的的基因重组尝试，并获得成功。受DNA重组技术的影响最为深刻的生物技术领域，迅速完成了从传统生物技术向现代生物技术的飞跃转变，从原来的一项鲜为人知的传统产业一跃而成为代表着21世纪的发展方向、具有远大发展前景的新兴学科和产业。

鉴于生物技术的迅速发展，1982年国际合作及发展组织对生物技术这一名词的含义进行了重新定义：生物技术是应用自然科学及工程学的原理，依靠微生物、动物、植物体作为反应器将物料进行加工以提供产品来为社会服务的技术。生物技术逐步成为与微生物学、生物化学、化学工程等多学科密切相关的综合性边缘学科。

二、现代生物技术的主要范畴

生物技术包括传统生物技术和现代生物技术。传统生物技术主要是指通过微生物的初级发酵来生产商品，包括酱、醋、酒、面包、奶酪、酸奶及其他食品的传统制造工艺；而现代生物技术是指20世纪70年代末80年代初发展起来的,以现代生物学研究成果为基础,以基因工程为核心的新兴学科。当前所称的生物技术基本上都是指现代生物技术。

现代生物技术以现代生物学为基础,由多学科理论、技术和工程原理相互交叉融合而成,其发展有赖于材料、信息、微机电系统、传感器、图像处理等多种技术,是一门多学科相互渗透的综合性学科。

生物技术被公认为是最有发展前景的前沿科学,也是在所有自然科学领域中涵盖范围最广的学科之一,其包含的主要技术范畴有基因工程(gene engineering)、细胞工程(cell engineering)、酶工程(enzyme engineering)、发酵工程(fermentation engineering),以及由此衍生出来的蛋白质工程(protein engineering)、抗体工程(antibody engineering)、基因治疗(gene therapy)和细胞治疗(cell therapy)等。

(一)基因工程

基因工程是应用人工方法把生物的遗传物质即脱氧核糖核酸(DNA)分离出来,在体外进行切割、拼接和重组,然后将重组了的DNA导入某种宿主细胞中进行扩增和表达,从而改变它们的遗传品性。基因工程技术是生物技术的核心和基础。重组蛋白质等生物技术药物的制备、蛋白质的分子改造、抗体人源化等都必须采用基因工程技术。

案例9-1   **全球第一个上市的基因工程药物——胰岛素**

1. 案例摘要   糖尿病是因胰岛素分泌绝对或相对不足,引起的渐进性糖、脂肪、蛋白质、水和电解质代谢紊乱性疾病,严重威胁着人类的健康。胰岛素是治疗糖尿病的有效药物之一,也是胰岛素依赖型糖尿病患者的首选药物。胰岛素是由胰岛B细胞分泌的一种多肽类激素,分子量约为6000,由51个氨基酸残基组成,因为分子量较大,在实验室很难进行化学合成,因此,半个多世纪以来,多由猪、羊、牛等动物胰脏中提取获得。一头牛或一头猪的胰脏只能生产30mg胰岛素,产量远远不能满足需要。此外,提取所得胰岛素常含有胰岛素聚合体、胰多肽、胰高糖素、胰岛素及其中间产物,是胰岛素制剂产生抗原性的主要原因。

1978年,某公司利用重组DNA技术成功地使大肠杆菌生产出胰岛素。通过基因工程技术,把编码胰岛素的基因导入到大肠杆菌中,造出能生产胰岛素的工程菌,从200L发酵液就可以得到10g胰岛素。基因工程胰岛素不但产量大大提高,还具有免疫原性显著降低、吸收速率加快、生物活性增强和注射部位脂肪萎缩发生率下降等优点。1982年,美国某公司推出全球第一个基因重组药物"人胰岛素",商品名为Humulin,用于治疗糖尿病。

2. 案例问题

(1)通过本章学习,请简要总结生产基因工程药物的基本方法。

(2)结合案例查阅资料并分析采用基因工程技术生产重组胰岛素的优势和意义有哪些?

3. 案例分析

(1)生产基因工程药物的基本方法是,将目的基因用DNA重组的方法连接到载体上,然后将载体导入靶细胞(微生物、哺乳动物细胞或人体组织靶细胞),使目的基因在靶细胞中得到表达,最后将表达的目的蛋白质提纯并制成制剂,成为蛋白质类药物或疫苗。

(2)天然形式的胰岛素在临床使用中存在作用时间短、进入血液慢、长期使用时产生抗性且稳定性差、无法长期保存及生产规模不能满足需求等。研究人员采用基因工程技术,对胰岛素分子进行突变,降低了天然胰岛素的免疫原性、提高了工业生产效率和稳定性、改善了药代动力学特性,尽可能避免了天然内源性活性蛋白在成药性方面通常存在的缺陷,体现出较强的优势。全球第一个基因工程药物"人胰岛素"的上市,标志着基因重组技术的应用正式成为一个产业,揭开了生物技术药物商业化的序幕。

(二)酶工程

酶工程是酶学和工程学相互渗透发展而成的一门新的技术科学,它是从应用的目的出发研究酶、应用酶的特异性催化功能并通过工程化将相应原料转化成有用物质的技术。

(三) 细胞工程

细胞工程是指应用细胞生物学和分子生物学的原理及方法，通过某种工程学手段，在细胞整体水平或细胞器水平，按照人们的意愿来改变细胞内的遗传物质或获得细胞产品的一门综合科学技术。该学科把现代细胞生物学、发育生物学、遗传学和分子生物学等生命科学的理论作为基础，以生物细胞为基本单位，在细胞水平上按照人们的需要和设计，在离体条件下通过细胞融合、核质移植、染色体或基因移植及组织和细胞培养等方法，使细胞的某些生物学特征按人们的意愿发展或改变，快速繁殖和培养出所需新物种的生物工程技术。

(四) 发酵工程

发酵工程是利用微生物生长速度快、生长条件简单及代谢过程特殊等特点，在合适的条件下，通过现代化工程技术手段，利用微生物的某种特定功能生产出人类所需要产品的一门工程技术。它以培养微生物为主，也称微生物工程。

(五) 蛋白质工程

蛋白质工程是以蛋白质的结构及其功能为基础、通过基因修饰和基因合成对现存蛋白质加以改造，获得更符合人类需要新型蛋白质的现代生物技术。其基本实施目标是运用基因工程的 DNA 重组技术，将克隆后的基因编码加以改造或者人工组装成新的基因，再将上述基因通过载体引入挑选的宿主系统内进行表达，从而按照人工设计产生符合人类需要性状的"突变型"蛋白质分子。蛋白质工程是在基因工程的基础上发展起来的，在技术方面有诸多同基因工程技术相似的地方，因此也被称为第二代基因工程。

(六) 抗体工程

抗体工程是指利用重组 DNA 和蛋白质工程技术，对抗体基因进行加工改造和重新装配，经转染适当的受体细胞后，表达抗体分子，或用细胞融合、化学修饰等方法按预先设计重新组装新型抗体分子。

上述技术（工程）并不是各自独立的，它们彼此之间是相互联系、相互渗透的。其中基因工程是核心技术，是现代生物技术的基础，能带动其他技术的发展。

知识链接　　　　　　　转基因技术与基因治疗

转基因技术（transgene technology）是将目的基因片段转入特定生物中，与宿主基因组进行重组，再从重组体中进行数代的人工选育，从而获得具有稳定表现特定遗传性状的个体。利用转基因动植物或它们的器官作为生物反应器生产药用蛋白是其重要的应用之一。基因治疗（gene therapy）是指应用基因工程技术将正常基因引入患者细胞内，以纠正致病基因的缺陷而根治遗传病。作用原理是原位修复具有缺陷的基因，用有功能的正常基因转入细胞基因组的某一部位以替代缺陷基因来发挥作用。

三、医药生物技术的发展现状

医药生物技术是生物技术领域中最活跃、产业发展最迅速、效益最显著的领域。其应用涉及新药开发、新诊断技术、预防措施及新的治疗技术。美国在医药生物技术领域占据了世界领先地位，各种生物技术产品被广泛应用于医疗、制药等行业，医药生物技术已成为美国高技术产业发展的核心动力之一。虽然与先进国家相比，我国在基因工程制药整体水平上仍有差距，但近年来我国生物制药业已进入迅速增长期，受政策、资本、企业、人才四重利好，国内生物医药行业市场规模不断扩大。国家统计局数据显示，截至 2020 年，我国生物医药行业市场规模为 3.57 万亿元，较 2019 年同比增长 8.51%。近年来，我国的医药生物技术研发和产业化取得了长足的进展，在基因工程药物和疫苗、单抗导向药物、人工血液代用品、生物芯片的研制，疾病相关基因的定位和克隆、体细胞克隆、遗传病的基因诊断技术、基因治疗、肿瘤免疫治疗、抗血管治疗、组织工程、干细胞的研究等方面均取得了可喜成果，逐步缩小了与先进国家之间的差距。

目前医药生物技术发展主要体现在如下方面。①基因操作技术日新月异，不断完善。新技术、新方法一经产生便迅速地被应用。②基因工程药物和疫苗研究与开发突飞猛进。新的生物治疗制剂的产业化前景十分光明，21世纪整个医药工业将迎来全新的发展机遇。③转基因植物和动物取得重大突破。④基因治疗、细胞核移植克隆、胚胎干细胞等技术取得重大研究进展，有可能革新整个疾病的预防和治疗领域。⑤蛋白质工程是基因工程的发展，它将分子生物学、结构生物学、计算机技术结合起来，形成了一门高度综合的学科。⑥阐明与人类疾病相关基因的结构与功能及其应用研究是今后一个时期研究的热点和重点。

第二节　生物技术药物概述

1982 年，美国 FDA 批准第一个基因重组生物技术药物——胰岛素（Humulin）上市，揭开了生物技术药物商业化的序幕。传统的化学药物主要是小分子化合物，而生物技术药物则主要是大分子物质，如基因重组蛋白、基因重组多肽、单克隆抗体、核酸、细胞或组织、灭活病毒或细菌等。随着分子生物学、医学、药学与现代生物技术的迅猛发展，生物技术药物已成为当今新药研发中最有前景的重要领域。

一、生物技术药物的概念

生物技术药物（biotechnological drug）是指运用生物学、医学和药学等学科的研究成果，采用 DNA 重组技术、单克隆抗体技术或其他生物技术，借助某些生物体、生物组织、细胞或体液制造的一类用于预防、治疗和诊断疾病的制品。不同于从生物体、生物组织及其成分中提取的生物制品。

二、生物技术药物的特性

生物技术药物实质是利用现代生物技术制备的大分子生物活性物质，如多肽、蛋白质、核酸及其衍生物，通常难以用其他方法获得。与小分子化学药物相比，生物技术药物的结构、理化性质、药理作用等具有其特殊性。

（一）结构特性

蛋白质和核酸结构复杂，除一级结构外还有二级、三级结构，有些由两个或多个亚基组成的蛋白质还具有四级结构。另外，很多真核生物的蛋白质具有糖基化修饰的糖蛋白，糖链位置、糖链的多少、长短均影响该类蛋白质的生物活性，这些因素导致了生物技术药物结构的复杂性。

（二）理化特性

1. 分子量大　生物技术药物分子量在几千、几万甚至几十万，如促红细胞生成素（EPO）分子质量为 34kDa 左右，人胰岛素的分子质量为 5.73kDa。

2. 稳定性差　多肽、蛋白质类药物稳定性差，易受温度、pH、空气氧化、化学试剂、光照和机械力等因素影响而变性或降解失活。

（三）药理学特性

1. 具有种属特异性　许多生物技术药物的药理学活性与动物种属及组织特异性有关，主要是药物自身及药物作用受体和代谢酶的基因序列存在动物种属的差异。来源于人类基因编码的蛋白质和多肽类药物，其中有的与动物的相应蛋白质或多肽的同源性有很大差别，因此对一些动物不敏感，甚至无药理学活性。

2. 活性和作用机制明确　多肽、蛋白质和核酸等生物技术药物多是具有生物活性或经过优化改造的物质，其活性及体内调节机制比较明确。

3. 药理作用有多效性和网络性效应　许多生物技术药物可以作用于多种组织或细胞，且在人体内相互诱生、相互调节，彼此协同或拮抗，形成网络性效应，因而可具有多种功能，发挥多种药理作用。

多效性：如白介素-4（IL-4）可作用于B细胞，促使其活化、增殖、分化；可作用于胸腺细胞和肥大细胞，促使其增殖。

网络特性：细胞因子间可相互诱生，如IL-1能诱生干扰素（IFN）、IL-2和IL-4等；细胞因子可调节细胞因子受体的表达，如IL-1、IL-5和IL-6等可促进IL-2受体的表达；细胞因子生物活性之间的相互影响，如B细胞和T细胞活化过程中，常需要两种以上细胞因子的协同作用或彼此调节。

4. 毒性低、安全性高　生物技术药物多是人类天然存在的蛋白质或多肽，量微而活性强，用量极少就会产生显著的效应，相对来说它的副作用较小、毒性较低、安全性较高。

5. 产生免疫原性　许多来源于人的生物技术药物，在动物中有免疫原性，所以在动物中重复给予这类药品将产生抗体，有些人源性蛋白质在人体也能产生血清抗体，主要可能是重组药物蛋白质在结构及构型上与人体天然蛋白质有所不同所致。

6. 半衰期短　很多多肽、蛋白质和核酸类药物在体内易被相应的蛋白酶、核酸酶降解，且降解的部位广泛，因而体内半衰期短。

7. 受体效应　许多生物技术药物是通过与特异性受体结合而发挥药理作用，且受体分布具有动物种属特异性和组织特异性，因此药物在体内分布具有组织特异性和药效反应快的特点。

三、生物技术药物的主要用途

生物技术药物的临床应用正日益扩大，在传染病的预防和某些疑难病的诊断和治疗上起着其他药物不可替代的独特作用。

（一）作为治疗药物

生物技术药物对危害人类健康的一些常见病和多发病，如肿瘤、糖尿病、心血管疾病、乙型肝炎、内分泌障碍、免疫性疾病和遗传病等都有较好的疗效。

（二）作为预防药物

作为预防药物的常见生物技术药物有菌苗、痘苗、类毒素及冠心病防治药物（如改构肝素及多种不饱和脂肪酸）。菌苗有活菌苗、死菌苗及纯化或组分菌苗。活菌苗如布氏杆菌病、鼠疫、炭疽和卡介苗等；纯化或组分菌苗如流行性脑膜炎菌苗；死菌苗如霍乱、伤寒、百日咳、钩端螺旋体菌苗等。疫苗也有灭活疫苗（死疫苗）和减毒疫苗（活疫苗）两类。前者如乙型脑炎、狂犬病和斑疹伤寒疫苗；后者如麻疹、脊髓灰质炎、腮腺炎和流感疫苗等。类毒素如破伤风类毒素和白喉类毒素。

> **知识链接　　　　　　　　　新型冠状病毒疫苗**
>
> 　　新型冠状病毒疫苗是针对新型冠状病毒的疫苗。2020年1月24日，中国疾控中心成功分离中国首株新型冠状病毒毒种。3月16日，重组新型冠状病毒疫苗获批启动临床试验。4月13日，中国新型冠状病毒疫苗进入Ⅱ期临床试验；同日，一个由全球120多名科学家、医生、资助者和生产商组成的专家组发表公开宣言，承诺在世界卫生组织协调下，共同努力加快新型冠状病毒疫苗的研发。6月19日，中国首个新型冠状病毒mRNA疫苗获批启动临床试验。10月8日，中国同全球疫苗免疫联盟签署协议，正式加入疫苗实施计划。截至2021年2月25日，中国已经附条件上市新型冠状病毒疫苗4个，其中3个灭活疫苗，1个腺病毒载体疫苗。

(三)作为诊断药物

生物技术药物用作诊断试剂是其最突出而又独特的另一临床用途。

1. 免疫诊断试剂 利用高度特异性和敏感性的抗原机体反应,检测样品中相应抗原或抗体可为临床提供疾病诊断依据,主要有诊断抗原和诊断血清。

2. 酶诊断试剂 利用酶反应专一、快速和灵敏的特点,可定量测定体液成分变化作为病情诊断的参考。经常用于配制诊断试剂的酶有氧化酶、脱氢酶、激酶和水解酶等。

3. 器官功能诊断药物 用以检查器官的功能损害程度,如磷酸组胺、促甲状腺素释放激素、促性腺激素释放激素、胰功肽(BT-PABA)和甘露醇等。

4. 放射性核素诊断药物 此类诊断药物有聚集于不同组织或器官的特性,可检测其在体内的吸收、分布、转运、利用及排泄等情况,以示器官功能及其形态,供疾病的诊断。

5. 诊断用单克隆抗体(monoclonal antibody,McAb) McAb作为诊断试剂,具有专一、灵敏、易于标准化、经济效益高的特点。

四、生物技术药物的分类

生物技术药物可根据原料来源、生化特性、临床用途、作用类型及所用生物技术的种类等分类。

(一)根据原料的来源分类

1. 人体组织来源的生物技术药物:人类提供的原料制成的生物技术药物品种较多,疗效也好,又无副作用。
2. 动物组织来源的生物技术药物:所用原料的来源丰富,价格低廉,可以批量生产。
3. 植物组织来源的生物技术药物:植物中具有生物活性的、可药用的酶、蛋白质和核酸等。
4. 微生物来源的生物技术药物:用微生物发酵技术制备的药物,有抗生素、氨基酸、维生素和酶等。
5. 海洋生物来源的药物。

(二)根据生化特性分类

1. 多肽类药物,如胰岛素、胸腺肽、降钙素和催产素等。
2. 蛋白质类药物,如人血清蛋白、促红细胞生成素和肿瘤坏死因子等。
3. 核酸类药物,如辅酶A、阿糖腺苷和三磷酸腺苷等。

(三)根据临床用途分类

1. 治疗药物 生物技术药物对许多常见病、多发病有着很好的疗效,具有其他药物不可比拟的优势。例如,用于治疗肿瘤的IL-2;用于内分泌疾病治疗的药物胰岛素、生长素;用于心血管系统疾病治疗的血管舒缓素、弹性蛋白酶等;用于血液和造血系统的尿激酶、水蛭素、凝血酶、凝血因子Ⅷ和Ⅸ、组织纤溶酶原激活剂、促红细胞生成素等;用于抗病毒药物干扰素等。

2. 预防药物 常见的用于预防的生物技术药物有菌苗、疫苗、类毒素等,主要是疫苗。目前用于人类疾病预防的疫苗有20多种,如乙肝疫苗、甲肝疫苗、伤寒疫苗和卡介苗等。

视窗 　　　　　　　　　保罗·伯格,"重组DNA技术之父"

1972年,美国斯坦福大学医学中心的保罗·伯格(Paul Berg)博士和他的同事通过把两个不同来源的DNA分子连接在一起并发挥其应有的生物学功能,率先完成了世界上第一次成功的DNA体外重组实验,Berg成为世界上第一位操作基因重组DNA分子的科学家。由于Berg对重组DNA分子进行的创造性研究,与吉尔伯特(Gilbert)和桑格(Sanger)共获了1980年诺贝尔化学奖。

3. 诊断药物　绝大部分临床诊断试剂都是生物技术药物，常见的如下。

（1）免疫诊断试剂：如乙肝表面抗原血凝制剂、乙脑抗原和链球菌溶血素、流感病毒诊断血清和甲胎蛋白诊断血清等。

（2）酶联免疫诊断试剂：如乙型肝炎病毒表面抗原诊断试剂盒和艾滋病诊断试剂盒等。

（3）器官功能诊断药物：如磷酸组胺、促甲状腺素释放激素和促性腺激素释放激素等。

（4）放射性核素诊断药物：如 ^{131} 碘化血清白蛋白等。

（5）诊断用单克隆抗体：如结核菌素纯蛋白衍生物和卡介苗纯蛋白衍生物等。

（6）诊断用 DNA 芯片：如用于遗传病和癌症诊断的基因芯片等。

（四）根据作用类型分类

1. 细胞因子类药物：如白介素、干扰素、集落刺激因子、肿瘤坏死因子及生长因子等。
2. 激素类药物：如人胰岛素和人生长激素等。
3. 酶类药物：如胃蛋白酶、胰蛋白酶、门冬酰胺酶、尿激酶和凝血酶等。
4. 疫苗：如脊髓灰质炎疫苗、甲肝疫苗和流感疫苗等。
5. 单克隆抗体药物：如利妥昔单抗、曲妥珠单抗和阿仑珠单抗等。
6. 反义核酸药物：如福米韦生等。
7. RNA 干扰（RNAi）药物。

（五）根据所用生物技术的种类分类

根据所用生物技术的种类还可将生物技术药物分为基因工程药物、细胞工程药物、酶工程药物、发酵工程药物、蛋白质工程药物及抗体工程药物与基因治疗等。

第三节　生物技术药物的发展与前景

一、各类生物技术药物的发展简况

1953 年 Watson 和 Crick 提出 DNA 双螺旋结构，从分子水平认识了遗传物质基因的本质，开创了现代生物技术时代。随着现代生物技术的发展及人类对疾病分子机制认识的不断深化，越来越多的生物技术药物及治疗手段应用于疾病的防治。这里简要介绍各类生物技术药物的发展情况。

（一）基因工程药物

利用基因重组技术将外源基因导入宿主细菌或细胞进行大规模培养获得的蛋白质药物称为基因工程药物。随着 20 世纪 70 年代 DNA 重组技术的建立，基因工程制药开始得到迅速发展。1977 年，重组生长激素抑制因子克隆成功后，美国成立了第一家基因工程公司。1982 年，重组人胰岛素投放市场，标志着世界第一个基因工程药物的诞生。随着基因治疗、基因制备、载体构建、宿主表达系统及细胞反应器等技术的快速发展，基因工程药物前景更加广阔。目前，用基因工程生产的蛋白质药物已广泛应用于治疗癌症、肝炎、发育不良、糖尿病、囊纤维变性和一些遗传病上，在很多领域特别是疑难病症上，起到了传统化学药物难以达到的作用。

据不完全统计，欧美等国目前已经上市的基因工程药物近 100 种，还有约 300 种药物正在临床试验阶段，处于研究和开发中的品种约 2000 个。现已研制成功的基因工程药物中，销售额较大的包括重组抗体（recombinant antibody）、促红细胞生成素（EPO）、人胰岛素（insulin）、人生长激素（HuGH）、干扰素（IFN）、粒细胞集落刺激因子（G-CSF）、粒细胞-巨噬细胞集落刺激因子（GM-CSF）、乙肝疫苗、葡萄糖脑苷脂酶、组织纤溶酶原激活剂和 IL-2 等，每种药品的年销售额高达数十亿美元甚至数百亿美元。

我国从 20 世纪 80 年代初期开始基因工程药物的开发研究。1989 年我国批准了第一个在国内生产的基因工程药物——重组人干扰素 α1b，标志着我国生产的基因工程药物实现了零的突破；

1992 年，第一个基因工程乙肝疫苗投入市场；2004 年，我国批准了第一个基因治疗药物——重组人 P53 腺病毒注射液。我国基因工程制药起步较晚，近几年才进入快速发展阶段，2019 年以来，我国生物创新药获批数量已逐渐追赶超越美国。

视窗   **诺贝尔奖催生中国疫苗**

    胃炎、胃溃疡、胃癌是严重危害人类健康的重大疾病，幽门螺杆菌（Hp）是胃病的最主要致病菌，WHO 将其确定为胃癌第 I 级致癌因子。1982 年，马歇尔（Marshall）和沃伦（Warren）发现幽门螺杆菌，并揭示该菌导致慢性胃炎、胃和十二指肠溃疡的致病机制而获得 2005 年诺贝尔奖。接种疫苗是预防感染性疾病的最有效策略，既能从源头上控制其传播与感染，又能大幅减少防治费用。在诺贝尔奖成果的基础上，中国研究团队在研制幽门螺杆菌疫苗方面进行了长期的研究。

    2009 年 4 月，科技部宣布我国率先在世界上研制成功"口服重组幽门螺杆菌疫苗"。这是世界上第一个"口服重组幽门螺杆菌疫苗"，是我国自主研发，具有完全自主知识产权的原创性疫苗。2015 年 6 月 30 日《柳叶刀》（*The Lancet*）杂志刊登了中国研究团队的研究论文，报道了我国自主研发的口服重组幽门螺杆菌疫苗Ⅲ期临床研究结果。4464 例 6~15 岁儿童随机双盲安慰剂对照试验证明口服重组幽门螺杆菌疫苗具有良好的安全性和免疫原性，能有效预防幽门螺杆菌感染，从而可以达到降低由该菌感染引起的胃炎、胃十二指肠溃疡及胃癌发病率的目的。幽门螺杆菌疫苗的研制成功，攻克了国际医学难题，标志着我国原创性疫苗研究的科技攻关取得重大成果，对于新型疫苗的研发具有重大的借鉴意义。

（二）细胞工程药物

    细胞工程药物是指应用现代细胞生物学、发育生物学、遗传学和分子生物学的理论与方法，按照人们的需要和设计，在细胞水平上的遗传操作，重组细胞的结构和内含物，改变生物的结构和功能，即通过细胞融合、核质移植、染色体或基因移植及组织和细胞培养等方法，快速繁殖和培养出人们所需要的药物。细胞工程药物可利用动、植物细胞培养来生产。利用动物细胞培养可生产人类生理活性因子、疫苗、单克隆抗体等产品，此类产品是医药生物高技术产业的重要部分，其销售收入已占到世界生物技术产品的一半以上；利用植物细胞培养可大规模生产经济价值较高的植物有效成分，如可药用的植物萜类、黄酮类和生物碱等，也可生产活性因子、疫苗等重组 DNA 产品。

    细胞工程技术在 20 世纪 80 年代后进入发展黄金期，1986 年，FDA 批准了世界上第一个来源于重组哺乳动物细胞的治疗性蛋白药物——人组织纤溶酶原激活剂（human tissue plasminogen activator，tPA），标志着哺乳动物细胞作为治疗性重组工程细胞得到认可。近年来，细胞工程药物新品种占整个生物技术药物的比例持续增加，FDA 已批准的 100 多种生物技术药物中大部分是由哺乳动物细胞生产，细胞工程制药已成为当今国内外医药制造业中发展最快、活力最强和技术含量最高的领域。目前全球前 30 个最有价值的医药产品中，有一半以上来自细胞工程药物。随着生物技术的飞速发展，以重组蛋白质药物、治疗性抗体、生物技术疫苗、基因药物及基因治疗、细胞及干细胞治疗等为代表的细胞工程药物成为当今新药研发的新宠。已上市药物主要用于癌症、人类免疫缺陷性疾病、心血管疾病、糖尿病、贫血、自身免疫性疾病、基因缺陷病症和遗传疾病等疾病的治疗。

（三）酶工程药物

    人类对酶的生产利用早在几千年前就已经开始。1857 年，法国微生物学家巴斯德（Pasteur）在研究乙醇发酵时首次提出了"酵素"的概念，标志着人类对酶开始有了真正的认识；1946 年，来源于胰脏的胰蛋白酶成为第一个被提取纯化后用于商业化生产的工业酶；1979 年，美国、英国和德国制药公司共同完成了青霉素 G 的固定化酶水解工艺，标志着固定化酶技术在工业上的首次应用。酶工程药物是酶工程的基本原理和方法技术在制药领域应用的产物。酶在药物生产中的应用是将底物转化为药物的催化过程。例如，用青霉素酰化酶生产半合成青霉素，用氨基酰化酶生产 L-氨基酸，用 β-D-葡萄糖苷酶生产人参皂苷等。

酶工程药物在医药领域的应用广泛。在治疗疾病过程中，酶制剂具有专一性强、用量少、疗效显著、副作用小等优势。目前治疗性酶类药物主要有助消化酶类药物（如淀粉酶、胃蛋白酶），消炎酶类药物（如溶菌酶、凝乳蛋白酶），抗肿瘤酶类药物（L-天冬酰胺酶、谷氨酰胺酶），抗血栓酶类药物（蚯蚓溶纤酶、蛇毒降纤酶），凝血酶类药物（包括蛇毒类血凝酶、凝血酶和凝血酶原复合物），以及其他酶类药物（如胰弹性蛋白酶、细胞色素 c、右旋糖酐酶）。

（四）发酵工程药物

发酵工程药物是指利用微生物（细胞）代谢过程生产药物的生物技术，即人工培养的微生物（细胞），通过体内的特定酶系，经过复杂的生物化学反应过程和代谢作用，最终合成的人们所需要的药物。发酵工程药物包括药用菌体，如酵母菌片、乳酸菌制剂等；各种代谢产物如氨基酸、蛋白质、维生素、抗生素等；酶制剂，如用于抗癌的门冬酰胺酶等。

青霉素的工业化生产是近代发酵工程在制药领域应用的开端。1945 年，弗莱明、弗洛里、钱恩因"发现青霉素及其临床应用"共同荣获了诺贝尔生理学或医学奖。20 世纪 40 年代初，第二次世界大战爆发，对青霉素的需求大增，迫使人们对发酵技术进行深入研究，逐步采用液体深层发酵替代原先的固体或液体浅盘发酵进行生产，即青霉素的工业大规模生产。发酵工程成为近代生物制药工业的基础技术。1953 年 5 月，中国第一批青霉素诞生，揭开了中国生产抗生素的历史。20 世纪 80 年代以来，发酵工程进入了现代发酵工程阶段，可以通过人为控制和改造微生物，合理控制发酵工艺和过程，从而得到人类需要的各种产品。20 世纪 90 年代基因工程技术快速发展，使发酵工业产生革命性的变化。目前，发酵工程已广泛应用于抗生素、维生素、氨基酸、核酸、糖、免疫调节剂、药用酶及酶抑制剂等各类药物的生产。

视窗   **巴斯德——"微生物工程学之父"**

巴斯德（1822～1895），法国微生物学家、化学家，近代微生物学的奠基人。他研究了微生物的类型、习性、营养、繁殖、作用等，奠定了工业微生物学和医学微生物学的基础，并开创了微生物生理学。巴斯德在研究中发现了微生物对酸的选择作用。在研究酒质变酸问题过程中，明确指出发酵是微生物的作用，不同的微生物会引起不同的发酵过程。改变了以往认为微生物是发酵的产物，发酵是一个纯粹的化学变化过程的错误观点。同时，巴斯德通过大量实验提出：环境、温度、pH 和基质的成分等因素的改变，以及有毒物质都以特有的方式影响着不同的微生物。例如，酵母菌发酵产生乙醇的最佳 pH 为酸性，而乳酸杆菌却喜欢 pH 为中性的环境条件。巴斯德把微生物发酵原理广泛应用于指导工业生产，开创了"微生物工程"，被人们尊称为"微生物工程学之父"。

（五）蛋白质工程药物

蛋白质工程药物是指将蛋白质工程技术方法应用于医药领域得到的产品。它以已知蛋白质分子的结构及结构与生物功能关系的详细信息为基础，通过设计、构建，对现有蛋白质加以定向改造或从头设计全新的蛋白质分子，并最终生产符合人们设计，可应用于临床的新型多肽药物。

随着蛋白质工程技术日新月异的发展，点突变技术、蛋白质融合技术、DNA 重组、定向进化、基因插入及基因打靶、展示技术、DNA 或蛋白质芯片、药物生物信息学和计算机技术的运用，蛋白质工程药物研究在不断深入和完善，其品种迅速增加，占据着越来越大的市场份额，并将成为新型生物技术药物发展的前沿。2002～2011 年美国食品药品管理局（FDA）平均每年批准数为 23 种。1999 年，在 FDA 批准的 40 种新药中，蛋白质工程药物仅占 12.5%。2002 年，在被批准的 26 种新药中，蛋白质药物就占了 34.6%，蛋白质工程药物占被批准新药的比例呈稳定上升趋势。

2021 年全球生物药市场规模已达到 4300 亿美元,其中蛋白质药物占绝大部分。

蛋白质工程药物不同于自然界中的多肽分子,是通过蛋白质工程技术,针对重组天然蛋白质药物存在的缺点,进行了新的设计和改造,使其具备更好或新的药理特性,提高药效或减少不良反应,是新一代的基因工程重组药物,将成为未来生物制药发展的重要方向之一。

(六) 抗体工程药物

抗体被动治疗可追溯到 19 世纪 90 年代开始的血清治疗,到 20 世纪 20~30 年代,由于针对肺炎、脑膜炎、白喉、猩红热和麻疹等传染病的抗血清的出现,血清治疗发展到了全盛时期。这些抗血清基本上来源于动物,存在毒性大、易产生过敏反应、不同批号间差异明显、仅在感染早期使用有效等缺点。因此,当 20 世纪中期磺胺类药物和抗生素问世后,大部分抗血清被弃用,仅在一些缺乏有效治疗药物的情况下继续使用,如抗破伤风毒素、抗白喉毒素、抗肉毒杆菌毒素及一些病毒性疾病的紧急预防(如肝炎和狂犬病)等。

自 1975 年科勒(Kohler)和米尔斯坦(Milstein)建立杂交瘤-单抗技术以来,治疗性单抗药物迅猛发展。单抗最早的体内应用是肿瘤的治疗,1982 年美国斯坦福医学中心的利维(Levy)制备了针对一个 B 细胞淋巴瘤患者瘤细胞的抗独特型单抗,患者经这种单抗治疗后取得极好的疗效,淋巴瘤消失了。这一结果激起了人们对单抗用于临床治疗的极大热情和期待,单抗被称为治疗肿瘤的"魔弹"(magic bullet),有人甚至认为单抗将成为肿瘤的终结者。1986 年,第一个治疗性单抗药物 Muromonab-CD3(OKT3)经 FDA 批准上市,此后治疗性单抗经历了鼠源单抗、人鼠嵌合单抗、人源化单抗、全人源单抗 4 个发展阶段,鼠源性单抗由于有不良反应大、代谢快的缺点,现已基本退出市场,取而代之的是人源化及全人源单抗,因其具有不良反应小、在体内停留时间长、有利于治疗的优势,近年来相继开发的单抗基本都是全人源单抗。经过三十多年的发展,近年来抗体药物市场进入了爆发阶段,截至 2021 年底,FDA 批准上市的抗体药物已达 108 个。2021 年美国 FDA 批准 50 个新药,其中 9 个为抗体药物新品种,4 个为抗肿瘤药物,3 个为自身免疫性疾病药物,1 个为阿尔茨海默病药物,1 个为降血脂药物。2020 年全球抗体药物市场规模已达 1550 亿美元,销售额超过 50 亿美元的抗体药物有 5 个,其中阿达木单抗(Adalimumab)继续称霸榜首,PD-1 抗体帕博利珠单抗(Pembrolizumab)、乌司奴单抗(Ustekinumab)紧随其后。2021 年国家药品监督管理局新批准了 17 个抗体药物,其中单抗生物类似药有 10 个,涉及曲妥珠单抗、贝伐珠单抗、英夫利西单抗和阿达木单抗。批准 7 个国产单抗新品种上市,分别是维迪西妥单抗、派安普利单抗、赛帕利单抗、恩沃利单抗、安巴韦单抗、罗米司韦单抗和舒格利单抗。随着肿瘤免疫治疗荣登 2013 年十大科学之首,抗体药物开发再掀高潮,特别是 PD-1/PD-L1 和 CTLA-4 肿瘤免疫检查点抗体药物,近十年来彻底改变了癌症治疗。

当前,治疗性单抗药物已经成为生物医药的最重要组成部分,已被成功用于治疗肿瘤、自身免疫性疾病、感染性疾病和移植排斥反应等多种疾病,在疾病治疗上具有广阔的应用前景。

案例 9-2　　　　恶性肿瘤治疗的破局者——免疫检查点抑制剂

1. 案例摘要　免疫检查点分子,如细胞程序性死亡受体 1(programmed cell death protein 1,PD-1)、程序性死亡配体 1/2(programmed cell death ligand 1/2,PD-L1/PD-L2)、细胞毒性 T 淋巴细胞相关抗原 4(cytotoxic T lymphocyte-associated antigen 4,CTLA-4)等,负向调控机体免疫系统,但肿瘤细胞能利用这些免疫检查点分子逃避免疫监视,促进肿瘤进展。免疫检查点抑制剂(immune checkpoint inhibitor,ICI)可以阻滞免疫检查点分子对免疫系统的抑制效应,从而恢复和增强机体抗肿瘤免疫反应。免疫检查点抑制剂包括 PD-1 抑制剂、PD-L1 抑制剂和 CTLA-4 抑制剂等,用于多种恶性肿瘤的治疗,如黑色素瘤、肺癌、结直肠癌、胃癌、肾细胞癌、霍奇金淋巴瘤等。

2011年3月25日FDA批准伊匹单抗（ipilimumab）上市，用于治疗晚期黑色素瘤，是全球第一个批准上市的免疫检查点抑制剂，随后数个免疫检查点抑制剂陆续上市，目前，我国上市的免疫检查点抑制剂包括PD-1抑制剂、PD-L1抑制剂、CTLA-4抑制剂和双特异性抗体。免疫检查点抑制剂是最成功的肿瘤免疫治疗药物之一，成功掀起了肿瘤治疗的革命，引领癌症治疗的变革。

2. 案例问题

（1）免疫检查点抑制剂有哪些种类？

（2）如何看待免疫检查点抑制剂在肿瘤治疗领域中的地位？

3. 案例分析

（1）免疫检查点抑制剂包括PD-1、PD-L1抑制剂和CTLA-4抑制剂等，是目前临床上最常用的免疫检查点抗体类药物，除此以外还有一些新的生物标记物免疫检查点，如TIGIT、LAG-3等，其中LAG-3是早在1990年就被发现的免疫检查点，2022年3月18日，FDA批准了全球首个LAG-3抑制剂relatlimab上市。

（2）免疫检查点抑制剂已经成为目前国际上肿瘤免疫治疗的主要研究方向，将肿瘤生物学的理解和肿瘤治疗推到了一个新的台阶，也是国内外众多企业竞相角逐的市场。免疫检查点抑制剂只是一个开始，需要研究者们不断探寻与钻研，以期找到治疗肿瘤的金钥匙，是新一代肿瘤科医生、医学科学家的职责所在。

知识链接   **CAR-T细胞免疫治疗**

嵌合抗原受体T细胞免疫治疗（chimeric antigen receptor T-Cell immunotherapy，CAR-T），是利用患者自身的免疫细胞来清除肿瘤细胞的一种治疗方法。嵌合抗原受体T细胞是将能靶向特定肿瘤相关抗原（tumor-associated antigen，TAA）抗体的抗原结合区（大多数CAR使用抗体衍生的单链可变片段scFv）与CD3-ζ链或FcεRIγ的胞内部分在体外偶联为一个嵌合蛋白，通过基因转导的方法转染患者T细胞。被"重编码"后的T细胞回输到患者体内，可以表达出嵌合抗原受体（CAR），特异性靶向并杀死肿瘤细胞。

1989年，CAR-T免疫疗法的概念首次出现在美国科学院院刊上，2017年2月，首个CAR-T获得FDA批准，正式进入临床。CAR-T细胞免疫治疗是近年来发展非常迅速的一种细胞治疗技术。通过基因改造技术，使效应T细胞的靶向性、杀伤活性和持久性均较常规应用的免疫细胞高，并可克服肿瘤局部免疫抑制微环境和打破宿主免疫耐受状态，在肿瘤临床治疗中展示了巨大的应用潜力和发展前景。但是，该技术也存在细胞因子风暴、脱靶效应、插入突变等临床应用风险，随着科学技术的不断进步，相信不久的将来CAR-T细胞免疫治疗会更加完善，在人类恶性肿瘤的临床治疗上取得长足的发展。

二、国际生物技术药物的发展趋势与现状

1982年重组人胰岛素在美国上市，标志着生物技术药物从此走入市场并由此进入了快速发展阶段。近年来，全球范围内生物技术和产业呈现加快发展的态势，年均增长15%~18%。生物药已经成为整个医药产业未来的重点发展方向，2021年全球生物药市场规模已达到4300亿美元，占全球医药整体市场规模的1/3，预计在2029年将达到6000亿美元。2021年全球销售额TOP100药品中，单抗等生物大分子药物共55个，销售收入占比64%。销售前十的药物有6种是生物药物。当前，主要发达国家和新兴经济体纷纷对发展生物产业作出积极部署，作为获取未来科技经济竞争优势的一个重要领域，生物制药已成为发展最快的高新技术产业之一。美国是现代生物技术的发源地，美国总统府和国会均设有专门的生物技术委员会，从多个应用领域来资助生物科学的基

础研究和生物技术的创新研发。美国也是世界生物制药产业的聚集地和技术领头者，拥有世界上约一半的生物医药公司和一半的生物医药专利，几乎所有的生物制药产品都是首先由美国批准上市。美国作为全球生物医药发展的中心，已形成了波士顿、旧金山、圣地哥、罗利-达勒姆（Raleigh-Durham）地区、西雅图、纽约、费城、洛杉矶、华盛顿-巴尔的摩地区等九大生物医药产业集群。"欧盟科研框架计划"将生物技术的未来发展纳入重点规划领域，2018年6月，欧盟委员会发布新一轮创新研发计划——"地平线欧洲"（Horizon Europe）计划提案，提出了2021～2027年的发展目标和行动路线，其三大核心之一的全球挑战与产业竞争力部分与生物科技息息相关。以德国工业生物技术和英国制药生物技术为代表的欧洲生物技术开始蓬勃发展，主要有伦敦生命科学产业集群、丹麦-瑞典的生物谷和德国的北莱茵-威斯特法伦州的生物产业集群。以美国、日本及欧盟为代表的发达国家的生物制药企业已呈现出高效、快速的集群式发展态势，在全球的生物制药中处于主导地位。

三、我国生物技术药物的发展情况与前景

《中国生物医药行业发展现状分析与投资前景研究报告（2023—2030年）》显示，目前全球生物医药产业呈现集聚发展态势，主要集中分布在美国、欧洲、日本、印度、新加坡、中国等国家和地区。我国生物医药行业是20世纪80年代才开始发展，国内生物医药行业起步较晚但发展迅速。"十一五"期间，国务院批准发布了《促进生物产业加快发展的若干政策》和《生物产业发展"十一五"规划》，大力推进生物技术研发和创新成果产业化。在国家的支持下，生物产业基地快速发展，呈现出产业集聚化发展态势。2005年以来，国家发展改革委共认定了22个国家生物技术产业基地，全国逐步形成了长江三角洲、珠江三角洲和京津冀地区3个综合性生物产业基地，以及东北地区、中西部地区若干专业性生物医药产业基地的空间布局。其中，上海张江药谷、北大生物城、广州国际生物岛、吉林通化医药城、辽宁本溪药谷等生物医药产业集群发展迅速。

"十二五"期间，国务院先后发布《"十二五"国家战略性新兴产业发展规划》和《生物产业发展规划》，将生物技术产业作为战略性新兴产业发展的重点领域，引导社会资源共同推进产业创新发展，取得了重大进展，2017年我国正式加入国际人用药品技术注册协调委员会，行业随之开始进入暴发增长阶段。在国家的相关政策下，生物技术药物发展迅速，2015年9月，江苏恒瑞医药股份有限公司以7.95亿美元的价格，将具有自主知识产权的创新生物技术药品国外权益出售给美国Incyte公司，成为中国企业第一次就创新生物技术药品进行海外授权。同年，全球医药巨头辉瑞生物技术制药有限公司宣布落户杭州国家生物技术产业基地，并于2016年3月签署土地成交确认书，建设继美国和爱尔兰之后全球第三个生物技术中心。制药公司项目在国家生物技术产业基地不断落户，将进一步带动提升生物技术药物研发水平和产业竞争力。

"十三五"期间，是我国生物产业加快做大做强的关键时期，国家更是将生物医药行业作为国民经济的支柱产业大力发展，在《医药工业"十三五"发展规划》中指出，要推动生物医药发展，实现重点突破。《国务院办公厅关于促进医药产业健康发展的指导意见》（国办发〔2016〕11号）中指出："医药产业是支撑发展医疗卫生事业和健康服务业的重要基础，是具有较强成长性、关联性和带动性的朝阳产业，在惠民生、稳增长方面发挥了积极作用"。提出要"加快新型抗体、蛋白及多肽等生物药研发和产业化""着力提高疫苗等生物产品的安全性、有效性""积极采用生物发酵方法生产药用活性物质""利用东部沿海地区资金、技术、人才等优势，建设国际先进的研发中心和总部基地，发展附加值高、资源消耗低的生物药物、药物制剂和医疗器械"。

"十四五"期间，国家发展改革委印发实施《"十四五"生物经济发展规划》，将"面向人民生命健康的生物医药"作为生物经济4大重点领域之一，并对推动医疗健康产业发展作出专门部署。国家将重点强化国家战略科技力量，提升原始创新能力，发展壮大产业创新力量，打造高水平生物医药创新集聚区，积极融入全球生物医药创新体系，推动我国生物医药产业创新升级。

截至2022年10月，我国已批准上市的生物技术药物有90多种，见表9-1。

表 9-1　截至 2022 年 10 月我国批准的生物技术药物

批准年份	药品名称
1989 年	干扰素 α1b
1992 年	干扰素 α2a
1994 年	白介素-2（IL-2）
1995 年	乙肝疫苗（酵母）
1996 年	干扰素 α2b；粒细胞集落刺激因子（G-CSF）；乙肝疫苗（CHO）
1997 年	粒细胞巨噬细胞集落刺激因子（GMCSF）；促红细胞生成素（CHO）；重组链激酶（SK）
1998 年	干扰素 γ；125Ser IL-2；生长激素；痢疾疫苗；牛碱性成纤维细胞因子融合蛋白
1999 年	125Ala IL-2；人胰岛素；anti-CD3（鼠源单抗）
2000 年	人碱性成纤维细胞因子；表皮生长因子；表皮生长因子衍生物；霍乱疫苗
2001 年	抗 IL-8 鼠源单抗乳胶剂
2003 年	白介素 11；肿瘤细胞核嵌合抗体注射液；重组葡激酶
2004 年	P53 重组腺病毒注射液；抗表皮生长因子抗体人源单抗
2005 年	重组人脑利钠肽；^{131}I 美妥昔单抗注射液；重组血管内皮抑素；重组人五型腺病毒注射液；重组肿瘤坏死因子；重组人血小板生成素
2006 年	重组 TNFR-Fc 融合蛋白
2007 年	全氟丙烷人血清白蛋白微球注射液；麻疹腮腺炎风疹联合减毒活疫苗；重组人组织纤溶酶原激酶衍生物
2008 年	重组人白介素-11 衍生物
2009 年	口服重组幽门螺杆菌疫苗；乙型肝炎表面抗原诊断试剂盒
2010 年	血源筛查诊断 HBV、HCV、HIV-1 病毒核酸诊断试剂盒；HBV、HCV、HIV-1 核酸检测试剂盒
2011 年	重组戊型肝炎疫苗；重组人尿激酶原；AC 群脑膜炎结合球菌疫苗
2012 年	碘 [^{131}I] 美妥昔单抗；聚乙二醇化重组人粒细胞集落刺激因子注射液
2013 年	康柏西普眼用注射液；Sarbin 株脊髓灰质炎灭活疫苗；脊髓灰质炎灭活疫苗
2014 年	注射用抗肾综合征出血热病毒单抗；聚乙二醇干扰素 α-2b 注射剂
2015 年	肠道病毒 71 型灭活疫苗；Sabin 株脊髓灰质炎灭活疫苗
2016 年	贝那鲁肽注射液；聚乙二醇干扰素 α-2b
2017 年	尼妥珠单抗注射液；重组埃博拉病毒病疫苗
2018 年	信迪利单抗注射液；特瑞普利单抗注射液；康柏西普眼用注射液
2019 年	贝伐珠单抗注射液；阿达木单抗注射液；利妥昔单抗注射液；替雷利珠单抗注射液；卡瑞利珠单抗注射液
2020 年	注射用维得利珠单抗；阿巴西普注射液；注射用卡瑞利珠单抗；注射用维布妥昔单抗；贝伐珠单抗注射液；柏达鲁单抗注射液；注射用曲妥珠单抗；阿替利珠单抗注射液；布罗利尤单抗注射液；度普利尤单抗注射液；地舒单抗注射液；注射用倍林妥莫双抗
2021 年	舒格利单抗注射液；安巴韦单抗注射液；罗米司君单抗注射液；注射用司妥昔单抗；恩沃利单抗注射液；阿基仑赛注射液；注射用维迪西妥单抗；注射用泰它西普；新型冠状病毒灭活疫苗（Vero 细胞）；重组新型冠状病毒疫苗（5 型腺病毒载体）；布罗索尤单抗注射液
2022 年	奥木替韦单抗注射液；伊奈利珠单抗注射液；依马利尤单抗注射液；斯鲁利单抗注射液；卡度尼利单抗（AK104）

随着国家政策的支持与导向及生物技术药物研究前沿领域的发展与突破，我国生物医药创新方兴未艾、未来可期，正在以前所未有的力量蓬勃发展。

学 习 小 结

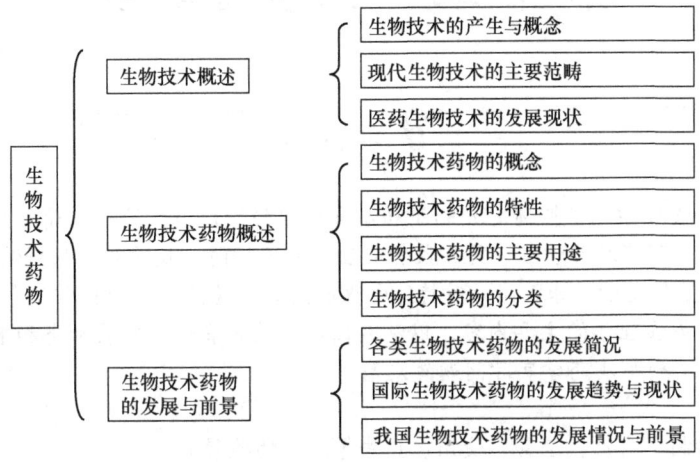

思 考 题

1. 试述生物技术药物的概念和分类。
2. 生物技术药物的特性有哪些？
3. 试述生物技术药物的主要临床用途及研发趋势。
4. 利用基因工程技术生产药物的优点有哪些？
5. 现代生物技术的基本内容有哪些？

（李小强）

第十章 药事管理学

学习目标

学习目的

本章对药事管理学作了概述。介绍了药事管理学科的性质和地位，简要介绍了药事管理体制及组织机构、药师及其管理、药品监督管理的概况，简述我国对药品研制、生产、经营、使用、广告等环节的监管要求，同时对特殊管理的药品和药品知识产权作了介绍。通过学习，帮助同学了解药事管理学的主要内容，以及我国药品监督管理的发展动态和未来方向，为今后自觉运用药事法规解决药学实际问题奠定基础。

学习要求

掌握药品研制、生产、经营、使用、广告等环节的监管要求。

熟悉药事管理学科的性质和地位，熟悉特殊管理的药品管理要求和药品知识产权。

了解药事管理体制及组织机构、药师及其管理、药品监督管理的概况。

案例 10-1　　出台《药品网络销售监督管理办法》，规范药品网络销售行为

1. 案例摘要　　近年来，随着我国电子商务的快速发展，网购已成为常态化消费方式，药品网络销售活动也日趋活跃。为进一步规范药品网络销售行为，2022 年 8 月 3 日，国家市场监督管理总局公布《药品网络销售监督管理办法》，《药品网络销售监督管理办法》共六章四十二条，自 2022 年 12 月 1 日起施行。《药品网络销售监督管理办法》聚焦保障药品质量安全、方便群众用药、完善药品网络销售监督管理制度设计等方面，对药品网络销售管理、第三方平台管理及各方责任义务等作出规定。一是坚持便民惠民，以人民群众多层次多元化医疗健康需求为导向，依托互联网技术优势，提升药品可及性。二是坚持线上线下一体化原则，落实企业主体责任，切实保障药品质量，引导行业依法依规高质量发展。三是坚持以网管网，充分利用技术手段，实现技术赋能、智慧监管。四是坚持风险管理，以风险为导向科学开展制度设计。五是坚持"四个最严"要求，对药品网络销售违法违规行为予以严肃查处。

2. 案例问题

（1）结合自身网购药品的经历，谈一谈网购药品、自行用药的潜在风险。

（2）出台《药品网络销售监督管理办法》的根本目的是什么？

（3）《药品网络销售监督管理办法》是如何在保障群众药品可及的同时，强化药品网络销售监测管理的？

3. 案例分析

（1）有可能存在的风险：处方风险，即网售处方药需要解决处方的真实性和可靠性审核问题；质量风险，网络销售对药品的贮藏条件、温湿度等有严格规定，需要严控流通环节的质量风险；用药风险，处方药销售须有执业药师或其他药学技术人员在岗，开展处方审核，对消费者提供用药指导，用药环节潜藏的风险极易被忽略。

（2）《药品网络销售监督管理办法》的出台，其目的在于规范药品网络销售和药品网络交易平台服务活动，保障公众用药安全。

（3）药品监督管理部门应当加强药品网络销售监测工作，坚持"以网管网"，发挥技术手段在保障药品质量安全方面的突出优势，充分利用药品网络销售监测平台，对药品网络销售活动持续加大监测力度，如发现违法违规行为，将依法依规严厉查处。

第一节 药事管理与药事管理学

一、药事与药事管理

药学事业简称"药事",是泛指一切与药有关的事项,包括药品的研制、生产、经营、使用、价格、广告、监管、教育等内容。药事管理是指对药学事业的综合管理,是运用管理科学的基本原理和研究方法对药学事业各部分的活动进行研究,总结其管理活动规律,并用以指导药学事业健康发展的社会活动,包括宏观和微观两个方面。宏观的药事管理是指国家对药品及药事的监督管理;微观的药事管理是指药事各部门内部的管理,是对各部门内部人、财、物、信息、时间等进行计划、组织、领导、控制的综合管理过程。

随着社会的进步和药事管理工作的进展,药事管理的范畴从侧重于药品经营、医院药房的管理扩大到对药品的研制、生产、经营、使用、价格、广告等环节的全面管理,从一个国家、地区的管理向国际化的趋势发展。药事管理的体制从早期的医药合一管理演变为在某一机构中设置专人负责,发展为设置专门的药品管理机构,形成高效、统一的管理体制。药事管理的目的从为少数统治阶级服务扩展到确保药品质量,增进药品疗效,保证人民用药安全、有效、经济、合理,维护人民身体健康和用药的合法权益。药事管理的方法从经验管理到科学管理发展,从行政管理向法治化管理发展。

我国药事管理工作经历了漫长的发展阶段:在管理体制方面,1949年,卫生部即下设药政处,行使药事管理的行政职能。1950年建立了国家药品检验所,1954年各省设立药品检验部门。1953年药政处更名为药政管理司,1957年改为药政管理局。1961年卫生部成立了卫生部药品生物制品检定所。1979年,国家成立了国家医药管理总局,1982年国家医药管理总局更名为国家医药管理局。1998年,国家药品监督管理局成立,直属国务院领导。2003年又在此前基础上组建国家食品药品监督管理局(State Food and Drug Administration,SFDA)。2008年,国家食品药品监督管理局划归卫生部领导。为进一步加强食品药品安全监管,2013年国务院整合多部门职责后组建了国家食品药品监督管理总局(China Food and Drug Administration,CFDA)。2018年国务院组建国家市场监督管理总局,取消"国家食品药品监督管理总局",组建国家药品监督管理局(National Medical Products Administration,NMPA),由国家市场监督管理总局管理。在法治化建设方面,我国在1953年颁布了第一部《中国药典》,至2020年已颁布第十一版。1984年颁布《中华人民共和国药品管理法》,标志着我国的药事管理进入了法治化管理的新阶段。2001年修订后的《中华人民共和国药品管理法》正式施行。在2013年和2015年,《中华人民共和国药品管理法》分别进行了两次修正。2019年12月1日,第二次修订后的《中华人民共和国药品管理法》正式施行。以上工作标志着我国的药事管理工作从建立、完善逐步迈向了成熟发展的轨道。

知识链接　　　　　　　　药事管理的主要手段

国家运用行政、法律、技术和媒体监督等手段,来实现对药事工作的监督管理。①运用行政手段。国家药品监督管理部门和相关行政管理部门,通过带有强制性的行政命令、规定等措施,来调节和管理药品各部门活动的一种手段,如对药品生产企业进行药品生产质量管理规范认证、发给药品批准文号等。②运用法律手段。是指国家为了维护药事活动的秩序,通过各种法律、法规、规章和司法、仲裁工作,调整药学各部门的活动和各企业、单位在微观活动中所发生的各种关系,以保证和促进药品安全、有效、经济、合理的管理方法。例如,《中华人民共和国药品管理法》规定对制售假、劣药品的行为进行严惩,保证药品安全。③运用技术手段。通过采用科学的检验仪器,运用特定的检验方法,对药品质量进行有效监控,以此来为行政监督提供强有力的技术支撑。④运用媒体监督手段。充分运用媒体舆论的外部监督作用,将药品安全置于人民群众的监督之下,做到信息公开、透明,强化企业的社会责任,提高公众的自我保护意识,更好地维护老百姓的用药合法权益。

二、药事管理学的定义、性质

药事管理学是药学与社会科学相互交叉、渗透而形成的以药学、法学、管理学、社会学、经济学为主要基础的药学类边缘学科，是应用社会科学的理论和方法研究药事各部门活动及其管理的规律和方法的科学。

药事管理学是一门交叉学科，是药学的一个分支学科，具有社会科学的性质。药事管理学涵盖了药学、管理学、社会学、法学、经济学、心理学等学科的理论和知识，因而是一门交叉学科。药事管理学是药学科学与药学实践的重要组成部分，该学科运用社会科学的原理和方法研究现代药学事业各部门活动及其管理，探讨药学事业科学管理的规律，促进药学事业的发展，因而是药学科学的一个分支学科。药事管理学主要探讨与药事有关的人们的行为和社会现象的系统知识，研究对象是药事活动中管理组织、管理对象的活动、行为规范以及他们之间的相互关系，具有社会科学的性质。

> **视窗**   "学科交叉点往往就是科学新的生长点"
>
>   中国科学院前院长路甬祥院士在谈学科交叉与交叉学科的意义时曾说："学科交叉点往往就是科学新的生长点、新的科学前沿，这里最有可能产生重大的科学突破，使科学发生革命性变化。"药事管理学作为药学的一个分支学科，既有自然科学的属性，又有社会科学的性质，是典型的交叉学科。聚焦我国药品安全监管领域的重大科学与现实问题，药事管理学在维护人民用药安全、护佑全民生命健康方面将发挥日益重要的作用。

近年来，随着我国药学事业的发展，药事管理学科取得了长足的进步，主要如下。①药事管理学课程体系更加完备，形成了以药事管理学为核心课程，药事法规、药学概论、GMP、药品市场营销学等课程为补充的课程体系。药事法规、药事管理学等课程获批国家级和省级精品课程。②由科学出版社、人民卫生出版社、中国医药科技出版社、高等教育出版社等出版了《药事管理学》《药事管理与法规》《医院药事管理》《药学概论》等教材，部分教材配套有电子教材和光盘版教材，配有相应的学习指导与习题集，形成了覆盖研究生、本科生、高职高专各个层次药学生使用的多层次、全方位、立体化的教材体系。③各级医药院校药事管理学师资队伍逐渐壮大，药事管理学教学日趋成熟。④形成了本科、研究生、在职学位培养等不同层次的人才培养体系。国家在本科专业目录中设置了药事管理专业（专业代码为：100810s），2004年中国药科大学率先招收药事管理专业的本科生，沈阳药科大学、中国药科大学、西安交通大学等先后招收药事管理学博士研究生。⑤各级各类药事管理学术团体纷纷成立。⑥创办了《中国药事》等药事管理学杂志。⑦执业药师资格制度的实施和完善提升了药事管理学科的地位。⑧药事管理学科研水平不断提高，部分课题获批国家级、省部级基金项目资助，在国际期刊发表的高水平研究论文逐年增加。⑨药事管理领域国际合作与交流不断深化，西安交通大学、中国药科大学等高校探索丝路沿线国家硕博留学生培养，与哈佛医学院等国外著名高校联合主办国际会议、联合培养研究生、合作发表论文等。

三、药事管理学的学科地位

药事管理学是药学科学的一个分支，该学科在药学科学中所处的地位日趋重要和突出，其重要性越来越受到人们的重视。主要表现在以下3个方面。

1. 教育部颁布的药学专业业务培养要求对学生应获得的知识与能力提出了6个方面，其中之一是要求学生获得"药事管理和药事法规的基本知识"。

2. 药学专业主要课程有16门，专业课6门，药事管理学为其中之一。

3. 中华人民共和国人力资源和社会保障部、国家药品监督管理局实施的执业药师资格制度，药事管理与法规被列为四门必考科目之一。国家对药品生产、经营企业和医疗机构药剂科具有高级技术职称的专业人员执业药师资格认定时，药事管理与法规被列为唯一需要考核的内容。

国家教育行政管理部门、药品监督管理部门、人事行政管理部门把药事管理学的知识和技能作为培养合格药学人才及从事药学实践工作的必备知识与技能，充分体现了该学科在药学中的地位和重要性。

> **视窗　　　　　　　　　　药事管理学是一门重要的药学专业课**
>
> 　　药事管理学是药学课程体系的重要组成部分，与药理学、药剂学、药物化学、药物分析学等课程具有同等重要的地位。打一个形象的比喻，学习药学正如学习车辆驾驶，掌握扎实的药学专业知识相当于掌握驾驶技术，而学习药事管理学相当于掌握道路交通法规，只有技术过硬、知法守法的人员才能成为优秀的药学人才。

第二节　药事管理学的研究内容

一、药事管理体制及组织机构

（一）我国的药事管理体制

1. 药事管理体制　药事管理体制是指一定社会制度下药事工作的组织方式、管理制度和管理方法，是国家的权力机关关于药事组织机构设置、职能配置及运行机制等方面的制度。药事管理体制包括药品质量监督管理体制、药品生产经营管理体制、药品使用管理体制、药学教育与科技管理体制四部分。为了顺应经济、政治和社会的发展，我国的药事管理体制经历了较大变化，逐步得到理顺。

2. 我国现行药事管理体制　1998 年，根据《国务院关于机构设置的通知》，党中央、国务院决定组建国家药品监督管理局（State Drug Administration，SDA），并于 1998 年 4 月 16 日挂牌成立，8 月 19 日正式运行。国家药品监督管理局直属国务院领导，统一负责全国药品的研究、生产、流通、使用环节的行政和技术监督。对省级以下药品监督管理机构实行垂直管理，地（州、盟）、地级市药品监督管理局为省一级药品监督管理局的直属机构，县和较大城市所辖的区根据监管任务需要组建药品监督管理分局，为上级药品监督管理机构的派出机构。2003 年 3 月，国务院在原国家药品监督管理局的基础上组建国家食品药品监督管理局，除继续行使国家药品监督管理局职能外，同时负责食品、保健品、化妆品安全管理的综合监督、组织协调和依法组织开展对重大事故查处、保健品的审批工作。2008 年 3 月，国务院机构改革将国家食品药品监督管理局改由卫生部管理，调整食品药品管理职能，卫生部负责组织制定食品安全标准、药品法典，建立国家基本药物制度；国家食品药品监督管理局负责食品卫生许可，监管餐饮业、食堂等消费环节食品安全，监管药品的科研、生产、流通、使用和药品安全等。2013 年 3 月，国务院机构改革将国家食品药品监督管理局从卫生部分出，新组建国家食品药品监督管理总局，将国务院食品安全委员会办公室的职责、国家食品药品监督管理局的职责、国家质检总局的生产环节食品安全监督管理职责、国家工商总局的流通环节食品安全监督管理职责整合；对生产、流通、消费环节的食品安全和药品的安全性、有效性实施统一监督管理。2018 年 9 月，国务院将国家食品药品监督管理总局、国家发展和改革委员会等多部门的相关职责整合，组建国家市场监督管理总局，作为国务院直属机构。同时，组建国家药品监督管理局，由国家市场监督管理总局管理。

（二）药品监督管理组织机构

1. 药品监督管理行政机构　国家药品监督管理局：主管全国的药品监督管理工作，内设 11 个职能司（局、室）等，见图 10-1。市场监督实行分级管理，药品监管机构只设到省一级，原来的市、县药监局均被取消，合并到市、县市场监管部门。

2. 药品监督管理技术机构　药品检验机构为药品监督管理机构的直属事业单位。中国食品药品检定研究院是国家检验药品生物制品质量的法定机构和最高技术仲裁机构。省级药品监督管理局设置药品检验机构，市级和县级药品检验机构根据工作需要设置。

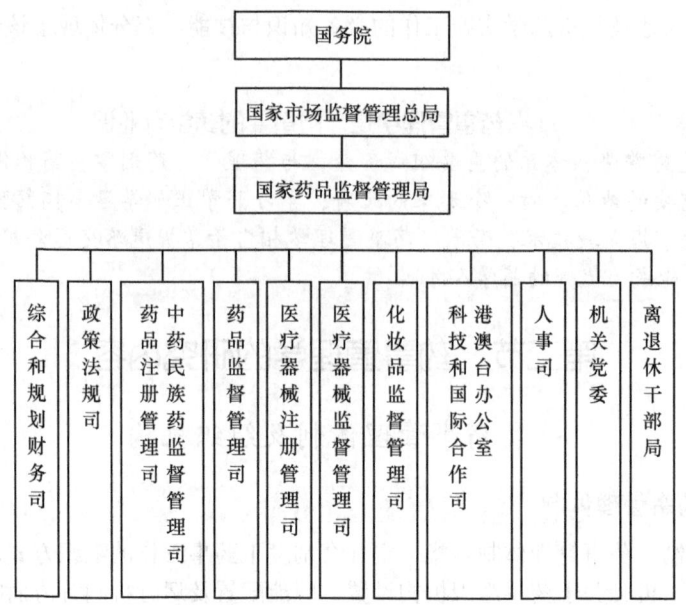

图 10-1 国家药品监督管理局内设机构示意图

3. 国家药品监督管理局直属机构 国家药品监督管理局下设有中国食品药品检定研究院（医疗器械标准管理中心，中国药品检验总所）、国家药典委员会、药品审评中心、食品药品审核查验中心、药品评价中心（国家药品不良反应监测中心）、医疗器械技术审评中心、行政事项受理服务和投诉举报中心、机关服务中心（机关服务局）、信息中心（中国食品药品监管数据中心）、高级研修学院（安全应急演练中心）、执业药师资格认证中心、新闻宣传中心、中国健康传媒集团、中国食品药品国际交流中心、南方医药经济研究所、一四六仓库、中国药学会、药品审评检查长三角分中心、医疗器械技术审评检查长三角分中心、药品审评检查大湾区分中心、医疗器械技术审评检查大湾区分中心等直属机构。

知识链接   **国家药品监督管理局负责药品管理的主要职责**

（1）负责药品（含中药、民族药，下同）安全监督管理。拟订监督管理政策规划，组织起草法律法规草案，拟订部门规章，并监督实施。研究拟订鼓励药品新技术新产品的管理与服务政策。

（2）负责药品标准管理。组织制定、公布国家药典等药品标准，组织制定分类管理制度，并监督实施。参与制定国家基本药物目录，配合实施国家基本药物制度。

（3）负责药品注册管理。制定注册管理制度，严格上市审评审批，完善审评审批服务便利化措施，并组织实施。

（4）负责药品质量管理。制定研制质量管理规范并监督实施。制定生产质量管理规范并依职责监督实施。制定经营、使用质量管理规范并指导实施。

（5）负责药品上市后风险管理。组织开展药品不良反应的监测、评价和处置工作。依法承担药品安全应急管理工作。

（6）负责执业药师资格准入管理。制定执业药师资格准入制度，指导监督执业药师注册工作。

（7）负责组织指导药品监督检查。制定检查制度，依法查处药品注册环节的违法行为，依职责组织指导查处生产环节的违法行为。

（8）负责药品监督管理领域对外交流与合作，参与相关国际监管规则和标准的制定。

（9）负责指导省、自治区、直辖市药品监督管理部门工作。

（三）药学教育、科研机构及学术团体

1. 药学教育和科研机构 我国药学教育主要由高等药学教育、中等药学教育和药学继续教育三部分组成，已基本形成了多类型、多层次、多种办学形式的教育体系。我国的药物科研组织包括独立的药物研究院所和附设在高等药学院校、大型制药企业、大型医院中的药物研究所（室）。

2. 药学学术团体

（1）中国药学会（Chinese Pharmaceutical Association，CPA）：中国药学会成立于1907年，是中国最早成立的学术团体之一，是由全国药学科学技术工作者自愿组成依法登记成立的学术性、公益性、非营利性的法人社会团体，是联系政府和药学科学技术工作者的桥梁和纽带。中国药学会旨在开展药学科学技术的国内外学术交流，普及推广药学及相关学科的科学技术知识，维护药学科学技术工作者的合法权益等。

（2）药学协会：我国的药学协会目前主要包括中国医药企业管理协会、中国非处方药物协会、中国化学制药工业协会、中国医药商业协会、中国中药协会、中国医药教育协会及中国药师协会7个。

二、药师及其管理

（一）药师概述

1. 药师的含义 药师是指接受过高等药学教育，依据法律经过有关部门的考核合格，取得资格，遵循药事法规和职业道德规范，在药学的各个领域从事与药品的生产、经营、使用、科研、检验和管理有关的实践活动的专业人员。药师职业关系到人们的身体健康和生命安全，是医疗团队的重要成员之一。

2. 药师的分类 按专业划分，可以分为分中药师、西药师、临床药师。按专业技术职务划分，可以分为药士、药师、主管药师、副主任药师和主任药师。按工作单位划分，可以分为医疗机构药师、社会药房药师、生产部门药师、流通领域药师等。按是否依法注册划分，可以分为药师、执业药师和从业药师。

3. 药师的岗位分布及其职责 药师分布在药学各部门中，包括社区药房药师（零售药店药师）、医疗机构药师、生产部门药师、流通领域药师、科研部门药师、教育部门药师及管理部门药师等。我国药师主要分布于药品生产企业、医疗机构、医药批发经营企业和零售企业。据《中国药学年鉴》统计：1966～1999年我国高等药学院校毕业的13万余名药学专业人员中，有27.3%分布于药厂，24.1%分布于医院药房，13.4%在医药经营企业，9.3%在教育和科研机构，3.7%在药品检验和管理部门。2007年底49所高等药学院校（系）统计结果表明，本科毕业生继续深造的占毕业生总人数的21.33%，去医药企业的占46.94%。

医疗机构药师负责根据处方调配合格、正确的药品，向专业人员和患者提供药物信息咨询和指导，采购、储存和保管药品，以患者为中心开展临床药学和药学服务工作。社会药房药师主要负责供应合格药品，进行用药指导，管理药品，提供临床药学服务及相关卫生保健服务。生产部门药师对药品生产全过程进行质量控制，保证生产合格药品，满足市场的药品供应，实施上市药品动态监测，及时、妥善处理不良药品事件。流通领域药师负责构建药品流通渠道，沟通药品供需环节，合理储运药品，保持药品在流通过程中的质量，杜绝假、劣药品进入市场。科研部门药师从事新产品、新工艺研究开发工作。教育部门药师负责药学人才的培养和继续教育工作。管理部门药师负责依法实施药品监督管理，规范药品相关行为。

> **知识链接**　　　　　　　　**八星药剂师**
>
> 　　按照世界卫生组织（WHO）和国际药学联合会（FIP）提出的"八星药剂师"的角色要求，对未来药师的角色定位提出了更高的要求，如下所示。
> 　　（1）健康的提供者（caregiver），即药师必须提供最高质量的药学服务，还要对患者提供与药物治疗和药物使用有关的教育、信息和建议，并且与其他健康服务的提供者和睦相处。
> 　　（2）决策的制定者（decision maker），药师必须具有评价、分析的能力，能够对使用资源的最优方法作出决策。
> 　　（3）交流者（communicator），药师必须知识渊博，当与健康专家和公众交流时要足够自信。
> 　　（4）领导者（leader），药师在公共福利机构中应当具有一定的领导地位，并在其领导工作中要显示出一定的同情心。
> 　　（5）管理者（manager），药师必须有效地管理资源和信息，确保药品和医疗服务的可获得性和有效性，并且能够服从他人的管理。
> 　　（6）教育者（teacher），每个药师都必须参与到培养和教育未来执业药师的工作当中。
> 　　（7）终身学习者（life-long learner），每一位药师必须知道如何学习。从在校学习开始，持续的学习应当贯穿整个药师生涯。
> 　　（8）研究者（researcher），每一位药师必须是研究者，在自己的岗位上发现问题、解决问题，形成研究课题。

■（二）执业药师及其管理

1. 执业药师的概念、性质和职责　　执业药师（licensed pharmacist）是指经全国统一考试合格，取得执业药师职业资格证书并经注册，在药品生产、经营、使用和其他需要提供药学服务的单位中执业的药学技术人员。我国的执业药师分为执业（西）药师和执业中药师两类。

执业药师制度是国家对药学这一关系人们身体健康、社会公共利益的职业和从事这一职业的技术人员实行的一种职业准入控制。2019年施行的《执业药师职业资格制度规定》指出，国家设置执业药师准入类职业资格制度，纳入国家职业资格目录，规定"从事药品生产、经营、使用和其他需要提供药学服务的单位，应当按规定配备相应的执业药师。国家药监局负责对需由执业药师担任的岗位作出明确规定"。

执业药师应当遵守执业标准和业务规范，以保障和促进公众用药安全有效为基本准则。执业药师的主要职责如下。①必须严格遵守《中华人民共和国药品管理法》及国家有关药品研制、生产、经营、使用的各项法规及政策。执业药师对违反《中华人民共和国药品管理法》及有关法规、规章的行为或决定，有责任提出劝告、制止、拒绝执行，并向当地负责药品监督管理的部门报告。②在执业范围内负责对药品质量的监督和管理，参与制订和实施药品全面质量管理制度，参与单位对内部违反规定行为的处理工作。③负责处方的审核及调配，提供用药咨询与信息，指导合理用药，开展治疗药物监测及药品疗效评价等临床药学工作。④药品零售企业应当在醒目位置公示执业药师注册证，并对在岗执业的执业药师挂牌明示。执业药师不在岗时，应当以醒目方式公示，并停止销售处方药和甲类非处方药。执业药师执业时应当按照有关规定佩戴工作牌。⑤应当按照国家专业技术人员继续教育的有关规定接受继续教育，更新专业知识，提高业务水平。国家鼓励执业药师参加实训培养。

2. 执业药师资格的取得　　《执业药师职业资格制度规定》明确，凡中华人民共和国公民和获准在我国境内就业的外籍人员，具备以下条件之一者，均可申请参加执业药师职业资格考试：取得药学类、中药学类专业大专学历，在药学或中药学岗位工作满5年；取得药学类、中药学类专业大学本科学历或学士学位，在药学或中药学岗位工作满3年；取得药学类、中药学类专业第二学士学位、研究生班毕业或硕士学位，在药学或中药学岗位工作满 1 年；取得药学类、中药学类专业博士学位；取得药学类、中药学类相关专业相应学历或学位的人员，在药学或中药学岗位工作的年限相应增加 1 年。

执业药师资格考试科目包括四门，见表 10-1。

表 10-1 执业药师资格考试科目

药师类别	科目一	科目二（专业知识一）	科目三（专业知识二）	科目四
药学类	药事管理与法规	含药剂学、药物化学、药理学、药物分析	含临床药物治疗学、临床药理学	综合知识与技能：药学
中药学类		含中药学、中药药剂学、中药理学、中药鉴定学	含中临床中药学、中成药学、方剂学	综合知识与技能：中药学

执业药师资格考试一般每年 4 月份报名，10 月份举行考试。考试以四年为一个周期，参加全部科目考试的人员须在连续四个考试年度内通过全部科目的考试。免试部分科目的人员须在连续两个考试年度内通过应试科目。执业药师职业资格考试合格者，由各省、自治区、直辖市人力资源社会保障部门颁发执业药师职业资格证书。该证书由人力资源社会保障部统一印制，国家药品监督管理局与人力资源社会保障部用印，在全国范围内有效。截至 2022 年 12 月底，全国通过执业药师职业资格考试总人数累计达到 137 万余人，注册人数 66 万余人，较"十三五"初期增长 94%，已配备执业药师的药品零售企业数占比持续增加。执业药师资格考试历年通过率及考试人数情况见表 10-2。

表 10-2 历年执业药师资格考试人数及通过率统计

年份	报考人数	实际考试人数	合格人数	合格率（通过率）
2024 年	834 857	617 271	129 872	21.04%
2023 年	712 900	569 600	83 000	14.61%
2022 年	651 300	495 400	97 400	19.66%
2021 年	592 000	450 973	80 840	17.93%
2020 年	738 901	610 132	120 000	19.00%
2019 年	834 500	709 700	133 000	18.72%
2018 年	687 500	566 600	79 900	14.10%
2017 年	675 200	523 300	153 000	29.19%
2016 年	884 700	728 600	151 000	20.74%
2015 年	1 121 400	937 700	235 000	25.16%
2014 年	840 189	702 459	137 118	19.52%
2013 年	402 359	329 886	51 865	15.72%
2012 年	188 074	146 874	25 969	17.68%
2011 年	145 970	109 717	14 403	13.13%
2010 年	132 755	100 569	11 183	11.12%

3. 执业药师注册 取得执业药师职业资格证书的人员，遵纪守法，遵守执业药师职业道德，无不良信息记录；身体健康，能坚持在执业药师岗位工作；经所在单位考核同意后，应当通过全国执业药师注册管理信息系统向所在地注册管理机构申请注册。经注册后，方可从事相应的执业活动。未经注册者，不得以执业药师身份执业。

经批准注册者，由执业药师注册管理机构核发国家药品监督管理局统一样式的执业药师注册证。执业药师变更执业单位、执业范围等应当及时办理变更注册手续。执业药师注册有效期为五年。需要延续的，应当在有效期届满三十日前，向所在地注册管理机构提出延续注册申请。

4. 执业药师继续教育 为保证执业药师依法执业能力，不断提高业务水平，保持高水平的职业道德，正确履行其职责，取得执业药师职业资格证书的人员，应当按照国家专业技术人员继续教育的有关规定接受继续教育，更新专业知识，提高业务水平。国家鼓励执业药师参加实训培养。

知识链接　　　　美国药师概况

在美国，具有药学博士学位（PharmD.）的人员才有资格申请注册药师。在注册之前，药师必须参加一年左右的医院药房、社会药房实习，并参加由国家药房委员会联盟（the National Association of Boards of Pharmacy，NABP）组织的严格考试。

美国注册药师的工作领域涉及生产、经营、使用、监管等诸多部门。截至2020年，全美国共有31.43万注册药师。其中一半的药师在零售药店工作，另有23%的药师供职于医院药房，其余则是分布在邮购药房、网络药店和药厂等。

在美国，执业药师同医生、律师一样拥有很高的社会地位。他们的职责是负责对医生开出的处方药进行复核，对非处方药物进行监控和指导，对顾客和患者进行药物咨询和用药辅导。2021年12月，根据美国著名民意调查公司盖洛普的调查结果显示，有71%的美国公民表示完全信任药师，仅次于排名第一的护士，位居最受美国民众信任的职业第二名。

三、药品监督管理

（一）药品质量

药品质量，是指药品满足规定要求和需要的特征总和。药品的质量特征包括安全性、有效性、稳定性、均一性等方面。

安全性是指按规定的适应证和用法、用量使用药品后，人体产生不良反应的程度。有效性是指在规定的适应证或者功能主治、用法和用量的条件下，药品能满足预防、治疗、诊断人的疾病，有目的地调节人的生理功能的要求。安全性和有效性是药品的基本特征。稳定性指药品在规定的条件下保持其有效性和安全性的能力。均一性是指药物制剂的每一单位产品都符合有效性、安全性的规定要求。稳定性和均一性是药品的重要特征。

（二）药品质量监督管理

药品质量监督管理是指对确定或达到药品质量的全部职能和活动的监督管理，是药品监督管理部门根据法律授予的职权，依据法定的药品标准、法律、法规、制度和政策，对药品从研制到使用全过程的质量保证和质量控制的组织、实施的监督管理。

药品关系到公众的健康和安全，因此，药品质量监督管理必须遵循社会效益至上、质量第一的原则。同时，药品质量监督管理必须坚持法治化与科学化的高度统一，依法治药，依靠科学的管理方法和先进科学技术严把药品质量关。为加强对药品监督管理，必须实施专业的外部监督检验和单位内部自检，并将药品质量置于群众的监督下，做到专业监督和群众舆论监督相结合。

（三）药品质量监督检验

药品质量监督检验是根据国家药品标准，由专门的法定检验机构代表国家对研制、生产、经营、使用中的药品质量进行的检验。药品监督检验不同于生产企业、经营企业、医疗机构的生产检验、药品验收检验，不涉及买卖双方的经济利益，不以营利为目的，具有第三方检验的公正性，具有比生产检验或验收检验更高的权威性，在法律上具有更强的仲裁性。我国法定的药品监督检验专业机构为药品检验所，分为四级：①中国食品药品检定研究院；②省、自治区、直辖市药品检验所；③地、市、自治州、盟药品检验所；④县、市、旗药品检验所。国家和省、自治区、直辖市药品监督管理部门依据药品质量监督检验的结果，定期发布药品质量公告。例如，2022年8月29日，国家药品监督管理局发布了《国家药监局关于20批次药品不符合规定的通告》，经中国食品药品检定研究院等6家药品检验机构检验，9家企业生产的紫草等20批次药品不符合规定。对不符合规定的药品，药品监督管理部门已要求相关企业和单位采取暂停销售使用、召回等风险控制措施，对不符合规定原因开展调查并切实进行整改。国家药品监督管理局要求相关省级药品监督管理部门依据《中华人民共和国药品管理法》，组织对上述企业和单位存在的涉嫌违法行为立案调查，并按规定公开查处结果。

> **案例 10-2　　有关食品药品安全"四个最严"的要求**
>
> **1. 案例摘要**　2015年5月29日，中共中央政治局就健全公共安全体系进行第二十三次集体学习。会议强调，公共安全连着千家万户，确保公共安全事关人民群众生命财产安全，事关改革发展稳定大局。要牢固树立安全发展理念，自觉把维护公共安全放在维护最广大人民根本利益中来认识，扎实做好公共安全工作，努力为人民安居乐业、社会安定有序、国家长治久安编织全方位、立体化的公共安全网。食品药品安全是公共安全的重要组成部分，要切实加强食品药品安全监管，用最严谨的标准、最严格的监管、最严厉的处罚、最严肃的问责，加快建立科学完善的食品药品安全治理体系，严把从农田到餐桌、从实验室到医院的每一道防线。
>
> **2. 案例问题**
> （1）药品区别于一般的商品，请谈一谈强化药品质量监管的重要性。
> （2）从中国共产党人初心使命的角度来谈一谈"四个最严"要求。
> （3）作为未来的药师，我们在强化药品安全、维护人民生命安全方面应担负什么样的职责？
>
> **3. 案例分析**
> （1）药品作为特殊的商品，对质量有更加严格的要求，对于其内在的安全性、有效性、稳定性、均一性等方面都有严格的标准，强化对药品质量的监管，事关全民健康，意义重大。
> （2）为中国人民谋幸福，为中华民族谋复兴，是中国共产党人的初心和使命；药品安全连着千家万户百姓的切身利益和健康福祉，"四个最严"要求正是自觉把维护药品安全放在维护最广大人民根本利益中来认识，生动诠释了中国共产党人的初心使命。
> （3）药师在强化药品安全、维护人民生命健康方面担负着不可替代的重要职责，是指导公众合理用药、保障公众用药安全、维护公众健康的重要技术力量，责任重大、使命光荣。

（四）药品监督管理的重要制度

1. 药品不良反应报告与监测管理制度　药品不良反应（adverse drug reaction，ADR）是指合格药品在正常用法用量下出现与用药目的无关的或意外的有害反应。药品犹如一把双刃剑，在具有治疗作用的同时，必然存在不良反应。因此，被通报不良反应的药品并不表明是不合格的药品，也不应与"毒药""假药""劣药""不能使用"相提并论。药品不良反应报告内容及统计资料是加强药品监督管理、指导合理用药的依据；不是医疗纠纷、医疗诉讼和处理药品质量事故的依据。

据国内外文献报道，住院患者中药品不良反应的发生率达10%~20%，因药品不良反应而住院的患者为0.3%~5.0%，不良反应发生率很高。2021年我国药品不良反应监测网络收到《药品不良反应/事件报告表》196.2万份，每百万人口平均报告数增加到1392份，全国98.0%的县级地区报告了药品不良反应/事件，药品上市许可持有人报告数量及其占比提升，国家基本药物监测总体情况基本保持平稳。当前，抗感染药不良反应/事件报告占总体报告比例呈现持续下降趋势,但其严重不良反应报告数量仍然较高,提示抗感染药的用药风险仍需继续关注。

药品不良反应按病因分为 A、B、C 三类。见表 10-3。

表 10-3　药品不良反应的类型(按病因分类)

	药品不良反应类型		
	A 类(量变型异常)	B 类(质变型异常)	C 类(机制尚不清楚)
特点	药理作用增强或延长所致,与剂量有关,可预防,发生率高,死亡率低	与药理作用无关,不可预测,发生率低,死亡率高	药理作用无关,长期用药出现,无时间关系,机制不清

药品不良反应按患者反应分类:①副作用;②变态反应,常见有皮肤反应和全身性反应如过敏性休克、血液病样反应、人体各器官系统的反应等;③毒性反应,有中枢神经系统反应、造血系统反应、心血管系统反应及肝肾损害等;④药物依赖性,主要是长期使用麻醉药品、精神药品所致;⑤二重感染,菌群失调;⑥特异质反应;⑦后遗反应,停药后遗留下来的生物学效应;⑧致癌作用;⑨致畸作用;⑩致突变作用。

近年来,我国逐步加强药品不良反应报告和监测工作,2004 年《药品不良反应报告和监测管理办法》出台,2011 年 7 月 1 日该办法经卫生部修订后施行。国家药品监督管理局主管全国药品不良反应监测工作,省级药品监督管理部门主管本行政区域内的药品不良反应监测工作,各级卫生主管部门负责医疗卫生机构中与实施药品不良反应报告制度有关的管理工作。国家药品不良反应监测中心承办全国药品不良反应监测技术工作,省级药品不良反应监测中心在省级药品监督管理部门的领导下承办本行政区域内药品不良反应报告资料的收集、核实、评价、反馈、上报及其他有关工作。药品不良反应实行逐级、定期报告制度,必要时可以越级报告。药品上市许可持有人应当开展药品上市后不良反应监测,主动收集、跟踪分析疑似药品不良反应信息,对已识别风险的药品及时采取风险控制措施。药品上市许可持有人、药品生产企业、药品经营企业和医疗机构应当经常考察本单位所生产、经营、使用的药品质量、疗效和不良反应。发现疑似不良反应的,应当及时向药品监督管理部门和卫生健康主管部门报告。

为加强药品不良反应监测工作,进一步保障广大人民群众用药安全有效,自 2001 年 11 月开始,我国实行了国家药品不良反应信息通报制度。截至 2020 年 6 月,我国共发布 77 期《药品不良反应信息通报》。如第 77 期《药品不良反应信息通报》要求关注垂体后叶注射液的安全性问题,国家药品不良反应监测数据库在 2018~2019 年收到垂体后叶注射液不良反应/事件报告 1912 份,其中严重不良反应/事件报告 228 份,占 11.9%。主要不良反应表现以腹痛、腹泻、呕吐、血压升高、心悸、心律失常、低钠血症、低钾血症、过敏性休克、严重过敏样反应、头晕、意识障碍等多见,建议医务人员关注垂体后叶注射液临床合理用药问题,严格按照药品说明书使用,避免超适应证、超剂量用药。

2. 处方药与非处方药分类管理制度　根据药品安全有效、使用方便的原则,依其品种、规格、适应证、剂量及给药途径不同,对药品分别按处方药和非处方药进行管理。根据药品的安全性又将非处方药分为甲、乙两类,乙类比甲类更安全。处方药在药店销售时必须凭处方,销售处方药和甲类非处方药的药店必须配备执业药师或依法经过资格认定的药学专业技术人员。乙类非处方药可在经省级药品监督管理部门或其授权的药品监督管理部门批准的其他商业企业零售,如超市等。

非处方药专有标识图案为椭圆形背景下的 OTC 三个英文字母,是国际上对非处方药的习惯称谓。非处方药专有标识图案的颜色分为红色和绿色,红色专有标识用于甲类非处方药药品,绿色专有标识用于乙类非处方药药品和用作指南性标志。非处方药专有标识只允许已列入《国家非处方药目录》并通过药品监督管理部门审核登记的非处方药使用,作为药品标签、使用说明书和包装的专有标识,也可用作经营非处方药企业的指南性标识,见图 10-2。

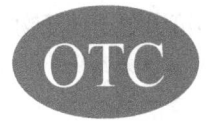 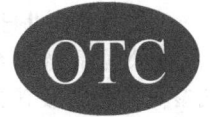 

甲类非处方药标识（红底白字）　　乙类非处方药标识（绿底白字）　　扫码看彩图

图 10-2　甲类和乙类非处方药的标识

3. 国家基本药物制度　国家基本药物系指从国家目前临床应用的各类药物中，经过科学评价而遴选出来的具有代表性的药物，由国家的药品监督管理部门公布，国家保证其生产和供应，在使用中首选。2002 年世界卫生组织（WHO）对基本药物的定义：能满足人们卫生保健优先需求的药物，是按照一定的遴选原则，经过认真筛选的、数量有限的药物。

国家基本药物的遴选原则是临床必需、安全有效、价格合理、使用方便、中西药并重。2009 年新医改推行以后，我国先后出台了 2009 年版、2012 年版、2018 年版基本药物目录，现行的是 2018 年版国家基本药物目录，总品种数量为 685 种，其中化学药品和生物制品各有 417 种、中成药 268 种（含民族药），分别占 60.9% 和 39.1%。现行版目录优化了品种结构，增加了品种数量，规范了剂型规格，能够更好地满足基层用药。

> **知识链接**　**中华人民共和国国民经济和社会发展第十四个五年规划和 2035 年远景目标纲要**
> **（深化医药卫生体制改革）**
>
> 坚持基本医疗卫生事业公益属性，以提高医疗质量和效率为导向，以公立医疗机构为主体、非公立医疗机构为补充，扩大医疗服务资源供给。加强公立医院建设，加快建立现代医院管理制度，深入推进治理结构、人事薪酬、编制管理和绩效考核改革。加快优质医疗资源扩容和区域均衡布局，建设国家医学中心和区域医疗中心。加强基层医疗卫生队伍建设，以城市社区和农村基层、边境口岸城市、县级医院为重点，完善城乡医疗服务网络。加快建设分级诊疗体系，积极发展医疗联合体。加强预防、治疗、护理、康复有机衔接。推进国家组织药品和耗材集中带量采购使用改革，发展高端医疗设备。完善创新药物、疫苗、医疗器械等快速审评审批机制，加快临床急需和罕见病治疗药品、医疗器械审评审批，促进临床急需境外已上市新药和医疗器械尽快在境内上市。提升医护人员培养质量与规模，扩大儿科、全科等短缺医师规模，每千人口拥有注册护士数提高到 3.8 人。实施医师区域注册，推动医师多机构执业。稳步扩大城乡家庭医生签约服务覆盖范围，提高签约服务质量。支持社会办医，鼓励有经验的执业医师开办诊所。

4. 药品召回管理制度　药品召回是指药品上市许可持有人（包括进口药品的境外制药厂商）按照规定的程序收回已上市销售的存在安全隐患的药品。这里的安全隐患，是指由于研发、生产等原因可能使药品具有的危及人体健康和生命安全的不合理危险。

我国在 2007 年出台了《药品召回管理办法》，对已经上市销售的存在安全隐患的药品实施召回，以最大程度地减少可能对消费者造成的伤害，体现了政府对百姓用药安全的一种负责态度。药品存在质量问题或者其他安全隐患的，药品上市许可持有人应当立即停止销售，告知相关药品经营企业和医疗机构停止销售和使用，召回已销售的药品，及时公开召回信息，必要时应当立即停止生产，并将药品召回和处理情况向省、自治区、直辖市人民政府药品监督管理部门和卫生健康主管部门报告。药品生产企业、药品经营企业和医疗机构应当配合。药品上市许可持有人依法应当召回药品而未召回的，省、自治区、直辖市人民政府药品监督管理部门应当责令其召回。

> **视窗**　　　　　　**某国际制药公司在全球召回抗风湿王牌药物**
>
> 　　万络是某国际制药巨头公司于1999年推出的一种抗风湿性关节炎药物，2001年在我国上市。由于避免了传统治疗风湿病药物刺激胃肠道的副作用，万络一度被誉为王牌药物。2003年万络在全球的销售额为25亿美元，占该公司年度总销售额的10%。而从2004年10月1日起，该公司开始在全球范围召回万络，原因是该药会增加服用者心脏病和卒中的发病概率。万络在美国宣布召回的当天，该公司的股价就下跌了25%。召回引起的经济损失由此可见一斑，但这并没有阻挡该公司召回的决心。这一决定是基于该公司自主、独立地进行的一项新的为期3年的长期临床试验结果而做出，决策过程完全系出于自愿，只是在决定后才向FDA通告。

四、药品注册管理

（一）新药及其研发

1. 新药的定义　　根据《中华人民共和国药品管理法》及2020年7月1日开始执行的新《药品注册管理办法》，新药系指未曾在中国境内外上市销售的药品。新药经申请、检验、审评、生产现场检查合格后，由国家药品监督管理部门审核发给新药证书，申请人已持有药品生产许可证并具备生产条件的，同时发给药品批准文号。

　　2015年以来，我国药品审评标准逐步提高。中药注册按照中药创新药、中药改良型新药、古代经典名方中药复方制剂、同名同方药等进行分类；化学药注册按照化学药创新药、化学药改良型新药、仿制药等进行分类；生物制品注册按照生物制品创新药、生物制品改良型新药、已上市生物制品（含生物类似药）等进行分类。

2. 药品研发的一般过程　　一种药物从最初的实验室研究到最终摆放到药柜销售平均需要花费12年的时间。进行临床前试验的5000种化合物中只有5种能进入后续的临床试验，而仅其中的1种化合物可以得到最终的上市批准。在美国，新药开发者完成临床前研究后向美国食品药品管理局（FDA）提出研发新药申请，进行临床试验。在完成前三期临床试验后，向FDA提出新药申请，药品批准上市后继续进行Ⅳ期临床试验。美国药品研发的一般过程见表10-4。

表10-4　美国药品研发的一般过程

阶段	临床前研究	临床试验				
		Ⅰ期	Ⅱ期	Ⅲ期	FDA	Ⅳ期
所需时间（年）	3.5	1	2	3	2.5	FDA要求附加的上市后试验
试验对象	实验室和动物实验	20~80例健康志愿者	100~300例病患志愿者	1000~3000例病患志愿者	过程审核/批准	
试验目的	评定药物安全性和生物活性	确定药物安全性和剂量	评估药物有效性，寻找副作用	验证药物有效性，监控长期使用的不良反应		
成功率	评估5000种化合物	5种进入临床试验			1种被批准	

（二）药品注册管理概述

1. 药品注册　　药品注册是指药品注册申请人依照法定程序和相关要求提出药物临床试验、药品上市许可、再注册等申请及补充申请，药品监督管理部门基于法律法规和现有科学认知进行安全性、有效性和质量可控性等审查，决定是否同意其申请的活动。

2. 注册管理的具体要求　　申请人在申请药品上市注册前，应当完成药学、药理毒理学和药物临床试验等相关研究工作。药物非临床安全性评价研究应当在经过GLP认证的机构开展，并遵守GLP。药物临床试验是指以药品上市注册为目的,为确定药物安全性与有效性在人体开展的药物研究。药物临床试验分为Ⅰ期临床试验、Ⅱ期临床试验、Ⅲ期临床试验、Ⅳ期临床试验及生物等效性试验。根据药物特点和研究目的,研究内容包括临床药理学研究、探索性临床试验、确证性临床试验和上市后研究。药物临床试验应当在具备相应条件并按规定备案的药物临床试验机构开展。

国家药品监督管理局建立药品加快上市注册制度,支持以临床价值为导向的药物创新。对符合条件的药品注册申请,申请人可以申请适用突破性治疗药物、附条件批准、优先审评审批及特别审批程序。

五、药品生产管理

(一) 药品生产

1. 药品生产的概念 药品生产是指药品生产企业将生产原料加工制备成药品的全过程。药品生产分原料药生产和药品制剂生产。药品生产和制药工业的发展,为临床源源不断地输送了防病治病的药物,为提高人类的健康水平做出了突出贡献。随着生物技术的蓬勃发展和在制药工业的广泛应用,现代高科技条件下的制药行业被称为是永不衰落的朝阳产业,焕发着更加蓬勃的生机和活力。

2. 药品生产的特点 药品品种繁多,规格多样,质量要求严格,这些性质客观上决定了现代的药品生产具有以下特点。

(1) 要求严。药品生产区别于一般产品的生产,必须要在严格的卫生条件下生产,最大限度地避免污染源的污染,如人员的卫生条件,厂区路面绿化的要求,生产车间洁净级别的要求等,都充分体现了药品生产的严格程度。

(2) 自动化程度高。现代药品生产中,各种生产设备、动力设备、仪器、仪表、自动控制装置等的应用更加普遍,要求制药设备精良、自动化程度高。

(3) 专业性强。专业性主要体现在有专业的人员,如药学专业技术人员、工程技术人员等;还体现在制药全过程的管理要做到专业化,采用符合GMP的一整套专业化管理制度来控制药品的质量,保证生产出的药品质量合格。

(4) 品种多,过程复杂。药品品种繁多,投入的原料、辅料种类庞杂,每个品种的制备过程涉及多个工序,最终检验合格后才能出厂,从这个角度而言,药品生产是一项复杂的系统工程,必须通过科学管理加以规范。

> **知识链接**   **药品生产的洁净级别有多高?**
>
> 我国GMP规定,药品生产环境的洁净度标准四个级别由高到低分别为A级、B级、C级、D级。其中,A级洁净级别下,要求每立方米动态和静态的悬浮粒子最大允许数,≥0.5μm的为3520个,≥5μm的为20个。高风险操作区,如灌装区、放置胶塞桶与无菌制剂直接接触的敞口包装容器的区域等,需达到A级洁净度级别要求,由此可见药品生产的洁净程度要求之高。

(二) 我国药品生产和制药工业的现状

中华人民共和国的药品生产经过60年的发展,实现了从无到有、由弱到强的跨越式发展,我国已跻身世界制药大国行列,现有药品生产企业四千多家。2021年,我国医药工业增加值累计同比增长23.1%,高于全部工业整体增速13.5个百分点(整体工业增加值增速为9.6%)。医药工业实现营业收入33 707.5亿元,累计同比增长18.7%,较上年同期提升11.4个百分点,增速创近5年来新高。实现利润总额7087.5亿元,累计同比增长67.3%。其中生物药品制造、基因工程药物和疫苗制造等子行业实现营业收入5918亿元，同比增长113.8%；实现利润在医药工业利润总额中的比重达41.7%，有力推动了行业的整体发展。

我们需要清醒地看到，我国仍然是制药大国，而不是制药强国，与欧美日等发达国家差距较大，与近邻印度、韩国等也有不小的差距，因此，我们必须以科技创新引领行业发展，通过提升企业的新药创制能力，进一步提高我国制药企业和品牌在国际上的地位。

（三）药品生产管理概述

1. 药品生产的前置性注册管理 在我国，从事药品生产活动应当符合人员、设施和设备、质量管理和质量检验、规章制度四个方面的条件，通过申请取得药品生产许可证，凭此证到工商行政管理部门登记后取得营业执照，做到"一证一照"齐全。此外，还必须通过GMP认证后取得药品GMP证书。至此，该药厂就是合法的药品生产企业，也具备了相应的生产条件。至于生产具体药品的品种，还必须取得某一个药品的药品批准文号。这些管理措施，都体现了药品生产的前置性注册管理特点。

2. GMP GMP是在药品生产过程中，用科学、合理、规范化的条件和方法来保证生产符合预期标准的优良药品的一整套系统的、科学的管理规范，是药品生产和质量管理的基本准则。GMP的适用范围如下：①药品制剂生产的全过程；②原料药生产中影响成品质量的精制、烘干、包装等关键环节。GMP的主导思想：药品的质量是生产出来的，而不是检验出来的。这一主导思想体现了药品生产质量管理的科学性，即通过全过程质量管理，保证药品生产的每一道工序都科学合理，最终生产出的药品也是质量合格的，再通过外部的检验，进一步对药品质量进行把关。

在GMP框架下，药品生产达到的要求主要如下。

（1）合格的物料。原辅料和包装材料。药品生产中所用物料（原辅料和包装材料）应符合药品标准或其他相关标准，不得对药品的质量产生不良影响。

（2）合格的厂房。例如，厂区须环境整洁，适度绿化，避免花粉、灰尘等的污染，有防虫、防鼠设施。洁净室内表面必须光滑平整，墙壁与地面的交界处应成弧形，减少灰尘聚集，便于清洁。

（3）优良的制药设备。例如，设备材料要符合生产要求，便于清洗、消毒。

（4）训练有素的人员。如主管生产和质量管理的企业负责人应具有医药或相关专业大专以上学历，并具有从事药品生产和质量管理工作3年以上实践经验。

（5）合理的工艺操作。要求严格按照注册批准的工艺生产。

（6）合乎条件的仓储。仓储区的面积、清洁、照明、通风和温湿度等都有严格要求。

（7）其他。如对产品销售、召回、投诉与不良反应报告等均有明确规定。

案例10-3　　中国政府严控新型冠状病毒疫苗全过程生产质量

1. 案例摘要 疫苗是高风险的药品，新型冠状病毒疫苗的生产质量控制要求更为严格。首先，每批疫苗在出厂前，企业必须依据国家批准的标准进行检验。检验项目包括了物理指标、化学指标、鉴别指标、有效性指标和安全性指标等。其次，国家法定检验机构需要对上市疫苗进行批签发。批签发是国际上对生物制品的统一要求。我国也是这样，要求法定检验机构对每一批即将上市的疫苗进行检验和审核。新型冠状病毒疫苗上市后，为了保证扩大生产的疫苗质量，国家法定机构抽调了各省精干人员，提高了批签发能力。同时，药监机构也向疫苗生产企业派驻了驻厂检查员，对疫苗生产全过程跟班检查，确保生产过程符合国家法规要求。除此之外，疫苗成品出厂后，使用过程中还有一系列措施保证疫苗质量。例如，出台了增加生产线扩产工作流程和技术指南，建立独立运行的新型冠状病毒疫苗信息化追溯监管体系，确保每一支疫苗来源可追、去向可查。

2. 案例问题

（1）我国对加强新型冠状病毒疫苗管理坚持的总体原则是什么？

（2）新型冠状病毒疫苗生产全过程的质量管理是否适用于GMP的要求？

（3）如何确保新型冠状病毒疫苗流通全过程可追溯？

3. 案例分析

（1）我国对新型冠状病毒疫苗实行严格的管理制度，坚持安全第一、风险管理、全程管控、科学监管、社会共治的管理原则。

（2）新型冠状病毒疫苗生产应当建立完整的生产质量管理体系，同样适用于GMP的要求。

（3）要建立统一的追溯标准和规范，建立新型冠状病毒疫苗追溯协同服务平台和监管系统。同时，国家和省级药监部门分别建设两级疫苗信息化追溯监管系统，动态采集数据，监控疫苗流向，充分发挥追溯信息在日常监管、风险防控、产品召回、应急处置等监管工作中的作用。

六、药品经营管理

（一）药品经营

药品经营是指专门从事药品经营活动的有关组织和人员，按照医药经济的要求和市场的内在规律，依照药事管理法规的要求，将药品生产企业生产出来的药品，通过购进、储存、销售、储运等经营活动，供应给医疗单位和消费者的过程，也称为药品流通。药品经营活动使药品完成从生产领域到消费领域的转移，促进了医药经济的发展，满足了人民群众对用药的需求，实现了药品的经济效益和社会效益。

药品经营的类型分批发和零售两种，相应的企业分药品批发企业和药品零售企业。据国家药品监督管理局统计：截至2021年9月底，全国共有药品经营许可证持证企业60.65万家。其中，批发企业1.34万家，零售连锁总部0～66万家，零售连锁门店33.53万家，单体药店25.12万家。从上述数据可以看出，我国药品经营企业数量众多，但仍然存在规模小、行业集中度不够的问题，与发达国家相比，企业核心竞争力仍有待进一步提升。需要更进一步兼并、重组，推进产权变革，融入新的技术管理方式，提高企业的综合竞争力。

（二）药品经营企业的管理

1. 开办药品经营企业的条件 从事药品经营活动应当具备以下条件：①有依法经过资格认定的药师或者其他药学技术人员；②有与所经营药品相适应的营业场所、设备、仓储设施和卫生环境；③有与所经营药品相适应的质量管理机构或者人员；④有保证药品质量的规章制度，并符合国务院药品监督管理部门依据本法制定的药品经营质量管理规范要求。

从事药品批发活动，应当经所在地省、自治区、直辖市人民政府药品监督管理部门批准，取得药品经营许可证。从事药品零售活动，应当经所在地县级以上地方人民政府药品监督管理部门批准，取得药品经营许可证。无药品经营许可证的，不得经营药品。

2. GSP GSP是针对药品计划采购、购进验收、储存、销售及售后服务等环节而制定的保证药品符合质量标准的一项管理制度。其核心是通过严格的管理制度来约束企业的行为，对药品经营全过程进行质量控制，保证向用户提供优质的药品。

GSP规定，药品批发企业和零售企业对直接接触药品的人员每年进行健康检查，并建立健康档案。发现患有精神病、传染病或者其他可能污染药品疾病的人员，应调离岗位。药品零售企业和零售连锁门店在销售中应做到：营业时间内有执业药师或药师在岗，并佩戴标明姓名、执业药师或其技术职称等内容的胸卡；药品拆零销售使用的工具、包装袋应清洁和卫生。出售时应在药袋上写明药品名称、规格、服法、用量、有效期等内容。销售药品时，处方要经执业药师或具有药师以上（含药师和中药师）职称的人员审核后方可调配和销售，以保证药品的正确销售。

> **知识链接**   **GSP**
>
>   现行GSP共4章184条。具体如下：
>   第一章   总则，共4条，阐明了GSP制定的目的和依据，其基本要求，以及适用范围。
>   第二章   药品批发的质量管理，共115条，主要包括质量管理体系、组织机构与质量管理职责、人员与培训、质量管理体系文件、设施与设备、校准与验证、计算机系统、采购、收货与验收、储存与养护、销售、出库、运输与配送、售后管理等内容。
>   第三章   药品零售的质量管理，共58条，主要包括质量管理与职责、人员管理、文件、设施与设备、采购与验收、陈列与储存、销售管理、售后管理。
>   第四章   附则，共7条，主要包括术语含义、制定GSP实施细则、违规处罚和施行时间等。

3. 医保定点药店   当我们去药店购药时，会发现很多药店门口悬挂了"医保定点药店""刷卡药店"的字样。医保定点药店全称为"基本医疗保险定点零售药店"，是指经统筹地区劳动保障行政部门审查，并经社会保险经办机构确定的，为基本医疗保险参保人员提供处方外配服务的零售药店。

    定点零售药店应具备的资格和条件如下：①持有药品经营许可证、营业执照，经药品监督管理部门年检合格；②遵守《中华人民共和国药品管理法》及有关法规，有健全和完善的药品质量保证制度，能确保供药安全、有效和服务质量；③严格执行国家、省（自治区、直辖市）规定的药品价格政策，经物价部门监督检查合格；④具备及时供应基本医疗保险用药和24h提供服务的能力；⑤能保证营业时间内至少有1名药师在岗，营业人员须经地级以上药品监督管理部门培训合格；⑥严格执行城镇职工基本医疗保险制度有关政策规定，有规范的内部管理制度，配备必要的管理人员和设备。具备上述条件经审批确定的药店，就可以为参加医疗保险的供药，提供处方外配服务，即参保人员持定点医疗机构处方，在定点零售药店购药。

4.《优良药房工作规范》 《优良药房工作规范》（Good Pharmacy Practice，GPP）是中国非处方药物协会倡导的行业自律性规范，对社会药房面向大众的药学服务和社会药房从业人员的素质方面提出了指导原则和评价依据，目的在于证明药品使用的安全有效，从而促进患者或消费者健康水平和生活质量的提高。该规范试行版由中国非处方药物协会于2003年2月25日发布，2007年9月5日修订版发布，共四章二十三条。

    GPP中核心的概念"药学服务"，是提供与药品使用相关的各种服务的一种现代化药房工作模式，是药师应用药学专业知识向患者提供直接的、负责任的与药物使用有关的各种关爱服务，以获得药物最佳的治疗效果，恢复患者健康，改善患者的生活质量。为了保证提供高质量的药学服务，GPP对社会药房提出了如下要求。①建立规范的药房专业分区和药学服务咨询区。②药房从业人员依据其职责，为患者提供安全合理的用药指导，提供正确的资讯，根据需要进行售药和咨询记录，在此基础上并征得患者同意，建立药历。根据需要对患者或消费者进行售药记录和用药跟踪，建立药历制度。③应为患者或消费者提供多种多样的特色服务；参与和组织公益性的社区健康服务活动；配备相应的药学服务参考书，供药店药学技术人员和患者或消费者参考。④拆零销售时必须提供售药标签，即在患者或消费者所购药品的外包装上附加标签。

七、医疗机构药事管理

（一）医疗机构及医疗机构药事

1. 医疗机构   医疗机构（medical institution）是指以救死扶伤，防病治病，保护人们健康为宗旨，从事疾病诊断、治疗活动的社会组织。开办医疗机构必须依照法定程序申请、审批、登记，领取医疗机构执业许可证。按机构类型分类，医疗机构包括各类医院、专科疾病防治院、妇幼保健院、社区卫生服务中心、乡镇、街道卫生院、门诊部、疗养院、急救中心、诊所、卫生所、医务室、护理站等。根据医院的功能和相应规模、技术、管理及服务质量等综合水平来分类，医疗机构分为三级十等：一级医院是直接为社区服务的初级卫生保健机构，分甲、乙、丙三等；二级医院是几个社区的地区性医院，分甲、乙、丙三等；三级医院是跨地区面向全国的医院，分特、甲、乙、丙四等。

2. 医疗机构药事 医疗机构药事又称为"医院药学"，泛指医疗机构中一切与药品和药学服务有关的事务。医疗机构药事管理是指医疗机构内以服务患者为中心，以医院药学为基础，以临床药学为核心，促进临床科学、合理用药的药学技术服务和相关药品管理工作。我国医院药学发展经历了三个阶段，见表10-5。

表10-5　医院药学模式发展的三个阶段

发展阶段	阶段名称	类型	特点
第一阶段	传统药学	单纯供应型	以药品为中心的保障供应模式
第二阶段	临床药学	供应与服务结合型	以患者为中心的临床药学模式
第三阶段	药学服务	专业服务型	以关注患者生活质量为核心的药学服务模式

（二）医疗机构药剂科

医院药剂科是在医院院长领导下的药学技术职能部门，代表医院对全院药品实施监督管理职能。药剂科的组成及职能见图10-3。

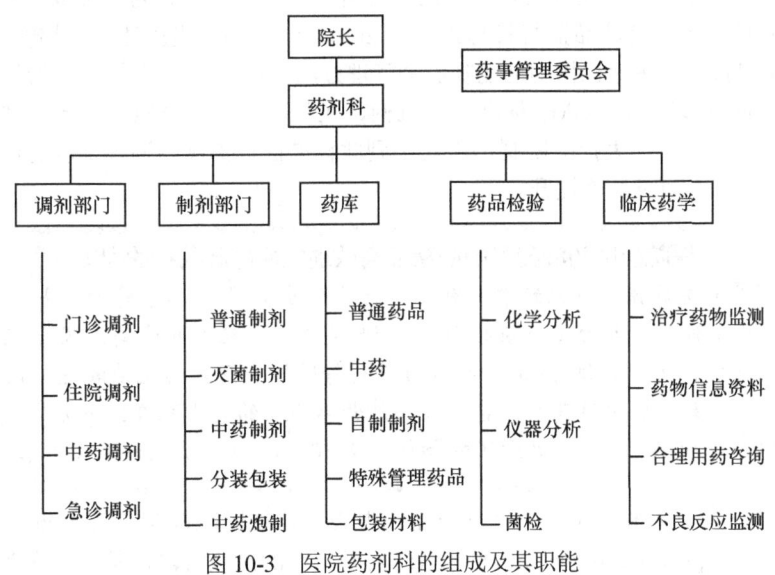

图10-3　医院药剂科的组成及其职能

（三）医院药学的工作内容和发展方向

1. 处方与调剂工作

（1）处方。处方是指由注册的执业医师和执业助理医师在诊疗活动中为患者开具的、由取得药学专业技术职务任职资格的药学专业技术人员审核、调配、核对，并作为患者用药凭证的医疗文书。处方包括医疗机构病区用药医嘱单。

处方必须由专业的医师开具，由药师调配，具有专业性；处方可用于用药金额的统计分析，具有经济性；处方作为一类重要的医疗文书，可以作为医疗事故的依据，具有法律性。围绕处方，医师和药师各司其职：医师具有处方权和修改权，而药师具有调配权，当发现药品滥用和用药失误时，药师还有拒绝调配的权利。临床上的处方有四种颜色，代表不同的用药：普通、第二类精神药品处方为白色；儿科处方为淡绿色；急诊处方为淡黄色；麻醉药品、第一类精神药品处方为淡红色。

(2) 调剂。又称处方调配，包括收方、审查处方、调配药剂或取出药品、核对处方与药剂、将药剂发给患者（或病区医护人员）、交代和答复询问的全过程。调剂工作是医院药剂科常规业务工作之一，是药剂科直接为患者服务的窗口，是药师与医生、护士联系沟通的重要途径。

调剂的一般流程：收方→审方→配方→包装、贴标签→核对→发药。在住院药房，同时并存的调剂形式还有病区小药柜和中心摆药制。病区小药柜是指临床科室凭医生处方或病区凭病区药品请领单领药，优点是手续简便，便于患者及时用药，减轻工作量，提高效率；缺点在于药师无法履行咨询指导职责，容易积压或保管不当造成浪费。中心摆药制是指住院患者每日用药集中调配，该方法有利于药品管理、调度和周转，保证药品调配质量。随着调剂工作的发展，为了降低差错、提高效率，部分三甲医院将住院患者的静脉药物配置全部集中到静脉药液配置中心，由药师负责审方和核对，由护士等负责在一定洁净级别环境下进行药液配制，然后分发到住院部各临床科室供患者使用。静脉药液配置中心作为一种新兴的调剂方式，在医院药学中的地位更加突出。

2. 制剂工作 医疗机构制剂是指医疗机构根据本单位临床需要而经过批准而配制、自用的固定处方制剂。制剂的品种必须是临床需要而市场没有供应的品种，起到市场补缺的作用。例如，性质不稳定的碘化钾合剂，有效期短的胃酶合剂，缓解胃痉挛的有效药物颠茄合剂等常见制剂品种，并不适合药厂生产供应，而由医院自配自用，既避免了药物的失效，同时能实时地满足临床用药需求。

由于医院制剂的生产条件相对较差，制剂不合格率一直比较高。为了规范医院制剂的审批和生产，提高其质量，国务院药品监督管理部门在2001年出台了《医疗机构制剂配制质量管理规范》，在2005年出台了《医疗机构制剂配制监督管理办法》和《医疗机构制剂注册管理办法》，其中就要求医院制剂室参照药厂GMP标准，从机构、人员、房屋、设施与设备、文件等方面进行技术改造。这样，全国有一大批医院制剂因达不到此标准而被淘汰。通过优胜劣汰，我国医院制剂力量更加精悍，制剂质量显著提升。

> **知识链接** 　　　　**医院静脉药液配置中心精准高效地完成静脉药物的配置**
>
> 　　某三级甲等医院静脉药液配置中心有正式医护人员35人，其中药师（士）18人，护师（士）17人。配备有7台生物安全柜和10台水平层流台，配置间达到万级层流环境，局部达到百级层流环境，可同时供25名医护人员进行静脉输液用药的无菌配置。该中心负责全院住院患者抗生素及细胞毒性药物、普通及肠外营养药物的集中配置，服务床位达1500张，日配置量3300～4000袋（瓶）。做到了账物相符率100%，药物失效和流失为零。

3. 临床药学和药学服务 区别于"以药品为中心"传统医院药学，临床药学（clinical pharmacy）和药学服务（pharmaceutical care）是医院药学发展的高级阶段，是"以患者为中心"的药学工作。临床药学是以患者为对象，研究安全、有效、合理地使用药品，提高药物治疗质量，促进患者健康的学科；药学服务是提供负责的药物治疗，目的在于实现改善患者生活质量的既定结果，它更进一步关注患者生活质量的改善。以药品还是以患者为中心的药学模式差异显著，见图10-4。

临床药学的工作内容主要如下：①药物信息资料的收集和提供咨询服务；②实施治疗药物监测及参与个体化给药方案的制订；③深入临床实践，参与药物治疗；④参与药品不良反应的监测和管理工作；⑤进行药物配伍工作和相互作用的研究；⑥建立患者的药历，进行处方、药历分析，了解本院用药情况。

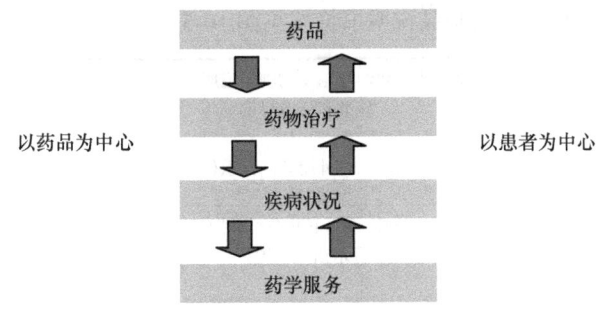

图 10-4 "以药品为中心"和"以患者为中心"的医院药学模式

美国学者赫普勒（Hepler）和斯特兰德（Strand）最早在 1990 年《美国医院药学杂志》撰文，提出了后来广为接受的药学服务定义，并进一步指出药学服务要达到的结果包括三个方面：①确认潜在或实际存在的与药物治疗相关的问题；②解决实际存在的与药物治疗相关的问题；③预防潜在的与药物治疗相关的问题。此处的药物治疗问题包括不必要的药物治疗、需额外药物治疗、无效的药物治疗、剂量过低、药物不良反应、剂量过高、治疗不依从等七个方面。药学服务代表了医院药学的未来发展方向，对于提高医院患者乃至社区患者的药疗效果和生活质量具有重要作用。

八、药品信息管理

（一）药品说明书和标签的管理

药品说明书和标签，又称为药品标识物，是药品外在质量的主要体现，是医师决定用药和药师指导消费者购买选择药品的重要信息，也是患者在选购和使用药物时的重要依据。药品标签是指药品包装上印有或者贴有的内容。国家食品药品监督管理局于 2006 年 3 月 15 日公布了《药品说明书和标签管理规定》，对两者提出了明确的管理规定。

1. 药品说明书和标签的文字表述规定　药品说明书和标签的文字表述应当科学、规范、准确。非处方药说明书还应当使用容易理解的文字表述，以便患者自行判断、选择和使用。药品说明书和标签中的文字应当清晰易辨，标识应当清楚醒目，不得有印字脱落或者粘贴不牢等现象，不得以粘贴、剪切、涂改等方式进行修改或者补充。药品说明书和标签应当使用国家语言文字工作委员会公布的规范化汉字，增加其他文字对照的，应当以汉字表述为准。

标签上有效期标注格式应当按照年、月、日的顺序标注，年份用四位数字表示，月、日用两位数表示。其具体标注格式为"有效期至××××年××月"或者"有效期至××××年××月××日"；也可以用数字和其他符号表示为"有效期至××××.××"或者"有效期至××××/××/××"等。

2. 药品名称和注册商标的使用　药品说明书和标签中标注的药品名称必须符合国务院药品监督管理部门公布的药品通用名称和商品名称的命名原则，并与药品批准证明文件的相应内容一致。药品通用名称应当显著、突出，其字体、字号和颜色必须一致，并符合以下要求：①对于横版标签，必须在上 1/3 范围内显著位置标出；对于竖版标签，必须在右 1/3 范围内显著位置标出；②不得选用草书、篆书等不易识别的字体，不得使用斜体、中空、阴影等形式对字体进行修饰；③字体颜色应当使用黑色或者白色，与相应的浅色或者深色背景形成强烈反差；④除因包装尺寸的限制而无法同行书写的，不得分行书写。药品商品名称不得与通用名称同行书写，其字体和颜色不得比通用名称更突出和显著，其字体以单字面积计不得大于通用名称所用字体的 1/2。药品说明书和标签中禁止使用未经注册的商标及其他未经国家食品药品监督管理局批准的药品名称。药品标签使用注册商标的，应当印刷在药品标签的边角，含文字的，其字体以单字面积计不得大于通用名称所用字体的 1/4。

3. 药品说明书的内容及格式　药品说明书应当包含药品安全性、有效性的重要科学数据、结论和信息。化学药品和治疗用生物制品说明书格式见图10-5。

```
┌─────────────────────────────────────────────────────────────┐
│              化学药品和治疗用生物制品说明书格式                │
│                     核准和修改日期                           │
│                                                             │
│                 特殊药品、外用药品标识位置                    │
│                        ×说明书                             │
│              请仔细阅读说明书并在医师指导下使用               │
│                       警示语（位置）                         │
│                                                             │
│   【药品名称】                        【成分】                │
│   【性状】                           【适应证】               │
│   【规格】                           【用法用量】             │
│   【不良反应】                        【禁忌】                │
│   【注意事项】                    【孕妇及哺乳期妇女用药】    │
│   【儿童用药】                       【老年用药】             │
│   【药物相互作用】                    【药物过量】             │
│   【临床试验】                       【药理毒理】             │
│   【药代动力学】                      【贮藏】                │
│   【包装】                           【有效期】               │
│   【执行标准】                       【批准文号】             │
│   【生产企业】                                               │
└─────────────────────────────────────────────────────────────┘
```

图10-5　化学药品和治疗用生物制品说明书格式

（二）药品广告的管理

1. 药品广告　药品广告是指以销售药品为目的，通过实物、文字、绘画或音像等多种媒体向社会宣传药品，以加强药品的生产者和经营者与用户之间的联系，从而促进药品销售、指导患者合理用药的广告。

凡利用各种媒介或者形式发布的广告含有药品名称、药品适应证（功能主治）或者与药品有关的其他内容的，为药品广告。非处方药仅宣传药品名称的，或者处方药在指定的医学药学专业刊物上仅宣传药品名称的，无须审查。

2. 药品广告的作用　药品广告在推销药品、提供用药信息方面作用显著，主要如下所示。①提供用药信息。面向公众的非处方药广告和以医药专业人员为受众的处方药广告，都在一定程度上传递了药品的适应证、禁忌证、用法用量等重要的用药信息，有助于药物的选择和使用。②开拓药品市场。许多药品生产企业在产品上市初期，往往会投放广告来拓展销售，效果显著。③树立商品形象。例如，某药业的广告词为"您的健康，是天大的事，天大药业"，这一广告宣传将药企的核心价值观置于关注公众健康的高度，取得了广告受众的共鸣，提升了企业和产品的形象。

> **知识链接**　　　　　**小小"西瓜霜"叩开A股市场大门**
> 　　某国内制药公司是最早依靠广告起家的品牌药企，其投放广告的历史达30年之久。目前，该公司的两个拳头产品，一为西瓜霜系列产品，2007年销售收入超3亿元，居国内喉口类中成药市场第一位；二是三金片系列产品，年销售收入超过3亿元，市场占有率居国内抗泌尿系感染中成药市场的第一位。2009年6月，凭借小小的"西瓜霜"，该公司被中国证监会批准在国内证券A股市场上市。公司以产品创新为龙头，以药品广告为催化剂，以股票上市为契机，实现了公司的跨越式发展。

3. 我国对药品广告的审批监管　处方药只能在医药专业媒体做广告，而非处方药则可以面向公众做广告。从2002年12月1日起，除已确定的非处方药外，其他品种一律不得在大众媒体进行广告宣传。

药品广告必须真实、合法、科学，不得含有虚假、欺骗的内容，不得误导消费者。药品广告内容涉及药品适应证或者功能主治、药理作用等内容的宣传，应当以国务院药品监督管理部门批准的说明书为准，不得进行扩大或者恶意隐瞒的宣传，不得含有说明书以外的理论、观点等内容。

2001年5月1日以后，所有药品广告均由省级药监部门审批，实行药品广告审查与监督两权分离体制，即省级药品监督管理部门为药品广告审查机关，负责本行政区域内药品广告的审查工作；县级以上工商行政管理部门为包括药品广告在内的广告监督管理机关。

案例10-4　　　　　　　某药业有限公司违法发布药品广告案

1. 案例摘要　2021年，某药业有限公司当事人通过其微信公众号发布"×牛黄丸可以改善脑缺血、缺氧状态，延长缺氧状态下的存活时间""减轻脑出血导致的脑组织损伤，缩小脑梗死体积"等内容。经查，该牛黄丸属于处方药，只能在国务院卫生行政部门和国务院药品监管部门共同指定的医学、药学专业刊物上发布广告。当事人上述行为违反广告法第十五条规定。依据广告法第五十七条规定，2021年9月，当地市场监管局依法作出行政处罚，责令当事人停止发布违法广告，罚款8万元。

2. 案例问题
（1）处方药广告与非处方药广告的受众有哪些异同？
（2）发布药品广告的内容应以什么为准？
（3）整治违法药品广告应采取哪些措施？

3. 案例分析
（1）处方药可以在卫生和药监部门共同指定的医学、药学专业刊物上发布广告，但不得在大众传播媒介发布广告或者以其他方式进行以公众为对象的广告宣传；而非处方药的广告受众可以是公众，也可以是专业人员。
（2）药品广告内容应当以国务院药品监督管理部门批准的说明书为准，不得任意扩大范围。
（3）一是严把广告审批源头关，确保审查批准的广告符合法律法规的规定；二是切实加大对违法药品广告的监测力度；三是从严处理发布严重违法广告的企业；四是认真履行广告审查监管责任。

（三）互联网药品信息服务管理

互联网药品信息服务是指通过互联网向上网用户提供药品（含医疗器械）信息的服务活动。互联网药品信息服务分为经营性和非经营性两类：经营性互联网药品信息服务是指通过互联网向上网用户有偿提供药品信息等服务的活动；非经营性互联网药品信息服务是指通过互联网向上网用户无偿提供公开的、共享性药品信息等服务的活动。

为了加强药品监督管理，规范互联网药品信息服务活动，保证互联网药品信息的真实、准确、安全、合法，国家食品药品监督管理局在2004年出台了《互联网药品信息服务管理办法》。

提供互联网药品信息服务的网站，应当在其网站主页显著位置标注省级药监部门核发的互联网药品信息服务资格证书的证书编号。互联网药品信息服务网站不得发布麻醉药品、精神药品、医疗用毒性药品、放射性药品、戒毒药品和医疗机构制剂的产品信息。

九、药品知识产权管理

（一）知识产权

1. 知识产权的概念和划分　21世纪科学技术突飞猛进，知识经济浪潮方兴未艾，经济全球化趋势更加显著，知识产权成为知识竞争的核心要素和经济发展的重要推动力，加大知识产权保护力度也成为我国建设创新型国家的重大战略选择。在此背景下，学习和掌握知识产权相关知识并将其应用于工作实践，是每位药学生应该具备的重要知识和技能。

所谓知识产权（intellectual property），是指公民、法人和其他社会组织依照法律的规定，对其在科学、技术、文化、艺术领域从事智力活动而创造的智力成果所享有的专有权利。知识产权的拥有者有处分和使用的权利，可以将无形的成果转化为巨大的社会财富，创造可观的经济效益。因此，知识产权在高科技产业尤其是在医药产业中备受关注。

知识产权的划分方式有两种：传统划分和世界贸易组织的划分，见图10-6。

传统划分：知识产权
- 工业产权
  - 专利权
  - 商标权
  - 禁止不正当竞争权
- 著作权（版权）

WTO划分：知识产权
- 版权及邻接权
- 商标权
- 地理标志权
- 工业品外观设计权
- 专利
- 集成电路的布图设计权
- 未披露信息（商业秘密）

图10-6　知识产权的划分方式

2. 知识产权的特征

（1）无形性：世界上的财产可以分为两类，即有形财产和无形财产，知识产权属于无形财产。正是由于知识产权看不见、摸不着，是无形的，所以更易遭受侵害，如盗版光盘、盗版书籍等行为严重侵害了所有人的知识产权。有形财产和无形财产的保护原则是相通的，即房子—有形资产—加装铁门—防盗—用于居住，知识产权—无形资产—申请注册—保护—经营使用。

（2）专有性：也称垄断性、独占性、排他性，指知识产权专属权利人所有，知识产权所有人对其权利的客体享有占有、使用、收益和处分的权利。例如，国内某知名制药公司通过转让拥有自主知识产权的脑血管病新药"恩必普"，赚取专利转让费数千万美元。

（3）地域性：对权利的空间限制。任何一个国家或地区所授予的知识产权，仅在该国或该地区受到保护，而在其他国家或地区不发生法律效力。如果知识产权所有人希望在其他国家或地区也享有独占权，则应按照其他国家的法律另行提出申请。

（4）时间性：对权利的时间限制。知识产权都有法定的保护期限，一旦保护期届满，权利即自行终止。利用这一点可加快专利到期药品的研制开发工作。

（二）药品知识产权

1. 药品知识产权保护的意义

（1）保护鼓励新药的研制开发：新药研发是一项高投入、高风险、高回报的系统工程，国外开发一个新药耗资几亿美元，历时十几年，付出代价相当可观，新药的前期投入必然要在上市销售过程中逐步收回，得到一定的经济回报。但前提条件是本厂家新药的知识产权得到有效保护，否则，他人竞相仿制，坐收渔翁之利，得来全不费工夫，会对新药开发者的积极性带来致命打击。

（2）推动科技开发和制药产业的战略转变：由仿制药品向创制新药转变，促进制药厂家加大新药开发力度，并及时将开发成果转化为生产力。目前，国内各大制药厂家争相建立研发中心，正是要占据新药开发的制高点，以产品创新和知识产权来引领企业的未来发展。

（3）扩大国际药品贸易和技术交流：良好的知识产权氛围有利于推动国内外药品贸易的发展，只有互相遵守知识产权的规定，才能为药品的贸易提供公平的游戏规则和交易平台。

> **视窗　　　　中国创新药加速上市，走出一条中国特色的自主创新之路**
>
> 2021年是中国创新药成果绽放光芒的一年。首次获批的国产新药数量达到了23个，比上一年度增长了一倍多。不仅在数量上比往年大幅增加，更有多款重量级药品频频亮相。从治疗领域来看，2021年获批的创新药治疗领域分布也非常丰富，不仅包括了肿瘤、呼吸系统、神经系统、消化系统及代谢和免疫系统等疾病用药，还包括了系统性红斑狼疮、罕见病等疾病领域。

在这些获批的新药中，不乏一大批拥有自主知识产权的新药，一些全球前沿的创新技术在2021实现了从0到1的突破，如抗体偶联药物（ADC）、新冠和抗体联合疗法；无论是自主研发，还是合作引进，越来越多的创新成果正在以更快的速度在加快推进，中国的创新药水平在不断提高。

2. 药品知识产权的法律保护

（1）专利保护：专利（patent）系指法律保障创造发明者在一定时期内由于创造发明而独自享有的利益。通常包含专利权（核心）、获得专利权的发明创造、专利文献等。专利保护是国际上对药品进行知识产权保护的最主要手段之一。

美国是专利制度建立最早的国家，药品专利数量和质量居于首位；德国1968年实行专利保护；日本始于1976年。我国在1985年开始实施《中华人民共和国专利法》（简称《专利法》），保护范围仅限于药品的制备方法，药品本身不受专利保护。1993年开始有实质性的药品专利保护，药品本身也给予专利保护，跟国际接轨。2000年、2008年、2020年，分别对《专利法》进行了第二次、第三次和第四次修正，专利保护趋于完善。

药品知识产权可以分为三类：第一类为医药发明专利，是指对产品、方法或其改进所提出的前所未有的技术方案，如新的实体化合物，新的复方制剂，药物新的制备、合成、提取、分离、纯化方法等；第二类是实用新型专利，是指产品形状、构造或其结合提出的适于实用的新的技术方案，如防止儿童开启的保护药瓶；第三类为外观设计专利，是指产品形状、图案、色彩或其结合所提出的富有美感并适于工业应用的新设计，如新的药品包装、新的容器外观等。

专利权的期限（自申请日起计算）：医药发明专利权期限20年，实用新型专利权和外观设计专利权期限分别为10年和15年。为补偿新药上市审评审批占用的时间，对在中国获得上市许可的新药相关发明专利，国务院专利行政部门应专利权人的请求给予专利权期限补偿。补偿期限不超过5年，新药批准上市后总有效专利权期限不超过14年。专利所有人享有独占实施权、转让权、许可权和标记权等。但在与公众利益相违背时有所例外，如南非政府大量仿制美国大药厂昂贵的治疗艾滋病药物后，廉价卖给艾滋病患者，美国制药巨头提出控告，最后败诉。

（2）商标保护：商标是指由文字、图形或者其结合等构成的，用于商品或服务上，以区别不同生产者或者经营者所生产或经营的同一或类似商品、服务的显著标记。

自古以来"酒香不怕巷子深"，但在市场经济条件下，"水村山郭酒旗风"，挑一杆酒旗招来客人的时代已一去不复返了。商标对于某一商品或服务具有潜在的巨大价值。日本学者曾形象地把商标比作"商品的脸"，人们的选择极大地依赖于对商标品牌的认知，如果经营者疏于商标的保护和品牌的建设，结果可想而知。美国可口可乐商标价值已达数百亿美元，可口可乐公司总裁曾说过，即使一夜之间大火烧掉了我所有的工厂，凭着可口可乐的牌子，公司也能东山再起。相信这不会是一个玩笑，一个驰名商标本身就是一笔巨大的无形资产。

商标的基本功能如下。①区别功能：商标在不同商品生产者或经营者所提供的商品之间作出区别，便于消费者区分商品的生产厂家和经营单位。例如，同样是琥乙红霉素片剂，就有不同制药公司的多个不同商标，起到区别作用。②宣传功能：厂家通过对其商标的广告宣传，努力提高商品的知名度和市场竞争力，引起消费者注意。③命名功能：厂商和消费者习惯于以商标称呼某一特定商品，如购药者习惯以商标来称呼某一药品。

在我国，除中药材、中药饮片外，药品必须使用注册商标。注册商标有效期为10年，期满前6个月内申请续展申请，有效期仍为10年。注册商标的所有人有独占使用权；有禁止他人未经许可使用注册商标的权利；有权在法律许可范围内将其注册商标转让他人使用；也可通过收取费用的方式，有偿地许可他人使用其注册商标。

案例 10-5　　"国药集团""中国生物"正式获得商标注册

1. 案例摘要　近年来，某国内生物技术股份有限公司围绕"可诊、可治、可防"三个领域，独立自主研发4款新型冠状病毒诊断试剂、4款新型冠状病毒特效治疗药物和在三条技术路线上成功研发4款新型冠状病毒疫苗。截至2021年底，该公司新型冠状病毒疫苗已在全球119个国家、地区及国际组织获批注册上市或紧急使用，接种人群覆盖196个国别，得到海内外社会各界的充分肯定，公司品牌知名度、美誉度大幅提升，推动品牌建设不断向前。2022年，"国药集团""中国生物"文字，取得国家知识产权局商标局审定并发布的商标核准注册公告，这标志着中国生物品牌建设工作取得重大标志性成果。

2. 案例问题
（1）商标品牌蕴含什么样的价值？
（2）谈一谈国药集团中国生物为什么要强力推动商标注册工作？
（3）应采取哪些措施来加强药品商标保护？

3. 案例分析
（1）商标作为一种知识产权是有价值的，商标权一经取得就受到法律的保护，法律赋予商标权独占性，这种独占性使得商标权可以作为一个企业的形象代言。在市场竞争的环境中，商标代表的是商品的质量，彰显的是商品的声誉，是企业综合实力的体现。
（2）"国药集团""中国生物"的商标确权，将有力打击外部侵权及不正当竞争行为，推动中国生物商标品牌保护工作迈上新台阶。
（3）企业应在开发新药的同时建立其商标注册策略，以便在新药上市之前对其进行注册保护。应避免使用通用名称，以确保可以获得商标专有权。同时要增强维权意识，敢于和善于用法律武器来维护企业正当权益。

3. 中药品种保护　为了提高中药品种的质量，保护中药生产企业的合法权益，国务院以106号令出台了《中药品种保护条例》，1993年1月1日起实施。该条例对中国境内生产制造的中药品种，包括中成药、天然药物的提取物及其制剂、中药人工制成品进行保护。中药品种保护分一级保护和二级保护两种，一级保护期限为30年、20年、10年；二级保护期限为7年。擅自仿制中药保护品种的，以生产假药论处。

十、特殊管理药品的管理

（一）特殊管理的药品概述

毒品是指鸦片、海洛因、吗啡、大麻、可卡因及国务院规定管制的其他能够使人形成严重依赖性的麻醉药品和精神药品。毒品的实质是麻醉药品或者精神药品，药品和毒品的差异，很大程度上仅是指其用途不同，一旦流入非管制渠道，就可能变成毒品。因此，《中华人民共和国药品管理法》明确规定，国务院对麻醉药品、精神药品、医疗用毒性药品、放射性药品、药品类易制毒化学品等有其他特殊管理规定的，依照其规定。上述药品区别于一般的药品，如果使用得当可以作为治病良药，解除病痛，造福群众；如果失之管理，可能成为毒品，对个人、家庭、社会带来严重危害。

为了加强特殊管理药品的监管，国务院及相关部委先后制定、修订了一系列的条例或管理办法，做到"管得严、用得上"。"管得严"就是防止特殊管理的药品流入非法渠道，带来社会流弊；"用得上"就是要保证临床患者的合理用药需求，避免因管理过严而造成的临床药品供应紧张的问题。

（二）麻醉药品和精神药品

1. 麻醉药品概念和分类　麻醉药品是指连续使用后易产生依赖性，能成瘾癖的药品。这里的依赖性包括生理和精神的依赖：生理依赖性表现为使用者停用药物后会产生身体的戒断症状，某些吸毒者毒瘾发作后倒地抽搐、口吐白沫、浑身难受，即为典型的身体戒断症状；而精神依赖性表现在使用者有强烈地再次得到这种药品的愿望，再次使用后精神上产生欣快感，而这种所谓的享受不会持续多久，使用者很快就会从天堂掉到深渊中。产生依赖性后，使用者会对麻醉药品形成强烈的瘾癖，这种瘾癖和某些吸烟者的烟瘾不同，难以耐受，即使戒断，也极容易再次发作。"一朝吸毒、终身戒毒"，形象地说明吸毒者或者麻醉药品的成瘾者脱毒的困难。

麻醉药品可以分为以下三大类（表10-6）。

表10-6　麻醉药品的类别

类别		代表药物	备注
天然植物提取类	阿片类	阿片、可待因	镇痛效力相对较低，毒性较高
	可卡因类	可卡因	
	大麻类	大麻烟、大麻脂、大麻油	
人工合成类		芬太尼、二氢埃托啡	提高镇痛效力，降低毒性，其中二氢埃托啡镇痛效力是吗啡的80倍
其他类：国家药品监督管理局指定的其他易成瘾癖的药品、药用原植物及制剂		其他麻醉药品	其他类

2013年11月11日，国家食品药品监督管理总局与公安部、国家卫生计生委联合公布了新的《麻醉药品品种目录（2013年版）》，自2014年1月1日起施行。目录中麻醉药品有121品种，其中我国可以自行生产的有22个。

2. 精神药品概念和分类　精神药品是指直接作用于中枢神经系统，使之兴奋或抑制，连续使用能产生依赖性的药品。精神药品作用部位是中枢神经系统，而不是外周神经系统或其他；产生的作用是使人兴奋或抑制；连续使用后可以产生依赖性，这点和麻醉药品相同。

依据使人体产生的依赖性和危害人体健康的程度，可以将精神药品分为第一和第二类精神药品。第一类精神药品的依赖性和危害更大，而第二类相对安全。

2013年11月11日，国家食品药品监督管理总局与公安部、国家卫生计生委联合公布了新的《精神药品品种目录（2013版）》，自2014年1月1日起施行。所列精神药品有149种（一类68种，二类81种），其中我国可以自行生产的一类精神药品7种（丁丙诺啡、γ-羟丁酸、氯胺酮、马吲哚、哌甲酯、司可巴比妥、三唑仑），二类精神药品27种。

> **知识链接**　　"摇头丸"与三唑仑——被滥用的精神药品
>
> 摇头丸英文名缩写为"MDMA"，是亚甲二氧基甲基苯丙胺的片剂，颜色、图案各异，因服用者听到节奏狂放的音乐便会不由自主随音乐摆动头部，故称"摇头丸"。它有强烈的中枢神经兴奋作用和精神依赖性，对大脑有严重的损害，长期服用会导致精神分裂，甚至死亡，是我国规定管制的精神药品。
>
> 三唑仑，又称海乐神、酣乐欣，淡蓝色片剂，是常用的有效催眠药之一，也可用于焦虑及神经紧张等。它是一种强烈的精神药品，口服后可以迅速使人昏迷，故俗称迷药、蒙汗药、迷魂药。鉴于个别非法之徒将其用于实施犯罪，因此，国家食品药品监督管理局于2005年下发通知将三唑仑从第二类精神药品转为第一类精神药品进行严格管制。

3. 麻醉药品和精神药品的管理　国家对麻醉药品、精神药品的研制、生产、经营、使用、储存、运输、审批监管、法律责任等都作了严格的规定。

开展麻醉药品和精神药品的实验研究活动须经国家药品监督管理局批准，应当具备的条件有三项：以医疗、科研或教学为目的；有保证实验所需麻醉药品安全的措施和管理制度；单位及其工作人员2年内没有违反有关禁毒的法律、行政法规规定的行为。以上三个条件可以概括为12个字:"目的单纯、措施安全、历史清白"。

在零售环节,麻醉药品不得零售。禁止使用现金进行麻醉药品和精神药品交易,但是个人合法购买的除外。第一类精神药品不得零售;经所在地设区的市级药品监督管理部门批准,实行"三统一"(统一进货、统一配送、统一管理)的药品零售连锁企业方可从事第二类精神药品零售业务;第二类精神药品零售企业应当凭执业医师出具的处方,按规定剂量销售第二类精神药品,并将处方保存2年备查;禁止超剂量或者无处方销售第二类精神药品;不得向未成年人销售第二类精神药品。

在使用环节,医疗机构使用麻醉药品和第一类精神药品必须取得麻醉药品、第一类精神药品够用印鉴卡(简称印鉴卡),医师必须经过培训、考核合格后,才能取得这两类药品的处方权,且不得为自己开具上述药品,使用的处方颜色为淡红色,起到提醒、警示的作用。而第二类精神药品的使用管理相对宽松,处方颜色为白色,医疗机构使用也无须印鉴卡。

违反麻醉药品、精神药品管理的有关规定,须承担相应的行政责任、民事责任和法律责任。我国刑法明确规定的涉及此类药品或毒品的犯罪有12种之多,例如,对非法提供麻醉药品、精神药品罪的处罚是对个人"处三年以下有期徒刑或者拘役,并处罚金,情节严重的,处三年以上十年以下有期徒刑,并处罚金"。

吸食毒品危害巨大,严重摧残人的身心健康。每个公民都应该从自身做起,洁身自好,远离毒品,珍爱生命;我们药学生更有义务运用自己掌握的专业知识,做一名义务的禁毒宣传员,向广大群众宣传毒品和禁毒知识,为建设更加健康、向上、和谐的社区而做出自己应有的贡献。

案例 10-6　　　　　　　　**麻醉药品当毒品,医生瘾君齐落网**

1. 案例摘要　　刚刚强制戒毒后的瘾君子甲毒瘾再次发作,满街寻找毒品。一诊所医生乙竟将临床用的麻醉药品当作毒品注射给瘾君子。经查,医生乙在郑州开诊所。家住郑州市的瘾君子甲曾因吸食毒品被强制戒毒,被放出后毒瘾再次发作。前不久,听说麻醉药品可以充当毒品使用,便来到医生乙的小诊所内,咨询情况,以每支麻醉药品20元的价格,让医生乙每隔一日给他注射一次麻醉药品。民警根据举报将瘾君子甲和医生乙当场抓获。

2. 案例问题
（1）诊所是否可以配备麻醉药品?
（2）医生乙的行为是否合法?
（3）如果医生乙违法,应当如何处罚?

3. 案例分析
（1）诊所只能配备常用药和急救药,不能配备麻醉药品。
（2）医生乙将本应用于临床治疗的特殊管理药品供他人吸毒,其行为明显违法,违反了我国刑法的有关规定,也违反了《麻醉药品和精神药品管理条例》《中华人民共和国医师法》的有关规定。
（3）依据刑法第三百五十五条,依法从事生产、运输、管理、使用国家管制的麻醉药品、精神药品的人员,违反国家规定,向吸食、注射毒品的人提供国家规定管制的能够使人形成瘾癖的麻醉药品、精神药品的,处三年以下有期徒刑或者拘役,并处罚金;情节严重的,处三年以上七年以下有期徒刑,并处罚金。

（三）医疗用毒性药品和放射性药品

1. 概念与分类

（1）医疗用毒性药品:医疗用毒性药品简称毒性药品,是指毒性剧烈,治疗剂量与中毒剂量相近,使用不当会致人中毒或死亡的药品。例如,水杨酸毒扁豆碱,个别人食用未炒熟的扁豆,出现呕吐、腹泻等症状,就是因为生扁豆中含有水杨酸毒扁豆碱。

（2）放射性药品:放射性药品是指用于临床诊断或者治疗的放射性核素制剂或者其标记药物,包括裂变制品、堆照制品、加速器制品、放射性同位素发生器及其配套药盒、放射免疫药盒等,如含放射性核素的铬 [^{51}Cr] 酸钠注射液、碘 [^{131}I] 化钠口服溶液等。

2. 使用环节的管理

（1）医疗用毒性药品：医疗机构供应和调配须凭医生签名的正式处方；药店供应和调配凭盖有医生所在医疗单位公章的处方。处方每次剂量不超过2日剂量，处方留存2年备查。

（2）放射性药品：遵照《放射性药品管理办法》执行。

学 习 小 结

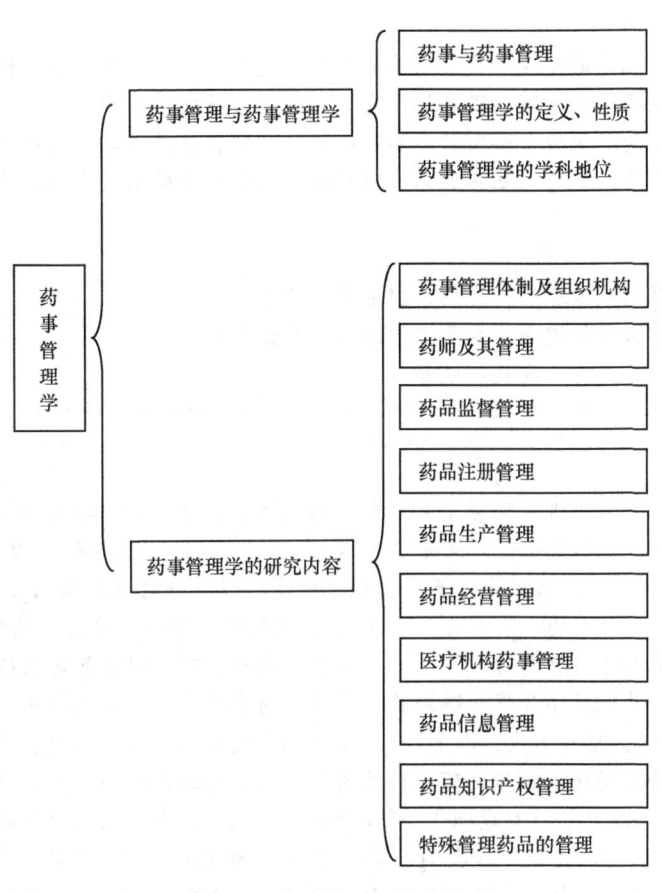

思 考 题

1. 药事管理学科的性质和地位是什么？
2. 我国现行的药品监督管理行政部门有哪些？
3. 谈一谈执业药师的主要职责。
4. 如何加强药品不良反应监测？
5. 药品研发的一般程序是什么？
6. 谈一谈你对GMP主导思想的认识。
7. 开办一家药品经营企业需要具备的条件是什么？
8. 医院药学发展经历的三个阶段是什么？
9. 为什么药品广告必须依据药品说明书的内容来发布？
10. 谈一谈药品知识产权保护对于我国医药行业长远发展的意义。
11. 特殊管理的药品的特殊之处有哪些？

（方 宇 姜明欢）

第十一章 临床药学

学习目标

学习目的

本章介绍临床药学的产生和发展、主要内容、发展趋势，合理用药的概念、基本原则与影响合理用药的因素，临床药学服务的概念、主要工作及实施步骤。目的在于让同学们初步了解临床药学的概念、学科是如何产生和发展的。了解临床药学的主要内容及临床药师的职责和任务、合理用药的概念、基本原则，以及临床药学服务的有关内容，明确临床药学的目标和意义。

学习要求

掌握合理用药的基本原则与影响合理用药的因素。

熟悉临床药学服务的概念、主要工作内容及实施步骤。

了解临床药学的产生、发展、概念。

案例 11-1

1. 案例摘要 男性患者，56岁。因一侧肢体无力、失语在门诊诊断为心源性脑栓塞（心电图显示心房颤动）而入院治疗。住院诊断：高血压、高血脂、冠心病、心房颤动。既往病史：高血压10年，患冠心病、心房颤动6年，硝苯地平控释片每次口服30mg，每日1次，用药治疗不规范（没有按时用药，有时几天不服药）。曾经服用华法林片后出现皮疹。

用药医嘱：低分子肝素钙4100U，皮下注射，每日1次，以及阿司匹林肠溶片每日0.2g（均连续用5日），其他药品为保护脑细胞、清除自由基及预防肺部感染药，继续使用硝苯地平控释片每次30mg，每日1次，以及厄贝沙坦/氢氯噻嗪片每日150mg，每日1次。

用药过程、病情变化及临床处理：药物治疗3日后神经系统病情未加重，心房颤动无改善，查血钾2.4mmol/L（已达危急值），凝血功能指标正常，卒中风险评分4.3分（最高4～6分，即高危），用氯化钾缓释片每次1g，每日3次，加用抗凝剂华法林钠片每次2.5mg，每日1次，停用脂溶性维生素（药师建议）。住院第5日，神经系统病情未加重，心电图无改善，血压、血脂均高，血钾低，颈部血管B超显示双侧颈内动脉内膜不均匀增厚伴多发扁平钙化及混合斑块，华法林起效；四肢出现皮疹（华法林过敏），药师建议改单用降血压药氨氯地平片每次5mg，每日1次，继续补钾，用抗过敏药西替利嗪每次10mg，每日2次，阿托伐他汀钙每次20mg，每日1次（软化斑块），停用肝素钙。第7日病情好转、血钾正常，继续上述治疗。第14日右侧肢体活动明显改善。出院，继续抗高血压。药师告知可以随时电话咨询用药问题。药师回访（每月1次）得知患者血压控制好，生活质量较高。

2. 案例问题

（1）患者入院的原因是什么？

（2）药师对患者、医师的药学服务有哪些？

（3）药学服务的干预作用、效果如何？

3. 案例分析 药师根据患者病情、医师要求进行咨询并且直接对患者宣讲用药知识。①用药知识宣教，针对患者用药不遵守医嘱的问题，药师进行用药依从性宣教、说服，患者理解并且接受按时服药。②制订合理用药方案，通过查房药师了解到由于患者平时用药无规律性，导致血压、血脂控制不佳；尽管使用了阿司匹林片，但是未能预防脑栓塞发生；厄贝沙坦/氢氯噻嗪片导致血钾下降至危急值；虽然医师采取了抗凝治疗，但是在肝素联合华法华林或氯吡格雷的选择时，认为患者有华法林过敏史而不用，药师根据目前治疗心源性脑梗死方法是首选肝素联合华法林，而且患者对华法林过敏反应较轻（无禁忌证），可以使用。最终治疗方案如前所述，达到良好效果。③对患者进行出院用药教育、咨询，并且交付一份"患者出院用药教育记录表"，对继续用药的患者进行随访，定期了解患者用药情况，进一步指导患者合理用药，药师随访多次获知患者治疗效果好。

第一节 概 述

一、临床药学的产生和发展

临床药学（clinical pharmacy）是随着药剂学、临床药理学和药物治疗学等新理论、新技术的发展而形成的一门医药结合型的综合性药学分支学科，是一门以患者为对象，研究安全、有效、合理地使用药品，提高医疗质量，促进患者健康的学科。它以生物药剂学和药物动力学为基础理论支持，以合理用药为核心研究内容，通过药师深入临床、参与临床药物治疗，探讨药物应用规律，保证患者合理用药，提高药物治疗水平，达到药物使用安全、有效、经济的目的。

（一）临床药学的产生

药师参与临床，国外最早可追溯到18世纪。当时在法国的一些医院，药师和医师一起巡视患者，参与药物治疗。1945年美国药学院校协会发表文章，建议实行以"合理用药"为主的临床药学教学体制、设立临床药师岗位。而"临床药学"这一专有名词是1953年在美国首先提出的。1966年，赫芬达尔（Herfindal）等在美国南加利福尼亚大学药学院率先创立了"临床药学专业"，实行药学博士（Pharm.D）的培养计划。在药学课程设置中，增设了与治疗有关的课程及临床训练项目，目的是培养能进入临床、协助医生做好药物治疗的临床药师。1970年，美国对全国药学院的学生实行强制性的临床药学教育，1975出版了第一部临床药学教科书。这是由于1930年代末到1960年代初，一方面医院药学传统的调剂、制剂功能被制药工业所替代，药师的专业作用必须变化以适应临床需要；另一方面新药大量上市使得临床用药越来越复杂，用药错误、不良反应越来越多，医疗保险费用压力越来越大，迫切需要研究并且开展合理用药以提高医疗质量、节约药品费用，药师们主观需要与医院工作的客观现实十分契合，教育界及时开展临床药学课程教育、学位教育以适应人才需求的医疗市场，政府大力支持、加强管理，临床药学强大的社会作用日益显现。1960年，英国、法国、瑞典、瑞士、德国开展临床药学服务。1978年，英国招收第一个临床药学硕士班。

视窗　　　　　　　　美国临床药学开展的主要工作

①审查处方用药，协商选药、用药；②参与医疗实践，与医师一起进行医疗查房，协商和研究合理用药；③与临床实验科室合作，利用检测的参数，指导个体化给药；④为医护人员和患者提供用药咨询；⑤参加危重患者抢救，由临床药师现场提供急救药品和指导用药；⑥进行药物信息检索和应用；⑦协助临床教授申报有关药物的课题；⑧承担临床药学的实习教学工作。

我国的临床药学工作在20世纪60年代开始萌芽，1964年在上海举行的全国药剂学研究工作经验交流大会上，药学专家提出了在国内医院开展临床药学工作的建议。20世纪70年代末80年代初，一些大型医院根据自身条件，逐渐开展了不同程度的临床药学工作。1980年卫生部在成都召开了全国第一次临床药学座谈会，进一步促进了我国临床药学工作的发展。1981年4月，卫生部印发的《医院药剂工作条例》规定药剂科结合临床积极开展临床药学科学研究工作，以提高业务水平。这是首次将"临床药学"列入政府文件,次年卫生部发布的《全国医院工作条例》也规定了临床药学的内容,临床药学工作的合法性由此确定。1983年,中国药学会在黄山召开了全国首届临床药学学术论文交流和专题研讨会,以后又举行了多次学术交流会。1987年,卫生部批准了12家重点医院作为全国临床药学工作的试点单位。1989年国家教育委员会在华西医科大学药学院试办5年制本科临床药学专业。1991年卫生部将是否开展临床药学工作列为医院的等级考核标准之一,其中规定三级医院必须开展临床药学工作(含治疗药物监测)。2002年,卫生部、国家中医药管理局颁布的《医疗机构药事管理暂行规定》指出:"药学部门要建立以病人为中心的药学保健工作模式,开展以合理用药为核心的临床药学工作,参与临床疾病诊断、治疗,提供药学技术服务,提高医疗质量。"为了进一步加强医疗机构药事管理和药学服务,2020年国家卫生健康委等六部委联合印发了《关于加强医疗机构药事管理促进合理用药的意见》(国卫医发〔2020〕2号),旨在加大药品使用改革力度,全链条推进药品领域改革,提升医疗机构管理水平,促进合理用药,更好地保障人民健康。

(二)临床药学的发展

1. 美国临床药学发展概况

(1) 服务模式的进展:1990年以来,美国实行新的医院药学模式即以患者为中心的药学服务(pharmaceutical care,PC),在传统的药学业务(pharmaceutical service,PS)的基础上建立以获得用药的确定结果、提高公众生活质量为目标,药学服务的范围扩展到所有人群。目前要求药师参与居民健康管理、由医院走向社区进行临床药学服务。

(2) 教育制度改革:2000年美国规定全面实施Pharm.D教育,2005年停止6年制(Pharm.D)之外的药学教育。2001年之后,大多数州通过立法的方式确认临床药师参与临床的准则,美国参众两院都提出修改《社会保障法》的建议,旨在明确临床药师为医保患者提供服务的法律地位与执业保障。2005年,全美临床药师全部要求取得药学博士学位(Pharm.D)后方有资格执业。截至2013年,全美130余所开设临床药学专业的高校全部已实施Pharm.D教育,从而使临床药师的从业资格更加专业化。

(3) 临床药师专科化:美国医院药师学会(American Society of Hospital Pharmacists,ASHP)举办的医院药师培训项目从最开始的通科模式逐步完善成既有专科又有通科的模式,即一年级通科临床药师培训(postgraduate year one,PGY1)和二年级临床药师专科培训(postgraduate year two,PGY2)。PGY2是在学员完成并通过PGY1的基础上进行的进一步的专科培训,更加注重培养的深度,侧重培养专科临床药师,培训学员可以选择心血管病、感染、儿科、肿瘤、重症等专业进行更加深入学习,特别对复杂、疑难患者或病例的处理,其目的在于增强学员在治疗药物合理使用和决策方面的专业水平。

(4) 服务技术的发展:2005年美国FDA颁布《药物基因组学资料呈递指南》,医学、药学新的治疗学领域,即以药物基因组学为基础的靶向治疗进展很快,按照患者基因组学特征实施精准的个体化治疗如肿瘤靶向治疗。药物基因组学是指研究人类DNA、RNA变异同药品不良反应、精确计算用药剂量等。目前从美国FDA的官方网站上可以了解到130多种药品说明书中有参考基因突变使用药品的建议、要求。

2. 中国临床药学的发展 1991年卫生部制定的《综合医院分级管理标准(试行草案)》中三级医院标准规定药剂科的临床药学工作:对抗菌药、磺胺类、心血管药物的药物相互作用,配伍禁忌进行监测和指导,开展临床药代动力学监测,保证临床合理用药。

2005年,我国卫生部决定开展临床药师培训试点工作,从此设立临床药师、临床药师培训师资格准入制度等,临床药学步入常态化、规范化。2010年以来,卫生部实施的抗菌药合理应用强制性管理、处方点评、深化合理用药监测等充分显示临床药学的服务、管理作用。国家实施的临床重点专科建设项目纳入临床药学并将有力地促进本学科的迅速发展。

2021年国家卫生健康委办公厅印发《国家重点监控合理用药药品目录调整工作规程》（国卫办医函〔2021〕474号），上述文件的发布为加强我国临床合理用药管理提供了新的工作规范，为促进国家重点监控合理用药药品目录的制订调整更加科学合理，不断规范临床用药行为提供了政策保障。

我国香港药剂业及毒药管理局颁布的《香港注册药剂师专业守则》（2017年6月1日生效）明确了该地区药剂师的身份和主要职责，"药剂师属医护专业人员，提供以病人为本的治理服务，使病人及公众得以通过负责人、安全及有效地使用药物，维持良好健康及提高生活素质。注册药剂师在执业时，应以病人及公众得到治理，其福祉及安全得到照顾，为首要关注事项。注册药剂师应善用现有资源和运用其专业知识，就安全及适当使用药剂制品，向病人及公众提供支援。"

我国台湾地区《药师施行细则》规定药师执行相关业务的职责"为增进药物疗程之效益及生活质量，考虑药物使用情形及评估疗效之药事服务事项。关于医疗机构、护理机构、药局或依老人福利法所定之老人福利机构，执行药品安全监视、给药流程评估、用药咨询及药物治疗流程评估等相关药事服务事项"。

二、临床药学的定义和主要内容

（一）临床药学的定义

2011年1月30日，卫生部印发的《医疗机构药事管理规定》首次对临床药学作出了定义：临床药学是指药学与临床相结合，直接面向患者，以患者为中心，研究与实践临床药物治疗，提高药物治疗水平的综合性应用学科。其内涵包括如下要点。

第一，临床药学的核心是研究患者用药预防、诊断、治疗疾病及药品不良反应防治问题，药品的三大功能或作用是药品的商品价值的基石，离开这些功能的商品就没有临床价值。

第二，临床药学的目标是提高药物治疗水平，最终达到提高医疗质量的目的。

第三，临床药学的服务对象是患者，药师要走进病房、面向患者及其家属或亲属，进行面对面的药学服务，提高用药依从性，确保用药疗效、避免或减少、减轻不良反应。

第四，临床药学是药学与临床医学相结合的交叉科学，属于整合药学的范畴。实施临床药学的药师须掌握相关临床药学知识，才能真正参与临床团队的工作。

（二）临床药师

临床药师是指以系统药学专业知识为基础，并具有一定医学和相关专业基础知识与技能，直接参与临床用药，促进药物合理应用和保护患者用药安全的药学专业技术人员。2002年1月，我国卫生部印发的《医疗机构药事管理暂行规定》中逐步建立临床药师制是临床药师职业化的开始，新的等级医院标准中规定了临床药师的人数、业务项目，这必将有力地促进临床药学的深入开展。

经过20年左右的建设，目前临床药师在保障合理用药，减轻患者用药经济负担，治疗药物与药物不良反应监测等方面起着不可或缺的作用。

知识链接　　　　　　　　临床药师队伍建设

近些年来，我国卫生行政主管部门、相关行业协会、高等院校积极响应国家"加强药学队伍建设"的号召，临床药师队伍建设初见成效。我国临床药师的培训，主要由中国医院协会药事管理专业委员会和中华医学会临床药学分会组织实施，发布的临床药师培训大纲。据统计，截至2020年，我国在31个省（区、市）已建立了临床药师培训基地275家，累计培训临床药师1万7千余名。实际工作中，临床药师发挥专业特长，与临床医生合作，在药物治疗和药事管理方面取得了突出成绩。在各专科领域特别是慢性疾病，临床药师对临床治疗中关于用药安全、经济、实效等方面带来帮助。临床药学服务和临床药师工作在临床各医务工作同行中需求度普遍较高,其中三级医院临床药师工作认可度高达95%。但以每100张床位配备1名临床药师的要求,二级、三级医院需配备临床药师8万余人,目前仍然存在较大的缺口。

(三)临床药学的主要内容

1. 收集药学信息、提供咨询服务 药学信息服务(pharmaceutical information service)是药学服务的重要组成内容之一。

主要工作:收集药品供应、使用、评价,以及新药的研究、开发等方面的信息,建立药学信息资料室。应配备相应的人员和条件,如配备有关专业书籍、工具书、期刊及药品说明书等;配备计算机及其软件、数据存储设备,进行计算机联网,建立药学信息资料检索系统,更快、更多、更有效地获取信息。以各种形式定期向医护人员介绍新药、老药新用、药物相互作用和药物不良反应等信息。另外,指导患者正确用药,提供用药咨询服务。

2. 治疗药物监测 是开展临床药学工作的重要手段,治疗药物监测(therapeutic drug monitoring,TDM)利用先进的分析检测手段,对一些重点药物和重点患者进行体液,特别是血液药物浓度的测定,并根据测定结果,结合药代动力学、药效学基本理论,调整用药剂量或给药间隔时间,制订个体化给药方案,实现最佳的药物治疗效果,尽可能减少药物的毒性或使药物的毒性最小。

知识链接 **医疗机构药学门诊服务规范**

2021年10月国家卫生健康委办公厅关于印发了《医疗机构药学门诊服务规范等5项规范的通知》(国卫办医函〔2021〕520号)。具体包括如下:①医疗机构药学门诊服务规范;②医疗机构药物重整服务规范;③医疗机构用药教育服务规范;④医疗机构药学监护服务规范;⑤居家药学服务规范。

在医疗机构药学门诊服务规范中,明确提到药学门诊服务对象主要是诊断明确、对用药有疑问的患者,可以包括"需要药师解读治疗药物监测(如血药浓度和药物基因检测)结果的患者"。

案例 11-2

1. 案例摘要 患儿,男,10岁,体重34.6kg,身高151cm。无明显诱因出现乏力、精神差,食纳较前明显减少,有阵发性腹痛,伴发热、气促。相关检查结果显示,结核感染T细胞检测阳性,结核菌素试验阳性,结核抗体阳性,胸腹部CT提示肺炎性灶,双侧胸膜增厚,双侧胸腔积液(右肺显著),纵隔淋巴结稍大。胸腔积液常规及生化检查结果:白细胞计数 $1.8 \times 10^9 / L$,单核细胞 $1.5 \times 10^6 / L$;腺苷脱氨酶57U/L。临床医师的诊断为结核性胸膜炎合并胸腔积液,胸腔闭式引流,给予抗感染治疗及抗结核治疗。使用的抗结核药物为异烟肼片、利福平胶囊、吡嗪酰胺片、乙胺丁醇片。抗结核治疗5天后,患儿肝功能转氨酶水平轻微升高,临床药师随即提出进行治疗药物监测的建议。治疗药物监测首日,服药后2h异烟肼片血药峰浓度15.24μg/ml,利福平胶囊血药峰浓度18.06μg/ml。继续以原有剂量抗结核治疗并密切观察,3天后,患儿家属诉患儿出现恶心、呕吐。遂开展第二次治疗药物监测,服药后2h监测异烟肼片血药峰浓度16.78μg/ml,较首次监测时稍升高,利福平胶囊血药峰浓度38.22μg/ml,较首次监测时急剧升高。立即复查患儿肝功能,情况较之前加重,诊断为药物性肝功能损伤,停用利福平胶囊及吡嗪酰胺片,换用阿米卡星抗结核。临床药师建议调整抗结核方案为异烟肼片、乙胺丁醇片、阿米卡星,并使用双环醇片(剂量为50mg,每日3次),意见被管床医师采纳。继续治疗10天后，患儿肝功能基本正常，病情较前明显好转。

2. 案例问题

（1）为何临床药师建议进行治疗药物监测？

（2）临床药师对患者、医师的临床药学服务有哪些？

（3）治疗药物监测有何价值？

3. 案例分析

（1）结核病是严重危害人类健康的重要传染病，目前尚无专门针对儿童的治疗用药，临床仍多采用用于成人治疗的一线抗结核药物来治疗儿童结核病。由于儿童各脏器发育不完全，因此，药物吸收、代谢、排泄等与成人存在较大差异，故容易发生儿童药物性肝损伤。

（2）首先，临床药师根据药学专业知识及患者特点，提出开展治疗药物监测，特别是抗结核药物的监测。其次，当出现并确诊发生药物性肝损伤后，临床药师向管床医师提出新的合理化的药物治疗建议，变更、调整原来的治疗药物。避免患儿脏器的进一步损伤，同时取得了较好的治疗效果。

（3）治疗药物监测能促进临床合理用药，在一定程度提高药物治疗的安全性和有效性。其临床意义在于：实现给药方向个体化、缩短治疗时间，提高药物治疗效果，降低治疗费用、诊断和处理药物过量中毒，并提高患者用药依从性。

3. 药师深入临床，参与药物治疗　临床药师下病房是临床药学最基本的、也是最重要的内容。要求临床药师深入临床第一线，直接面对患者，参加查房、病例讨论、会诊、抢救等医疗活动，了解病情，书写药历，参与制订给药方案，对疑难和危重患者的用药问题进行充分的资料查询，向医生提出药物治疗方面的建议，提供咨询服务，对患者进行用药指导，跟踪随访为合理用药当好参谋。

知识链接　　　　　　　　　　　药历

药历（medication history）是药师为参与药物治疗和实施药学服务而为患者建立的用药档案，其源于病历，是药师进行规范化服务的具体体现。

2006年初，中国药学会医院药学专业委员会结合国外的药历模式，制定了国外药历的书写原则与推荐格式，具体如下。

（1）基本情况：包括患者姓名、性别、年龄出生年月、职业、体重或体重指数、婚姻状况、病案号或病区病床号、医疗保险和费用情况、生活习惯和联系方式。

（2）病历摘要：包括既往病史、体格检查、临床诊断、非药物治疗情况、既往用药史、药物过敏史、主要实验室检查数据、出院或转归。

（3）用药记录：包括药品名称、规格、剂量、给药途径、起始时间、停药时间、联合用药、不良反应或药品短缺品种记录。

（4）用药评价：包括用药问题与指导、药学监护计划、药学干预内容、治疗药物监测数据、对药物治疗的建设性意见、结果评价。

---

4. 实施药品不良反应监测和报告　是指药品不良反应的发现、报告、评价与控制的过程，属于临床药学的主要内容，医疗机构应当按照国家《药品不良反应报告和监测管理办法》主动收集药品不良反应，药师、临床药师发现患者出现用药不良反应时应当详细记录、分析与处理，填写"药品不良反应/事件报告表"并且报告，并及时向临床反馈药品不良反应的相关信息，引起医生用药的警觉，避免严重不良反应的发生，提高用药的安全性。

5. 实施药物临床应用管理　药物临床应用管理是指对医疗机构临床诊断、预防、治疗疾病用药安全过程实施监督管理。临床药学服务中有关用药的安全、有效、经济等合理性评价数据是管理的核心依据，通过用药监测、处方和医嘱点评等干预不合理用药包括技术、行政、政府监督等。药师、临床药师承担着法定的管理任务。临床药师通过深入病区，对重点患者实施用药建议、会诊、书写药历、用药宣传和教育等综合性管理措施，达到提高用药水平和医疗质量的目的。

6. 循证药学研究 循证药学是在1992年循证医学问世之后，药学工作中认识到药品疗效、不良反应的研究与医学研究使用循证医学原理一样，于是应用循证医学进行药学研究，发展成为循证药学。循证药学意为以证据为基础的药学，即"遵循证据的药学"，是指临床药师通过系统地搜集、评价药物研究证据（文献），获得药物疗效、安全性、经济性等方面的研究资料，评估其在制订合理用药方案中的作用，并以此作出临床药物治疗决策的临床实践过程。1997年，英国药学会认为促进药学中的循证实践将为药学服务开辟新纪元。2001年，Phil Wiffen 出版专著 *Evidence-Based Pharmacy* 之后，循证药学研究文献逐年增多，形成临床药学学科体系中的一门应用科学。循证药学的步骤和方法为提出问题、寻找证据、评价证据、应用证据、效果评价。

7. 药物经济学研究 药物经济学通过微观经济学方法、原理，旨在提升药物资源配置的效率，研究药物治疗成本-效果间的关系，通过临床药物的合理使用，从而降低药品费用、控制药费的过快增长。因此，药物经济学基于对医药成本和健康产出的综合分析，是指导医药产品的合理定价、优选药品目录及合理使用的重要工具。2023年6月29日，国家医疗保障局发布的《2023年国家基本医疗保险、工伤保险和生育保险药品目录调整工作方案》中明确强调"开展支付标准测算评估。组织测算专家通过基金测算、药物经济学等方法开展评估，并提出评估意见"。临床药师作为一线医务人员，在临床药物治疗过程中，通过药物经济学评价，能够有效地避免仅仅考虑用药成本，而忽略药物效果。同时结合患者的个体差异选择药品、优化给药途径、调整药物剂量及向临床医师建议更为合理的治疗方案，实现控制药物治疗成本的同时不影响治疗效果，进而直接降低患者的药品费用，提升临床服务质量。临床药师开展药物经济学评价对于提高临床合理用药水平具有积极意义，也充实了临床药师的工作内容，体现药学专业技术人员的价值和作用，既能满足广大患者安全合理的用药需求，又避免了不必要的药品和其他医疗资源的浪费。

8. 其他研究内容 包括药物信息学、医药伦理学研究。药物信息学是指研究在信息科学的基础上，应用计算机对药物、药学信息流的运动、发展规律与药学信息学进行探讨、分析的边缘科学。药学信息学是临床药学的主要组成部分，药学服务离不开药学信息。医药伦理学是指应用伦理学常理和方法研究医药活动中的伦理关系的科学，同样，无论是药学科学研究、产品开发、药物治疗、药学服务都需要掌握并且科学运用医药伦理学的原理、规范、医药道德评价方法。

三、临床药学的发展趋势

（一）从以患者为中心的药学服务扩大到服务于公众

发送国家的药学服务已经延伸到所有人群，了解公众对药学知识的需求，药师根据这些进行科普宣传，专业化服务。我国的药师也开始面向公众的药学信息服务，国家卫生计生委、国家食品药品监督管理总局与中国科协会于2013年启动的"健康中国行"系列宣传活动的主题，从维护和保障居民基本健康权利和提高公众合理用药科学素养的高度开展合理用药健康教育工作。

（二）从以药学服务为主的服务扩大到健康管理

美国的药学服务、临床药学出现新的热点，即以患者为中心的医疗之家（patient centered medical home，PCMH）。PCMH除了常规的临床药学服务之外，增加的业务包括疾病预防、健康教育、健康管理，普及医学、药学知识，提高全体民众的健康意识，从多方面来降低医疗费用，保证医疗卫生事业的可持续发展。我国也正在推行为居民建立健康档案，发展社区医疗卫生事业，完善健康保险保障制度，健康管理也纳入学校教育的课程中，这些措施将确保"健康中国"的目标如期实现。

（三）精准医疗中的药学服务

美国于 2015 年 1 月公布启动精准医疗（precision medicine）计划，将组建百万志愿者队列，研究收集医疗记录、遗传数据、生活模式等，建立生物样本库，按照特定疾病、特定患者使用特定的药品以精准用药方案获得最佳疗效。我国卫生计生委在 2015 年 7 月发布，药物代谢酶和药物作用靶点基因检测技术指南（试行）》与《肿瘤个体化治疗检测技术指南（试行）》，这些新型业务需要临床药师应用临床药学知识和技术参加，也是临床药学发展的趋势。

第二节 合理用药

一、合理用药的概念

1985 年，世界卫生组织（World Health Organization，WHO）在肯尼亚首都内罗毕召开全球专家会议，首次将合理用药（rational use of drug，RUD）定义为"合理用药要求患者接受的药物适合其临床需要，药物剂量应符合患者的个体化要求，疗程适当，药价对患者及其社区最为低廉"。1987 年，WHO 比较完整地提出了合理用药的 5 条标准：①处方的药物应适宜；②在适宜的时间，以公众能支付的价格保证药物供应；③正确地调剂处方；④以准确的剂量、正确的用法和用药时间服用药物；⑤确保药物质量安全有效。1997 年，WHO 与美国卫生管理科学中心（MSH）又共同制定了合理用药的 7 项生物医学标准：①药物正确无误；②用药指征适宜；③药物的疗效、安全性、使用途径及价格对患者适宜；④用药对象适宜，无禁忌证、不良反应小；⑤药品调配及提供给患者的药品信息无误；⑥剂量、用法与疗效妥当；⑦患者依从性良好。

我国有关药学专家对合理用药的定义是指根据疾病种类、患者状况和药理学理论选择最佳的药物及其制剂，制订或调整给药方案，以期有效、安全、经济地防治和治愈疾病的措施。2013 年 12 月 10 日，国家卫生计生委发布合理用药十大核心信息，定义合理用药是指安全、有效、经济地使用药物。合理用药包括安全、有效、经济三个方面。用药首先是安全，安全的意义在于使患者承受最小的治疗风险，获得最大的治疗效果。其次是有效，这是合理用药的关键。药物的有效性表现在不同的方面，如根除病源治愈疾病、延缓疾病进程、缓解临床症状、预防疾病的发生、调节人体生理功能等。最后是经济，经济是指以尽可能低的医疗费用达到尽可能大的治疗效益，降低社保和患者的经济支出，但不能简单地理解为价格越低的药品越经济。

二、合理用药的基本原则

1. 优先使用基本药物是合理用药的重要措施 不合理用药会影响健康，甚至危及生命。基本药物是指由国家制定的《国家基本药物目录》中的药品，是从我国目前临床应用的各类药物中遴选出的适应基本医疗卫生需求，剂型适宜，价格合理，能保障供应，公众可公平获得的药品。

2. 用药一般原则 要遵循能不用就不用，能少用就不多用；能口服就不肌内注射，能肌内注射不输液的原则。有些疾病并不需要服用药物，如普通感冒，只要注意休息、戒烟、多饮水、保持口腔和鼻腔清洁、进食易消化的食物，同时经常开窗，保持室内空气清新，一般 5~7 天即可自愈。服药应避免同时服用多种药物，药物的不同成分之间有可能会发生相互作用，有些药物也许会因此而失效，不仅影响原有的疗效，而且可能会危害身体健康。所以用药要遵循能不用就不用、能少用就少用的原则。

不同的给药方式各有其优缺点。输液的优点在于见效快，主要用于危重患者或特殊患者的治疗；缺点是直接将药物输入血液，不良反应的发生率和严重程度要高于其他给药途径，严重者可导致休克，甚至危及生命。肌内注射药物吸收比输液慢，比口服快，缺点是引起局部疼痛等损害。口服是最常用也是最安全、最方便、最经济的给药方法；缺点在于起效相对较慢，有些药品还可能会引起胃肠道不适等症状。选择给药途径时应遵循国际公认的原则，即根据病情能口服的就不注射，可以皮下或肌内注射就不静脉注射或输液。

3. 购买药品的原则 要到合法的医疗机构和药店，注意区分处方药和非处方药，处方药必须凭执业医师处方购买。购买药品要到取得医疗机构执业许可证的医疗机构和具有药品经营许可证和营业执照的药店。处方药是必须凭执业医师处方才可调配、购买和使用的药品。目前，大部分药品都属于处方药，如所有的注射剂、抗菌药物、毒麻药品等。非处方药不需要凭执业医师处方即可自行判断、购买和使用。这些药物在临床应用时间较长，药效明确，不良反应较少。非处方药根据其安全性又分为甲类和乙类两种。

4. 遵守说明书 阅读药品说明书是正确用药的前提，特别要注意药物的禁忌证、慎用、注意事项、不良反应和药物间的相互作用等事项。如有疑问要及时咨询药师或医师。药品说明书是由国家药品监督管理局核准，指导医师和患者选择、使用药品的重要参考，也是保障用药安全的重要依据，是具有医学和法律意义的文书。药品说明书主要包括警示语、药品名称、适应证、用法用量、禁忌证、注意事项、不良反应、药物相互作用和保存条件等，这些与患者用药有关的内容，在用药前都应该认真阅读。否则，就会给安全用药带来隐患。对其中不明白的内容应该及时咨询药师或医师。

5. 遵医嘱 处方药要严格遵医嘱切勿擅自使用。特别是抗菌药物和激素类药物，不能自行调整用量或停用。处方药只有遵照医嘱使用才能达到预期的治疗效果，不可擅自使用、停用或增减剂量，否则可能会引起严重后果。

6. 及时处理药品不良反应 任何药品都有不良反应，非处方药长期、大量使用也会导致不良后果。用药过程中如有不适要及时咨询医师或药师。

7. 特殊人群用药原则 孕期及哺乳期妇女用药要注意禁忌；儿童、老人和有肝脏、肾脏等方面疾病的患者，用药应当谨慎，用药后要注意观察；从事驾驶、高空作业等特殊职业要注意药物对工作的影响。

8. 正确保管药品 存放要科学、妥善，防止因存放不当而导致药物变质或失效；谨防儿童及精神异常者接触，一旦误服、误用，及时携带药品包装就医。

9. 接种疫苗 是预防一些传染病最有效、最经济的措施。疫苗一般是指为预防、控制传染病的发生、流行，用于人体预防接种的生物制品。相对于患病后的治疗和护理，接种疫苗相对更经济，国家免费提供一类疫苗。目前第一类疫苗以儿童常规免疫疫苗为主，包括乙肝疫苗、卡介苗、脊灰减毒活疫苗、无细胞百白破疫苗、白破疫苗、麻疹疫苗、麻腮风疫苗、甲肝疫苗、A群流脑疫苗、A+C群流脑疫苗和乙脑疫苗等，此外，还包括对重点人群接种的出血热疫苗和应急接种的炭疽疫苗、钩体疫苗。

10. 保健食品不能替代药品 保健食品指具有特定保健功能，适宜于特定人群食用，具有调节机体功能，不以治疗疾病为目的的食品。

三、合理用药的核心内容

合理用药的核心内容是将适当的药物，以适当的剂量，在适当的时间，经适当的途径，给适当的患者，使用适当的疗程最终达到合理的治疗目标。

（1）适当的药物：在明确诊断的基础上根据患者的病理生理特点，选择适当的药物以其药效学与药代动力学特点实现治疗学目标。

（2）适当的剂量：因人而异的个体化给药应根据患者的年龄、性别、体重及肝肾功能状况，设计初始剂量和维持剂量，有些药物必要时可通过血药浓度监测调整用药剂量。

（3）适当的时间：依据时辰药理学理论，把握最佳给药时机实现疗效最大化和对机体不良作用影响的最小化。

（4）适当的给药途径与给药方法：给药途径和给药方法须根据病情缓急、用药目的及药物本身的性质等因素决定,如对危重病例宜用静脉注射或静脉滴注给药;治疗肠道感染、胃部疾病等宜用口服制剂;治疗气管炎、哮喘可口服同时气雾吸入给药效果更好。

(5)适当的患者:对于妊娠哺乳妇女、老年人、新生儿/儿童、肝功能不全及肾功能不全这五大特殊生理病理状况人群应注意用药禁忌。

(6)适当的疗程:因增加治疗保险系数而延长药物治疗周期或为节省医疗费用缩短药物治疗的两种行为,都是违背治疗学原则的,可能导致药物不良反应、细菌耐药性、疾病反复发作等种种药物不良治疗结果的出现。

案例 11-3

1. 案例摘要 患儿,男,6岁,因"左耳耳闷,耳痛3天入院"。3天前,无明显诱因忽感右耳不适,伴持续性疼痛,伴右侧头痛,起病急。体温37.9℃、眩晕、听力下降、恶心、呕吐等其他症状。家长给予左氧氟沙星片0.1g,一日一片。用药两天后耳痛有缓解,但耳闷加重,持续低热,遂来某院就诊并收入院。入院后,查体见:右侧外耳道皮肤充血、肿胀,可见大量脓性分泌物附着,鼓膜未窥及,右耳未见异常。一般状况可,体温37.6℃,无其他异常。取耳脓性分泌物进行病原微生物培养、鉴定及药敏实验。培养结果为金黄色葡萄球菌与肺炎链球菌。临床医师诊断:①右耳化脓性中耳炎;②右耳急性外耳道炎。临床药师参与医师一道进行住院查房时,交代患者儿家属立即停止口服左氧氟沙星片。给予抗菌对症治疗,并配合耳道清洁换药。阿莫西林克拉维酸钾干混悬剂(7:1),每次1袋(每袋含阿莫西林200mg和克拉维酸28.5mg),每12h一次。同时外用左氧氟沙星滴耳液,每天两次,每次两滴。滴药时每次用碘伏清理耳朵积液,每12h一次。患儿5天后好转出院,并交代患儿家属,及时复查,不适随诊。

2. 案例问题

(1)患儿家长给予左氧氟沙星片口服是否合理?

(2)活性成分同样都是左氧氟沙星,为何临床药师交代患者儿家属立即停止口服左氧氟沙星片,而医师使用左氧氟沙星滴耳液时,临床药师认为药物使用合理?

(3)对于该患儿,同样是抗微生物药物,为何临床药师认为使用阿莫西林克拉维酸钾是合理的?

3. 案例分析 氟喹诺酮类抗菌药物最常见的不良反应是胃肠道反应,如恶心,呕吐,腹泻和腹痛。中枢神经系统反应(可表现为失眠、头晕、震颤等)、皮肤过敏、光敏反应和肝酶升高也常出现。对于儿童患者,软骨毒性、肌腱炎、肌腱断裂等不良反应应重点关注。

儿童全身使用氟喹诺酮类抗菌药物被批准的适应证主要包括吸入性炭疽(暴露后)、严重和复杂的尿路感染、复杂性肾盂肾炎、鼠疫、铜绿假单胞菌引起的囊性纤维性变体支气管肺感染。未被批准全身使用该类药物的适应证包括发热伴中性粒细胞减少、社区获得性肺炎、急性中耳炎[复发和(或)耐药]、胃肠道感染(伤寒、沙门菌、志贺菌感染、细菌性痢疾)、急性细菌性鼻窦炎、布鲁氏菌病、耐药结核病。因此,临床药师建议停止口服左氧氟沙星片。

儿童中氟喹诺酮类药物的局部使用可用于治疗结膜炎、角膜溃疡及中/外耳炎。我国国家药品监督局批准环丙沙星滴耳液、氧氟沙星滴耳液用于治疗中耳炎、外耳炎。因此,活性成分同样都是左氧氟沙星,该患儿使用左氧氟沙星滴耳液是合理用药。

根据《儿童急性中耳炎诊疗——临床实践指南(2015年)》儿童急性中耳炎推荐选用口服阿莫西林,或选择口服大环内酯类阿奇霉素等。如果以上药物治疗无效,可选用第2或第3代头孢菌素,如肌内注射头孢曲松和口服头孢地尼等。因此,临床药师认为医师处方中口服阿莫西林克拉维酸钾干混悬剂(7:1)的用药是合理的。

四、影响合理用药的因素与促进合理用药的措施

(一) 影响合理用药的因素

影响合理用药或导致不合理用药的因素比较多,主要表现为如下五个方面。

1. 患者 由于受药品专业知识所限,患者及其亲属容易被错误的药品信息误导,以及主观上认识陷入误区,提出不正确的用药需求或自我错误地使用药品。

2. 医务人员 医师和药师缺少用药专业知识的教育和培训及经验,或没有准确掌握药品信息与认识药品的疗效和不良反应而导致不恰当开具用药处方;药师数量不足或者药师协助医师合理用药作用缺乏也是产生不合理用药的重要原因。护理人员对药品使用知识的不足、经验缺乏、疏忽同样会用药错误。

3. 医疗机构 患者太多、医务人员人数不足,使得在没有充分证据诊断疾病的情况下对患者用药。

4. 企业 药品生产、经营企业不规范的推销活动误导医师、消费者不合理的使用药品,或者药品短缺的情况下采取不正确的药品替代治疗。

5. 药品管理 药品管理的法规不完善或者法规执行不力也可引起药品使用的不合理。

总之,影响合理用药的因素复杂并且受地区环境、文化背景的影响。需要政府多部门配合进行管理、引导。

(二) 促进合理用药的措施

1. 制定合理用药的法规、政策 通过立法,对特殊管理药品进行强制性用药管理与限制,如我国《麻醉药品和精神药品管理条例》《处方管理办法》《医疗用毒性药品管理办法》等法规对处方药品量、用量等予以规定,对违法行为规定了应该承担的法律责任。

2. 制定合理用药的技术规范 医师处方、药师调剂药品均应当遵守上述国家发布的用药规范。

3. 开展合理用药教育 无论医务人员,还是社会公众,都需要进行合理的用药教育、培训。只有人人参与,合理用药才能落到实处。

例如,我国国家卫生计生委、国家食品药品监督管理总局和中国科学技术协会于2013年进行主题为"合理用药,共享健康"的"健康中国行"系列宣传活动,面向公众、医疗机构扎实推进合理用药。目的是提升公众合理用药科学素养,维护人民群众生命安全和身体健康。随着慢性病患病人数逐年增加,药品的可及性不断提高,居民自我用药水平逐步上升,导致用药安全问题日益凸显。各级政府卫生计生、药品监督部门将合理用药纳入国家基本公共卫生服务健康教育项目和中央转移支付健康促进行动项目中,利用多种形式向群众普及合理用药科学知识,详细介绍不合理用药可能产生的严重后果,引导群众树立科学的用药观念,养成正确的用药行为。将合理用药健康教育工作与日常工作相结合,建立长效机制,统筹协调推进。加大在医疗活动中开展宣传教育工作及用药行为的监管力度。

4. 加强技术监管 国家卫生健康委员会成立全国合理用药专家委员会,建立合理用药监测网,以科学、长效机制促进合理用药。

知识链接 **国家重点监控合理用药药品目录**

2019年6月国家卫生健康委办公厅、国家中医药局办公室发布了《第一批国家重点监控合理用药药品目录》(国卫办医函〔2019〕558号)。旨在供全国各地在加强合理用药管理、开展公立医院绩效考核等工作中使用,并提出了以下工作要求:①制定省级和各医疗机构目录;②重点监控目录内药品的临床应用;③加强目录外药品的处方管理;④加强药品临床使用监测和绩效考核。首批目录包括神经节苷脂、脑苷肌肽、奥拉西坦、磷酸肌酸钠、小牛血清去蛋白、前列地尔、曲克芦丁脑蛋白水解物、复合辅酶、丹参川芎嗪、转化糖电解质、鼠

神经生长因子、胸腺五肽、核糖核酸Ⅱ、依达拉奉、骨肽、脑蛋白水解物、核糖核酸、长春西汀、小牛血去蛋白提取物、马来酸桂哌齐特。2021年8月国家卫生健康委办公厅发布《国家重点监控合理用药药品目录调整工作规程》（国卫办医函〔2021〕474号），目的在于强化我国临床合理用药管理，促进国家重点监控合理用药药品目录的制订调整更加科学合理，便于动态调整，不断规范临床用药行为，维护人民群众健康权益。2023年1月13日国家卫生健康委办公厅发布了确定了《第二批国家重点监控合理用药药品目录》（国卫办医政函〔2023〕9号）。第二批国家重点监控合理用药药品目录包括奥美拉唑、人血白蛋白、头孢哌酮舒巴坦、依达拉奉、银杏叶提取物、泮托拉唑、复方氨基酸、地佐辛、倍他司汀、布地奈德、烟酰胺、头孢他啶、哌拉西林他唑巴坦、艾司奥美拉唑、吡拉西坦、左氧氟沙星、法莫替丁、奥拉西坦、雷贝拉唑、前列地尔、骨肽、罂粟碱、烟酸、乙酰谷酰胺、兰索拉唑、脑蛋白水解物、美罗培南、磷酸肌酸、单唾液酸四己糖神经节苷脂、头孢噻肟。

第三节 药学服务

一、药学服务的概念

（一）WHO对药学服务的定义

2006年11月，WHO发布的药学服务规范（developing pharmacy practice: a focus on patient care）中明确药学服务的定义、任务、目标。药学服务（pharmaceutical care，PC）是指为了获得改善患者生活质量的确切结果而负责任地提供药物治疗。这是一种合作过程，有助于预防、鉴别与解决药物及健康相关问题，也是用药的持续质量改进过程。药学服务最初是由美国学者Hepler于1987年提出的；1990年，Hepler和Strand确定并且发表了药学服务定义是提供负责任的药物治疗，以实现改善患者生活质量的既定目标。主要目标包括治愈疾病；消除和减轻症状；阻止或延缓疾病进程；防止疾病或症状的发生。美国卫生系统药师学会对药学服务定义：药师的使命是进行药学服务，药学服务是提供直接的、负责任的与药物有关的服务，目的为获得改善患者生活质量的既定结果。WHO认为药师的作用应当在七星概念"研究者"，药师通过药学服务为患者进行全面的服务，避免或解决实际的或潜在的药物治疗问题，保护、促进健康，延长生命。

药学服务包括为个体患者服务和大众服务，对患者而言是保证安全合理用药，对大众则是预防疾病、增进健康。

（二）药学服务与药学业务

药学业务先于药学服务出现，WHO文件对药学业务的定义是药学人员为了支撑药学服务而进行的所有服务，包括药品供应、药物信息、药学教育、药学交流、药学建议、药事法律服务、人员的继续教育和培训。

药学服务的重点是实现用药的既定目标，还包括情感的交托、患者个体幸福的需要，都值得药师用情、关心和信任。药学服务与医疗服务、护理服务组成健康服务。

药学服务的功能：发现潜在或实际存在的不合理用药问题；解决实际发生的用药问题；采取必要的措施防止潜在用药问题的发生，提高用药、医疗及患者的生活质量。

二、实施药学服务的步骤

《药学服务规范》关于药学服务的4个步骤如下。

（一）评估患者药物治疗需求，鉴别现存的和潜在的药物治疗问题

实现这一步骤的活动如下。

（1）审核处方：这是药学服务中最基本、最重要的工作，在药品调剂时必须仔细审核医师处方或医嘱的合法性、用药适宜性，从中可以了解患者用药需求是否合理、与诊断是否一致，有无用药禁忌证、药物相互作用的问题。

（2）药品调配：即处方调配。通过"四查十对"进一步发现药品质量、用药处方中潜在的问题，通过调配药品，以及复核、发药、用药指导进一步了解患者疾病状况和用药的真实原因，深层次掌握患者用药是否合理。

（3）药学信息咨询服务与健康教育：更广泛地了解大众的用药需求即用药问题。除了直接与患者交流进行用药指导以外，现代化的信息工具包括大众传媒、专业载体等已经广泛地用于药物咨询、中毒处理指导、应急状态的药学服务等。

（二）开发或制订药学服务计划，以解决、预防药物治疗问题

药师是药物治疗团队的成员，应当协助医师、护理人员制订科学、合理的药物治疗方案，通过书写药物治疗方案，通过药历的书写记录药物治疗计划，以便完成药学服务任务。

（三）执行或完成药学服务计划

（1）参与临床药物治疗：药师应当在患者药物治疗的全过程中发挥参谋作用、用药监护作用，通过药学查房，观察用药后患者的症状、体征、实验室检验结果等，掌握药物治疗效果、药品不良反应等，对重点患者实施个体化药物治疗，防范药物治疗风险。同时最大限度地节约药品费用。

（2）治疗药物监测（TDM）：是指根据药代动力学、药效学理论，通过测定患者用药后的体液（如血液、组织液、尿液等）中药物浓度来分析药物的体内过程，实施最佳治疗的药学服务方法。《中国药典临床用药须知》规定地高辛、环孢素、氨基糖苷类、糖肽类抗生素、氨茶碱等药品需要进行血药浓度监测。

（3）静脉输注药物配置。

2021年12月国家卫生健康委办公厅颁布了《静脉用药调配中心建设与管理指南（试行）》旨在指导医疗机构加强静脉用药调配中心的建设与管理，规范临床静脉用药集中调配行为，保障用药安全，促进合理用药。静脉用药调配中心（Pharmacy Intravenous Admixture Service，PIVAS），简称静配中心，是医疗机构为患者提供静脉用药集中调配专业技术服务的部门。静配中心由药学部门统一管理，医疗机构药事管理与药物治疗学委员会负责组织对其进行监督和检查。其通过静脉用药处方医嘱审核干预、加药混合调配、参与静脉输液使用评估等药学服务，为临床提供优质可直接静脉输注的成品输液。在静配工作的药师是用药医嘱审核的第一责任人，需按照规定审核医师开具的静脉用药医嘱，对不合理用药进行干预，保障患者的静脉用药安全。在调配工作中，药师需按照安全、有效、经济、适宜的基本原则，为相关医务人员提供药品信息与咨询服务，介绍合理用药的相关专业知识。

（四）评价和检查

（1）疗效评价：对用药的治愈率、有效率、重返用药率、费用等指标进行考核、检查，总结用药方案是否合理，对不合理的予以及时处理、改进。

（2）处方点评：是指根据我国有关医药卫生法规、技术规范，对处方书写的规范性和临床用药的适宜性予以评价，发现存在的或潜在的问题，制订并实施干预与改进措施，促进临床合理用药的活动。住院医嘱评价按照处方点评进行。

（3）药物利用、评价：统计一定时间、一定范围药品的使用情况，可以发现用药是否合理。

（4）药学干预和行政处理：包括要求医师修改处方，对不合理处方予以口头、书面通报批评，对违法处方由卫生执法部门进行处罚实施药学服务的途径见图11-1。

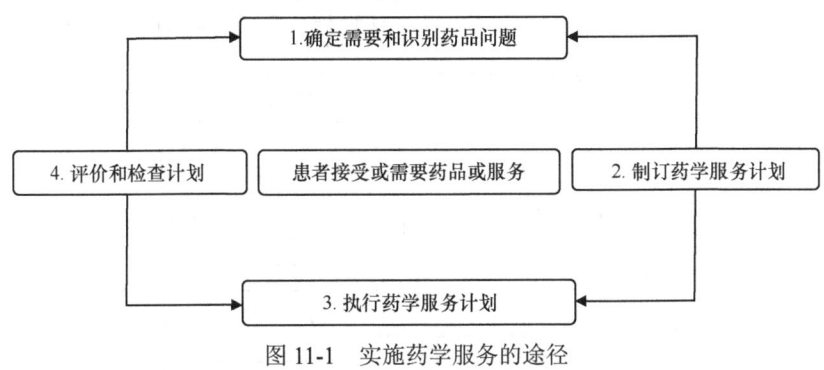

图 11-1　实施药学服务的途径

（五）药学科普

药学科普是提高公众对合理用药认知水平的重要方式，也是临床药学的重点工作之一。一般而言，合理用药科普的创作者需要有医学或药学专业基础知识和临床用药实践。药师不仅是药品使用的专业人士，还参与了临床药品使用每一环节。要做好药学科普工作，不但要有过硬的药学专业知识，还需要临床医学知识积累，了解临床思维，掌握临床药物治疗的实际情况。因此，在医院工作的药师日常工作主要扎根在临床一线，参与药物治疗过程，具有实际用药经验，更清楚需要关注的药物相关问题，能针对性更强地为患者和公众答疑解惑。药学科普旨在让人民群众了解药物、关注药物，最终合理使用药物，因此，宣教临床合理用药知识是药学科普工作的主要切入点。除此之外，"热点"药物知识、特殊人群的用药、药物不良反应防治也是药学科普工作的重要内容。

> **知识链接**　　　　　　《医疗机构药事管理与药学服务》团体标准
>
> 2021年12月中国医院协会药事专业委员会发布了《医疗机构药事管理与药学服务》首批团体标准，主要如下。①总则；②临床药学服务2个部分。首批发布的9项标准包括1项总则、8项临床药学服务。分别为标准框架与体系表标准、药学门诊、处方审核、药物重整、用药咨询、用药教育、药学查房、药学监护和居家药学服务九项管理标准。
>
> 2022年11月，在中国医院协会举办的2022中国医院质量大会上，全国政协委员、全国政协提案委员会委员、中国医院协会副会长方来英正宣布，由中国医院协会药事专业委员会牵头编制的中国医院协会《医疗机构药事管理与药学服务》第二批9项团体标准规范正式公布。此次公布的《医疗机构药事管理与药学服务》第二批团体标准如下。①总则；②临床药学服务；③药学保障服务；④药事管理4个部分。第二批发布的9项标准包括1项总则、4项临床药学服务、3项药学保障服务和1项药事管理，分别为：标准化工作指南、药学会诊、药学病例讨论、治疗药物监测、药学科普、用药监护、静脉用药集中调配、医疗机构制剂及药品质量管理及控制。第二批标准从2022年12月1日开始正式实施。
>
> 《医疗机构药事管理与药学服务》团体标准的研究和编制是以患者为中心，围绕药学"服务、保障、管理"等方面而展开的，旨在指导医疗机构实施同质化药学服务、流程化药学保障、规范化药事管理，将在提升质量、保障安全、优化管理、促进合理用药等方面发挥重要作用。

学习小结

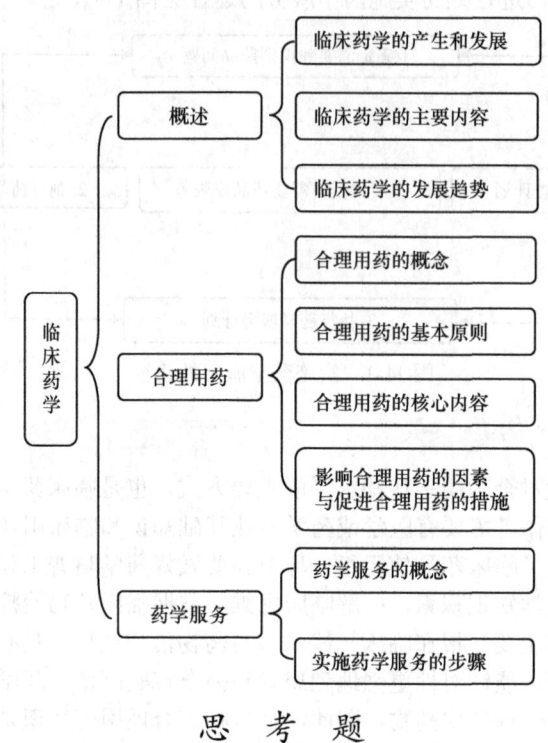

思 考 题

1. 简述临床药学和临床药师的含义。
2. 临床药学的主要内容有哪些?
3. 简述合理用药的概念和基本原则。
4. 影响合理用药的因素有哪些?
5. 简述治疗药物监测的概念及其在指导临床药物治疗中的作用。
6. 谈谈药学科普的社会意义。

(沈秉正)

第十二章 药学信息

学习目标

学习目的

本章对药学信息的基本知识进行介绍,旨在让学生了解药学信息相关知识,掌握初步药学信息的收集、分析、评价、利用的方法,为进一步的药学学习打好基础。

学习要求

掌握互联网药学信息资源的特点和常用检索方法,药学信息评价的主要内容,药学信息利用的主要方式。

熟悉常见药学信息资源的种类,主要药学数据库与药学信息网站,药学信息管理的性质和任务。

了解药学信息和药学信息学的内涵和基本特征,药学信息资源的主要分类。

案例 12-1   第 77 期国家药品不良反应信息通报的启示

1. 案例摘要   药品不良反应信息通报制度是我国药品监督管理部门为保障公众用药安全而建立的一项制度。《药品不良反应信息通报》面向社会公开发布以来,对推动我国药品不良反应监测工作,保障广大人民群众用药安全起到了积极作用。2020 年 6 月 15 日,国家药品不良反应监测中心发布第 77 期国家药品不良反应信息通报,关注垂体后叶注射液安全性问题。

垂体后叶注射液在我国被批准用于肺、支气管出血(如咯血)、消化道出血(呕血、便血)、妇产科催产及产后收缩子宫、止血等,腹腔手术后肠道麻痹及尿崩症。国家药品不良反应监测数据显示,垂体后叶注射液不良反应累及多个系统,且临床上本品存在超剂量等不合理用药现象。

(1)严重病例的临床表现:2018 年 1 月 1 日至 2019 年 12 月 31 日,国家药品不良反应监测数据库收到垂体后叶注射液不良反应/事件报告 1912 份,其中严重不良反应/事件报告 228 份。严重不良反应/事件累及系统主要为消化系统损害、心血管系统损害、代谢和营养障碍、全身性损害;主要不良反应表现以腹痛、腹泻、呕吐、血压升高、心悸、心律失常、低钠血症、低钾血症、过敏性休克、严重过敏样反应、头晕、意识障碍等多见。

(2)临床不合理用药情况:垂体后叶注射液说明书中【用法用量】项标注的最大用药为一次 12 个单位。严重不良反应/事件报告分析显示,本品存在超剂量用药情况,其中用药量大于 40 个单位的报告约占 10%,最大用药剂量为 300 单位;典型的超剂量用药患者,在用药过程中,出现严重的腹痛、腹泻症状。

2. 案例问题

(1)药品不良反应监测对于保证药品安全合理使用的意义是什么?

(2)什么是超剂量用药?超剂量用药的危害是什么?

3. 案例分析   药品不良反应监测是药品上市后再评价工作的一部分,监测的主要内容如下:药品不良反应信息的收集;对药品不良反应危害情况的调查与评价;对不良反应信息反馈,不良反应危害的防范和控制等方面,目的在于防止药品不良反应的重复发生,保护人民的用药安全。

> 剂量是某一药物通过确定的给药途径进入给药对象体内，产生药理作用、产生疗效的给药量。产生疗效的最小剂量为最小有效量，产生疗效的最大量为极量，对大多数人最适宜的治疗剂量为常用剂量，在最小有效量与极量之间是剂量的安全有效范围。超过极量即为超剂量，则进入最小中毒量的范围，使机体的代谢在过量药物作用下出现不良反应。
>
> 监管部门和生产企业应当加强对垂体后叶注射液的安全性监测，尤其关注高血压、冠状动脉疾病、脑血管疾病患者和老年患者用药的安全性问题，同时加强对医务人员的宣传培训，确保产品安全性信息及时传达给医生和患者。医务人员应关注垂体后叶注射液临床合理用药问题，严格按照药品说明书使用，避免超剂量用药。医务人员在使用该药时应密切关注患者用药后生命体征，如出现心悸、胸闷、过敏性休克等，应立即停药。注意电解质监测，尤其注意低钠血症的发生。

第一节　药学信息与药学信息学

药学信息是药学实践的反映，在药学实践的进程中不断形成并积累，药学信息的收集、储存、运用已经成为药学事业的重要组成部分，对药学事业各个方面产生重要影响，正确认识和运用药学信息是药学学生必备知识和基本技能。

一、信息的内涵与特征

信息无处不在，人们时刻都在接收信息，并根据信息做出反应，同时释放新的信息。随着科学技术的飞速发展，人类社会正在全面地进入信息化时代，从工业社会到信息社会是人类社会最具长远影响的变化之一。高效地收集信息、利用信息已经成为人们正确把握、判断和表达客观事物及其规律的关键。

（一）信息的内涵及相关概念

信息是对客观世界中各种事物的运动状态及其变化情况的反映，是客观事物之间相互联系、相互作用的表征，表现的是客观事物运动状态及其变化的实质特征，是一切科学决策的依据。信息是当代社会使用最频繁的词汇之一，已渗透到人类社会生活的各个方面和各个领域。信息分为标记、消息、知识、情报四个层次，每个层次代表着信息加工利用的不同阶段。

标记（symbol）即符号，是为特定目的而开发的一种体现概念的外在形式，是认识客体的替代物。符号是构成数据的基本单元，是语法信息表达的基础。

消息（message）是关于人或事物情况的报道，是一组符号的有序排列。消息是信息的外壳，信息则是消息的内核。

知识（knowledge）是通过调查研究或社会实践获得的关于事物的存在状态及其变化情况的认识。知识是经过加工的信息。

情报（intelligence）是针对特定目的的相关信息的总称。情报是信息，但并非一般状态下的信息，而是经过加工处理的，满足人们特定需要的相关信息，对于做出正确决策具有至关重要的意义。

（二）信息的特征

信息具有以下基本特征。

1. 客观性　信息的客观性，即信息内容的客观性和信息本身的客观实在性。信息是客观事物存在状态和发展变化的反映。事物本身的特性、存在状态及其发展变化是不以人的意志为转移的，反映事物特性、存在状态及其发展变化的信息同样具有客观性。

2. 普遍性 信息普遍存在于自然界、人类社会和人类思维活动中。只要有事物的运动和发展变化，就会有反映事物的运动状态及其发展变化的信息。信息无处不在，无时不在。

3. 传递性 信息的传递，是指信息从时间或空间的某一点位向其他点位移动的过程。信息可以通过多种渠道、采用多种方式进行传递。信息的传递是通过信道并借助于一定的物质载体实现的。

4. 时效性 信息的时效性，是指信息仅在一定的时间内对相关决策具有价值的属性。同一信息的价值在不同的时间具有很大的差异。信息的时效性很大程度上制约着决策的客观效果。信息的时效性，可以理解为信息内容有用性的有效期。

5. 依附性 信息本身是无形的，信息的传递交流和信息价值的实现要求信息必须依附于一定的物质形式，即信息载体（information carrier）。人们通过语言、文字、符号、图像等物质载体存储和传播信息。信息依附于一定的物质载体，但信息的语义性并不因信息记录手段或物质载体的改变而发生变化，信息对于其载体来说既具有不可分割性，又具有相对独立性。

6. 有序性 有序性是客观事物存在和运动中表现出来的稳定性、规则性、重复性和相互因果关联性。按照一定的原则和方法对信息进行加工、组织和处理，可以使信息从无序状态转变成便于人们理解和利用的有序状态。通过对信息的选择、分类、标引、概括、归纳、总结、分析、浓缩、综合，排除冗余信息，可以提高信息的针对性和有效性。

7. 累积性 信息的累积性是由信息的可存储性决定的。信息累积的结果使得信息量增加，为人们探索世界、从事科学研究、进行生产活动和日常生活提供了知识源泉。值得注意的是，信息的无限积累也会增加信息收集、储存、加工利用的难度和复杂性，甚至产生一些负面作用。

8. 价值性 信息具有满足人的需要的属性。这种属性同人的主体需求相联系，同一条信息对于不同的人有不同的价值。信息的价值具有多重性，即一条信息可以具有多方面的满足人的需要的属性。信息价值还具有变化性，即同一条信息使用范围和使用频率的变化，会使得信息价值发生变化，而且这种变化过程永无止境。

9. 转换性 信息的转换性有如下两方面的含义。一是形态转换，信息可以从一种形态转换为另一种形态，即信息的符号系统和物质载体发生转换。信息的这种转换只是形式上的变化，信息的内容并不会随着信息形态的变化而变化。二是价值转化，即信息在一定条件下可以转化成物质、能量、时间、资金、效益等其他物质并体现信息的价值。信息的转换性是信息传播和价值实现的基础。

10. 共享性 信息的共享性，是指同一信息可以在同一时间由多个使用者使用的特性。信息的共享性表现为信息的提供者并不因信息的提供而失去对信息的拥有。信息交流更多地体现在多主体对同一信息内容的分享，这是信息交流与实物交流的主要区别。

二、药学信息概述

（一）药学信息的内涵及分类

药学信息（pharmaceutical information）是与药学密切相关的各种信息的总称，它包含了药学领域所有的标记、消息、知识和情报。药学信息属于综合性复合信息，既包含科学信息，又包含社会信息。根据药学信息的内容，药学信息可以分为与药品本身特性有关的信息和与药品活动有关的信息。前者包括与药物直接相关的信息，如药物的作用机制、药代动力学、不良反应、相互作用等方面的信息，也包括与药物间接相关的信息，如疾病变化、耐药性、生理病理状态、健康保健等方面的信息；后者包括所有与药品活动有关的信息，如药品的研发信息、专利信息、生产信息、上市信息、价格信息、监管信息、教育信息等。

（二）药学信息的特征

1. 实践性 药学和药学信息均来自社会实践。在远古时代，采食植物和狩猎活动，使得人类祖先得以接触和了解植物、动物特性，并逐渐学会利用这些特性治疗疾病。经过无数次观察、试验和尝试,逐渐积累起药学信息,形成人类最初对药物的认识。药学信息来自药学实践,服务于药学实践。

2. 无限性与有限性 药学信息是无穷无尽的,它的无限性源于事物本身的无限性和事物之间联系的无限性。随着药学实践的不断深入,新药不断发现,人们对现有药物也不断产生新的认识,药学信息呈爆炸式的增长。同时,药品信息又是有限的,它的有限性源于人们对药品认识的有限性,以及人们在一定时间内能够处理的信息的有限性。药学信息的无限性和有限性,要求我们在实践中重点关注与我们的目标最密切相关的信息。

3. 多样性 药学信息在信息来源、信息内容、信息载体和信息利用等方面呈现出多样性的特征。药学信息来源,包括药品研究、生产、流通、使用和管理等各个实践环节;药学信息的内容,包括药品的自然属性和药品实践活动的信息;药物信息的载体,包括药学图书、期刊、药典、药品集、药学数据库、药学专利文献等;药学信息的利用,涉及临床医生、护理人员、临床药师及广泛的社会公众。

4. 真伪性 药学信息有真实和虚假之分。真实的信息是正确决策的基础,虚假的信息则会妨碍我们做出正确的决策。因此,区分信息的真假十分重要,在收集、处理信息时,首先要确保信息的真实和准确。

5. 系统性 药品信息是有系统性的,只有系统性的信息才能全面完整地反映事物的特性及其变化规律,帮助我们做出正确的决策。因此,我们对信息的掌握要尽可能地做到全面完整。在实践中,有些医药企业的药品宣传,只讲好的信息,回避药品不良反应信息,不利于药品的安全合理使用。

6. 时效性 随着药学事业的不断发展和药学研究的深入,药学信息也在不断地发展更新。在药品的研发、生产、经营、使用和监督管理过程中,只有充分运用最新药学信息,才能做出正确的决策,推动药学事业更好地向前发展。

7. 依附性 药学信息不能单独存在,只有被各种符号系统组织成为某种形式的符号序列,并需要依附于一定的载体才可能被表达、识别、传递、存储、显示与利用。

8. 价值性 药学信息的价值性体现在:一方面,药学信息的收集、整理、储存、传递都需要消耗人类劳动,形成药学信息的价值;另一方面,药学信息能帮助人们实现各自的目的,形成了药学信息的使用价值。药学信息是具有价值和实用价值的劳动产品,在市场经济条件下可以成为商品。

9. 指向性 药学信息的指向性,是指每一项药学信息都具有相对确定的指向对象,主要包括信息内容的指向性、服务对象的指向性、信息宣传的指向性、信息系统的指向性和信息管理的指向性等。药学信息能够帮助特定对象发现当前面临的药学问题,并获得解决药学问题的有效方式和途径。

10. 知识性 药学信息的核心是药学科学知识,药学信息交流实际上就是药学知识的交流,药学信息服务实际上就是药学知识的提供,药学信息管理实际上就是药学知识的管理。

> **知识链接** **国家药品不良反应信息通报**
> 国家药品不良反应信息通报是国家药监部门反馈有关药品安全隐患的技术通报,其信息来源于国家药品不良反应监测系统收集的药品不良反应报告,目的在于提醒药品生产经营企业、医疗机构注意被通报药品的安全风险,为药品监督管理部门和卫生行政部门进行相关方面的监督管理提供技术依据,为医疗机构和患者权衡使用药品提供参考。截至2023年3月底,国家药品不良反应监测中心已经发布药品不良反应信息通报77期,对于保证药品的安全、合理使用发挥了重要作用。

三、药学信息学

(一) 药学信息学的概念

药学信息学由药学与信息学相互交叉形成，涉及应用数学、统计学等相关学科。药学信息学运用信息科学和数理的观点、理论和方法研究呈指数增长的药学信息，将药学信息转换为有用的知识，促进药学研究的深入，改进药学实践，提高人民群众的身体健康水平。

(二) 药学信息学的特征

作为药学与信息学的交叉学科，信息学提供的是方法论，药学提供的是内容。因此，药学信息学不可避免地同时具有信息学特征和药学特征。药学信息学的信息学特征是指其研究必须从信息学的角度，运用信息学的理论、方法和技术来研究药学信息和药学信息活动的规律，研究药学信息的产生、传递、有序化组织及开发利用等问题。药学信息学的药学特征表现为药学信息学研究的对象是药学活动过程中各种特征及其变化规律，它必然具有药学学科的某些基本属性和特征。

药学信息学是药学学科信息化的产物，内容涵盖整个药学领域，包括药品研发、生产、经营、使用和监督管理等各个方面。

第二节 药学信息资源

一、药学信息资源的分类

药学信息资源是药学信息的来源与存在形式，随着信息技术和药学实践的发展，药学信息资源越来越复杂，呈现多样化的发展趋势。了解各类药学信息资源的表现形式和特点，有助于我们全面地收集药学信息，科学合理地利用药学信息，推动药学事业向前发展。

(一) 按照药学信息的加工深度分类

按照加工深度，药学信息资源可以分为一次信息资源、二次信息资源和三次信息资源。

1. 一次信息资源 一次信息是指信息提供者通过自己的劳动直接获取的信息，通常包含新的知识，并构成可供交流的系统性信息。一次信息资源包括科学考察报告、研究报告、随机对照试验数据、观察数据等。理解和运用这些信息，需要精确评估这些药学信息的有效性。

2. 二次信息资源 二次信息是对一次信息的再加工，是在一次信息学习基础上，按照一定的方法将一次信息加工整理形成。二次信息通常以目录、索引和文摘等形式呈现。《中国药学文摘》、《中文科技资料目录》医药卫生分册、《国际药学文摘》、《化学文摘》、《生物学文摘》、《医学索引》、《医学文摘》等都属于二次信息资源。

3. 三次信息资源 三次信息是指根据特定的需求，对一次信息资源和二次信息资源进行加工、分析、改编、重组、综合概括生成的信息。专题述评、动态综述、进展报告、科学年度总结、药典、药品集、百科全书、专著、工具书等都是三次信息资源。

> **知识链接　　　　　　　　　与药品有关的工具书**
>
> 工具书是专供查找知识信息的文献，它系统汇集某方面的资料，按特定方法加以编排，以供需要时查考使用。与药品有关的工具书，包括药典、药品集、医药手册、医药指南和医药年鉴等。
>
> 药典是国家颁布的有关药品质量标准的法规，属政府出版物，是药品生产、经营、使用和监督管理部门共同遵循的技术依据之一，也是重要的药学工具书，一般每5年修订1次。
>
> 药品集是面向临床介绍药品，指导临床合理使用药品的参考工具书，如上海市执业药师协会组织编写的《中国常用药品集》。《新编药物学》是我国国内知名度最高、发行量最大的

药品集。《马丁代尔大药典》（Martindale：The Complete Drug Reference）名为药典，实为英国皇家药学会编辑出版的药品集，其特点是密切结合临床，参考文献丰富，知识更新及时。

医药手册汇集人们需经常查考的医药文献、资料或专业知识，是为药学领域特定职业群体提供基本的既定知识和实用资料的工具书。其特征是信息密集、记录资料丰富，文字简洁、实用，使用方便，如《临床药物速查手册》《简明医院药品使用手册》等。《默克索引》（The Merck Index）也是一部有关化学品、药物和生物制品方面的手册，收载化学制品、药品、生物制剂万余种，8000多个化学结构式。

医药年鉴是系统汇集一年内重要的医药时事文献、学科进展与各项统计资料，按年度编辑出版的资料性医药工具书，以内容新颖可靠、出版稳定及时为特征。常用医药年鉴有《中国卫生年鉴》《中国药学年鉴》《中国中医药年鉴》《中国药品监督管理年鉴》等。

其他常见工具书类三次信息资源有《英汉医学名词汇编》、《中国药品通用名称》（药典委员会办公室编）等。

（二）按照药学信息的存在方式分类

根据药学信息的存在方式，药学信息资源可以分为系统内部的药学信息资源和系统外部的药学信息资源。

系统内部的药学信息资源主要来自药学领域各业务部门、用药活动全过程、药学科学和技术的发展及医药卫生行政管理等，并以统计、报表、原始数据、分析、总结、资金、供应、库存、设备、规章、标准等形式表现出来，多属一次信息。系统内部的信息是药学信息的重要来源，也是获取药学信息的重要渠道。

系统外部的药学信息资源是指反映医药卫生系统外部环境变化的信息资源；是各种类型的期刊文献、各级政府、科研机构、社会组织和学术团体及普通公民都可能提供、传递和使用的药学信息资源。

（三）按照药学信息的载体分类

根据信息载体划分，药学信息资源可分类如下。

1. 印刷型信息资源 以纸质材料为载体，采用各种印刷技术把文字图像记录在纸上，便于阅读流通，存储密度低，加工难以自动化。

2. 缩微型信息资源 以感光材料为载体，利用光学缩微技术将文字图像记录在感光材料上，存储密度高，便于收藏阅读，设备投资高。

3. 声像型信息资源 以磁性和光学材料为载体，利用磁录光录技术将声音和图像记录，密度高、内容直观、表达力强，且易于接受。

4. 数字化信息资源 以计算机和存储技术，文字图像音视频转为数字化信息、磁光盘和网络载体等，密度高，读取快，适合高速远距离传输。

二、传统药学信息资源

（一）药品标准与法规文件

药品标准与法规当中包含大量的药学信息。药品标准由国家权威机构制定，是药品生产、经营、使用和监督管理的技术依据。通过查阅药品标准可获取药品名称、结构、性质、用途、检验、制剂、贮藏等药学信息。此外，国家药品标准的配套资料，也包含着丰富的药学信息，如《临床用药须知》是由国家药典委员会主编的药典配套丛书，提供《中国药典》收载的药品及国家药品监督管理局颁布的药品品种的临床应用信息，供临床使用参考。该书内容科学、翔实，论述严谨、有序，紧密结合临床实际，具有较高的实用性和权威性，是提供药物临床使用信息的权威工具书。

药事法规是国家制定和认可并依靠国家强制力保证其实施的,以保障药品的安全有效、经济合理的相关行为规范的总称。它以宪法为依据,以《中华人民共和国药品管理法》《中华人民共和国疫苗管理法》《中华人民共和国药品管理法实施条例》等为主干,由数量众多的药品管理法律、法规、规章及其他药事管理规范性文件构成。

此外,国家药品监督管理部门还制定发布了大量的药品管理行政文书,如药品批准文号、药品说明书、药品许可证、药事案件处理材料等,组成一类重要的药学信息资源。

(二)药学学术著作

药学学术著作可以提供某专业领域内的前沿理论、方法和技术,是从事学术研究和技术开发的重要参考资料。

(三)药学相关期刊

药学相关期刊提供的药学信息不及药学专著全面系统,但更新速度快,能够提供当前最新的药学信息,是药学信息的重要来源。药学相关期刊可以分为综合性药学期刊和专业性药学期刊。

知识链接

北大中文核心期刊目录收录的15种药学中文期刊

排序	期刊名称	英文名称	主办单位
1	药学学报	Acta Pharmaceutica Sinica	中国药学会 中国医学科学院药物研究所
2	中国药学杂志	Chinese Pharmaceutical Journal	中国药学会
3	药物分析杂志	Chinese Journal of Pharmaceutical Analysis	中国药学会
4	中国新药杂志	Chinese Journal of New Drugs	中国医药科技出版社有限公司 中国医药集团有限公司 中国药学会
5	中国现代应用药学	Chinese Journal of Modern Applied Pharmacy	中国药学会
6	中国药理学通报	Chinese Pharmacological Bulletin	中国药理学会
7	中国医院药学杂志	Chinese Journal of Hospital Pharmacy	中国药学会
8	中国药科大学学报	Journal of China Pharmaceutical University	中国药科大学
9	中国药理学与毒理学杂志	Chinese Journal of Pharmacology and Toxicology	军事科学院军事医学研究院
10	中国医药工业杂志	Chinese Journal of Pharmaceuticals	上海医药工业研究院 中国药学会 中国化学制药工业协会
11	中国临床药理学杂志	The Chinese Journal of Clinical Pharmacology	中国药学会
12	中国新药与临床杂志	Chinese Journal of New Drugs and Clinical Remedies	中国药学会 上海市药品监督管理局 科技情报研究所
13	沈阳药科大学学报	Journal of Shenyang Pharmaceutical University	沈阳药科大学
14	中国药房	China Pharmacy	中国医院协会 重庆大学附属肿瘤医院
15	中国抗生素杂志	Chinese Journal of Antibiotics	中国医药集团总公司 四川抗菌素工业研究所 中国医学科学院 医药生物技术研究所

国际顶级英文药学期刊（按期刊影响力排序）

排序	期刊名称	期刊影响因子（2021 年）
1	Nature Reviews Drug Discovery	112.288
2	Drug Resistance Updates	22.841
3	Pharmacological Reviews	20.479
4	Advanced Drug Delivery Reviews	17.873
5	Trends in Pharmacological Sciences	17.638
6	Annual Review of Pharmacology and Toxicology	16.459
7	International Journal of Antimicrobial Agents	15.441
8	Acta Pharmaceutica Sinica B	14.907
9	Journal of Pharmaceutical Analysis	14.026
10	Pharmacology & Therapeutics	13.400

三、数字化药学信息资源

由于技术手段的限制，传统药学信息资源的容量有限，不能满足飞速增长的药学信息的储存和传播的需要。随着信息技术的发展，数字化信息资源应运而生。数字化信息资源可以大量储存信息，并可以方便地通过互联网进行传递，有利于信息的高速传播和利用。数字化药学信息资源已成为药学专业人员获得药品信息的主要来源。

（一）医药电子出版物及数据库

医药电子出版物是指以数字化形式存储和传播的医药类出版物，有电子图书、电子期刊和电子报纸等形式。目前，国内具有一定规模的电子出版物制作企业有人民卫生电子音像出版社、中华医学电子音像出版社、高等教育电子音像出版社、解放军卫生音像出版社等。《中国学术期刊（光盘版）》是我国第一部以电子期刊方式连续出版的大型集成化学术期刊全文数据库，由清华大学主办，清华大学出版社出版。1996年正式出版，收录国内正式出版的中英文期刊3500种，分8个专辑，按月与印刷版期刊同步出版，是目前国内影响较大的全文检索系统。

数据库作为药学信息的储存方式，具有方便检索与查询的特点。药学数据库可分为题录文摘型数据库和全文型数据库。国内各大图书馆、高等院校、科研院所等在购进国外已有的信息资源数据库的同时，纷纷建立了自己的信息资源数据库，如万方资源数据库、中国知网（CNKI）资源数据库、维普医药期刊信息资源数字检索系统等。

> **知识链接　　　主要医药数据库资源**
>
> 1.中国知网（CNKI）。该系统包含中国期刊全文数据库、中国优秀博硕士学位论文全文数据库、中国重要会议论文全文数据库、中国重要报纸全文数据库、中国图书全文数据库、中国引文数据库、中国年鉴全文数据库等。
>
> 2.万方数据资源系统。该系统现包含9个大类100多个数据库，形成具有一定影响力的万方数据系列。
>
> 3.中国药学文献数据网络系统，即中国药学文摘数据库网络版，是国家药品监督管理局主管的我国药学文献大型检索和查询系统，内容涵盖了《中国药学文摘》印刷版的全部文献题录和文摘。收录了1982年以来公开发行的药学及相关学科700种中文专业刊物中有关中西药学理论、生药学和中药材、药物化学、生产技术、制剂、生物药剂学、分析、药理、临床应用、药品评价、药品生产管理、经营管理和质量管理、制药设备和工厂设计、新药介绍

等方面的文摘。

4. Medline。由美国国立医学图书馆（NLM）开发，是当前国际上最权威的生物医学文献数据库。Medline 收录了世界 70 多个国家和地区约 4000 种生物医学期刊上千万条文献记录，内容以医学为主，但药学文献也相当丰富，美国国家生物技术信息中心（NCBI）开发的 PubMed 是其中的著名站点之一，被 Medical Matrix 评为最受欢迎的网上医药学信息检索工具。

5. 美国《化学文摘》（CA）。数据库 CA 收录了世界各国 98% 有关化学化工方面的文献，是全世界公认的检索纯化学和应用化学各领域最权威的工具。CA 每年收录世界上约 9500 种科技期刊及 48 个国家和地区的专利、会议文献、学位论文、技术报告和图书。

6. PharmaProjects。它是国际药物研究与开发的商业智能资源，是世界新药开发动态、寻找新药报批机会和市场合作伙伴及市场前景预测的重要数据库。它密切跟踪和关注全球处于开发阶段的每一个候选药物和重要新药，为用户提供产品开发的全面数据资料。

7. Ensemble。它包含处于不同研究阶段的 19.9 万个以上的活性化合物，包括 413 万个以上的专利文献，引用了超过 3315 万篇生物医学的参考资料和会议论文，收载了与活性化合物相关的详细的专利、文献和会议资料，可以检索不同研发阶段的化合物、候选药物和上市药物的结构、作用靶标、专利性质、文献报道等，涵盖了全球药物研发和市场各阶段的全方位信息。

8. Combined Chemical Dictionary。为药学工具书数据库，它共收录了 12 000 多万个化合物，主要为合成的有机化合物，包括《有机化合物辞典》中 2715 万个化合物、《天然产物辞典》中 1914 万个化合物、《碳水化合物辞典》中 212 万个化合物、《分析试剂辞典》中 116 万个化合物、《制药原典》中 416 万个化合物、《无机和有机金属化合物辞典》中 1015 万个化合物、《生物碱辞典》中 1 万多个化合物、《萜类辞典》中 2 万多个化合物、《抗生素及有关化合物辞典》约 1 万种化合物、《植物化学成分辞典》中 3000 个化合物及《植物活性成分辞典》中 3000 多个植物活性成分等。

9.《马丁代尔大药典》，是由英国大不列颠药物学会的药物科学部所属药学出版社编辑出版的一部非法定药典，每季度更新一次。全书主要分为三个部分，第一部分为医院制剂，按药物作用类别分类；第二部分为辅助药物部分，按字顺排序；第三部分为专利药物部分，覆盖多篇药物专论、疾病治疗综述、草药专论以及多个制造商品，其特点是信息量大。

（二）互联网药学信息资源

互联网的出现开创了人类信息传输和通信的新时代，随着互联网技术的发展进步，互联网已成为各种信息资源传递的重要载体，大量的药学信息可以从互联网上获得。互联网上的药学信息资源储量巨大、发布迅速、获取方式方便快捷，具有良好的持续性，通过访问相关药事机构的网站，可以获取丰富的药学信息资源，包括政策法规、质量标准、市场与科研动态、实验仪器等方面信息，是药学工作者的重要信息来源。

知识链接　　　　　　　　　主要医药数据库资源

1. 国家药品监督管理局。设有最新消息、政策法规、公告通告、质量公报、药品管理法、执业药师管理、互联网药品信息服务等栏目，并提供新药认证数据库、GMP 认证数据库、药品广告资源信息数据库的查询服务。

2. 中国医药信息网。中国医药信息网是由国家药品监督管理局信息中心建设的医药行业信息服务网站，始建于 1996 年。信息内容分为三部分：一是每天上网发布的医药实时信息；二是数据库信息；三是网上发布的其他公开信息（如新闻焦点、广告宣传、各种公共服务信息等）。

　　3. 美国食品药品管理局，是美国 FDA 的官方网站，具有权威性。该网点将大量的药物方面的信息分为 12 大类：食品、人用药物、生物学、兽用药物、化妆品、医疗器械与放射健康、自由论坛、野外作业、儿童与烟草、毒理研究、医学信息、健康与人类服务部。其中收载了大量的药物信息，用户可直接进入 FDA 相关类目进行检索，也可用关键词检索或高级检索。

第三节　药学信息检索

　　药学信息检索是指应用检索工具，对药学信息进行提取、转化与共享，以实现对药学信息的表述、管理、分析和传播，提示药学信息的实质与内在联系，促进药学信息的再创新的过程。药学信息检索是药学信息利用的基础和前提，如何有效利用检索工具，更多、更全面、更准确地快速检索到有用的药学信息，对于药学学习、科研具有非常重要的意义。由于数字化药学信息资源逐渐占据药学信息的主导地位，这里主要讨论数字化药学信息的检索问题。

一、药学信息检索策略

　　在大量、繁复的药学信息面前，如何快速、准确得到自己所需要的药学信息，是每一位药学工作者都会碰到的问题。由于药学与医学、生物学、化学、物理学、经济学、社会学等其他学科具有密切的联系，药学信息检索具有特殊的复杂性，需要遵循科学的检索策略。

　　1. 明确检索目的与要求　明确检索目的与要求是为了提高检索的针对性，提高检索效率。不同的检索目的，需要配合以不同的查询策略，不同的查询策略会产生不同的检索效果。明确检索目的与要求，可以帮助我们准确定位所需信息的类型、查询方式、查询范围、查询时间及采用何种限制条件，并正确理解和运用查询结果。

　　2. 选择合适的检索工具　合适的检索工具有助于提高检索效率与准确性。有关药物研发的最新进展可以通过专业文献获得；对某一疾病的药物治疗或某一药物的系统介绍，可以通过相关工具书获得；药物申报信息、相关标准法规、专利信息，可以通过相关机构的网站获得。在网络信息检索中，通过搜索引擎来查询网络信息资源是最方便、快捷的途径。不同的搜索引擎在查询范围、检索功能及检索方法上各有差异，熟悉和掌握一些常用的搜索引擎的性能、特点和使用方法是必要的。

　　3. 提高检索的精度、准确性　可以从以下几个方面入手，提高检索的精度和准确度。①选择合适的检索词：应尽量选用规范的医学主题词表当中的检索词，避免普通词或泛指概念。②构造恰当的检索提问：认真阅读各种检索工具的检索用法规则，了解其所支持的检索运算及其允许使用的检索标识、符号等。这是进行有效检索的基础。许多搜索引擎都提供简单查询和复杂查询两种方法。我们应尽量学习使用搜索引擎的高级检索功能，并在使用过程中通过合理组织检索式，使检索结果反馈控制在一个可接受的范围内，最有效地满足检索要求。③使用限定条件、限定词：充分利用某些检索工具的检索界面上提供的检索条件、范围选择、参数设置等功能键，通过对资源类型、时间、语种、数量等的限定，使检索结果接近用户需求。④利用进阶、精炼检索功能：即利用某些检索工具提供的 Refine 键，在前一次检索产生的检索结果的基础上做进一步检索，使检索范围缩小，检索策略更精细化，逐步提炼出更符合检索需求的检索结果。

　　4. 扩大检索范围　应当尽可能应用全部药学信息资源，全面地检索有关药学信息，避免遗漏。可采用以下策略：①使用同义词、近义词分别进行检索；②使用多个检索工具进行检索，以弥补单个检索工具在覆盖范围和容量、规模上的限制；③直接使用多元检索方式，同时访问多个数据库、网站，从而扩大检索范围，降低漏检率。

5. 加快检索速度，降低检索耗费 检索耗费包括时间耗费、精力耗费和经费耗费。有以下几种策略可以选择使用。①直接利用相关药学站点进行检索：不一定每次检索都要从搜索引擎等网络门户入手，可以利用平时积累的关于药学网络资源的分布知识和链表等，按照检索的具体需要，直接利用相关的药学站点进行检索，以提高检索效率。②利用特殊型网络检索工具和一些特色服务站点进行检索：在日常使用网络资源时，要注意观察、记录、积累一些有特色的药学检索工具或药学信息服务站点，在有相关信息需求时，就可直接利用上述特种检索工具或特色站点的相关信息源，非常便捷地获得有用的药学信息。③多窗口检索：如遇带宽限制导致的网络堵塞，此时可以多打开几个浏览器窗口同时浏览或检索，可相对缩短等候时间，降低时间耗费。④文本方式传输：为了提高检索速度，我们可以阻止图片传输，而只选择文本方式的传输，这样可以大大减少传输流量，明显加快传输速度。⑤使用脱机工作状态阅读网上药学信息，降低经费消耗：当我们获取的网上某些药学信息需浏览阅读时，我们可点击 Internet Explorer 中文件菜单内的脱机工作方式，暂时中断网络连接，以减少网络通信费。⑥通过网络复制节省上网时间和费用：用户利用短暂的上网时间，使用专门的软件进行网站复制，把网站的所有主页内容下载到计算机硬盘上，然后下网后慢慢浏览。⑦就近选择站点，降低损耗：因特网上，同样的药学信息往往被存放在全球的不同地点。因此，用户充分利用国外网站在国内的镜像服务，选择最近的站点进行访问，将大大提高速度，降低花费，节省时间。⑧利用书签标识，节省检索时间：对经常使用的有价值的网页，可使用浏览器的"Add to Bookmark"和"添加到个人收藏夹"命令，对其网址进行保存，当再次使用时，直接点击便可进入，从而减少网上查找和输入网址的时间。

二、信息检索方法

以存储的载体和实现查找的技术手段为标准，信息检索分为手工检索和计算机检索。手工检索方式是指利用印刷本检索工具进行人工查阅并作笔记，是经过人工排序的检索点的集合。计算机检索是依托现代计算机技术和网络技术，以数字化的形式通过电信号、光信号传输信息的检索方法，包括数据库检索和计算机网络检索。在药学信息检索实践中，为了更快捷地检索到我们所需的信息，一般采取以计算机信息检索为主，以手工信息检索为辅，两种方法结合运用。

（一）手工检索

手工检索是计算机检索的基础，计算机检索的基本理论和方法都是从手工检索发展而来的，进行手工检索能熟练掌握各项标引规则，有利于提高计算机检索的质量。手工检索能了解各类检索刊物的收录范围、专业覆盖面、特点和编制要点，可以提高查全率和查准率。并且，手工检索的检索时间和检索范围不受限制，且费用低廉，条件简单，不需要借助任何设备，只需必要的检索工具便可随时随地检索文献。手工检索的弊病在于费时费力、速度慢、效率低。

手工检索主要是以纸质材料为载体。手工检索可以分为两大类：一是资料型信息资源检索，所用载体有辞典、药典、百科全书、手册、大全等；另一类是检索型信息资源检索，所用载体有目录、索引、文摘等。

（二）计算机检索

信息时代的药学信息的总量以惊人的速度增长，更新速度极快，且由于学科的高度分化和综合，各学科间交叉渗透现象突出，分支学科和边缘学科不断发展，传统的手工方式难以获取所需的信息。计算机技术、网络、数据库、数据传输技术、远程通信技术的出现和发展，推动了计算机信息检索的产生和发展。计算机检索已取代手工检索成为主要的检索手段。掌握计算机检索的基本方法，有效运用检索策略，提高检索技巧，对于我们全面高效获取药学信息具有重要意义。

计算机网络检索是应用最为广泛的一类检索方式，是指通过远程通信方式进行计算机信息交换与数据库存取的方式检索信息，可分为三种：一是目录型检索，即提供按类别编排的网站目录的分类目录浏览检索；二是搜索引擎检索，即提供关键词查询网站及网页信息的关键词查询检索，使用非常方便；三是混合型检索，兼有目录型检索和搜索引擎检索两种方式，既可以浏览分类目录了解某个领域范围的信息，又可以直接输入关键词查找特定信息。

三、互联网药学信息检索

（一）互联网药学信息检索的特点

1. 丰富多样性 互联网蕴含大量的药学信息，涉及药学的各个学科，可提供大量药学知识、药学科研进展、药学发展动态等信息资源。药学工作者可通过电子邮件进行信息的传递、交流和咨询，通过网络可以进行药学远程教育，网络可使药学信息资源最大程度地实现共享。

2. 离散性 互联网药学资源分别存储在世界不同国家、不同地区的服务器上，缺乏集中统一的管理机制，整体上处于一种分散无序的状态。

3. 动态性 互联网上的药学信息资源，相关药学网站的地址、信息链接、信息内容处于动态变化之中，更新速度极快。

4. 不均衡性 这里主要指地域上和语种上的不均衡。从世界范围看，西方发达国家，特别是美国，因其计算机网络技术先进而处于信息资源的主导地位。随着科学技术水平及贫富差距的扩大，这种不均衡将会更加突出。在我国，网站分布也呈很强的地域性，华北、华东地区的网站数量、网页拥有量及在线数据库的拥有量处于全国领先地位，中西部地区的网络信息资源则较为落后。从语种上看，互联网上的信息资源90%以上为英文，其他语言文字的信息资源相对较少。

5. 信息价值的差异性 互联网是一个完全开放的网络，不属于任何组织或机构的管理范围，任何单位、组织、团体或个人都有上网的自由。这种高度的自由性和开放性为网上药学信息资源的发展提供了前所未有的机遇，但由于缺乏必要的过滤和质量监控机制，造成网上药学资源优劣俱存、良莠不齐。不少网站内容深度不够，或是重复信息过多，或是商业气氛太浓，这些问题都在一定程度上影响了人们准确高效地获取网上信息。

6. 信息检索空间拓宽 互联网药学信息检索的检索空间比传统的药学情报检索大大拓宽，它可以检索互联网上的各类资源，而检索者不必预先知道某种资源的具体地址。其检索范围覆盖了整个互联网，为访问和获取广泛分布在世界各地的、成千上万台服务器和主机上的大量药学信息提供了可能，这一优势是其他任何信息检索方式所不具备的。

7. 交互式作业方式 药学网络信息检索工具具有交互式作业的特点，能够从用户命令中获取指令，即时响应用户的要求，执行相应操作，并具有良好的信息反馈功能，用户可以在检索过程中及时调整检索策略以获得良好的检索结果，并能就遇到的问题获得联机帮助和指导。

8. 用户界面友好且操作方便 网上药学信息检索对用户终端屏蔽了各局部网络间的物理差异，通用的 Windows 界面和符合大多数用户检索习惯的用户接口等，使用户在使用这些服务器时感到明显的系统透明度。检索者使用自己熟悉的检索界面和命令方式，输入查询提问，网络用户不需经过太多的培训就能上手操作。

> **知识链接**   **DeepSeek：药师的 AI 助手**
>
> 随着新一代人工智能 AI 助手 DeepSeek 的出现，为药师的信息挖掘与利用提供了全新的解决方案。DeepSeek 凭借其强大的自然语言处理能力和深度学习技术，能够有效辅助药师完成药品信息检索、用药指导、处方审核等工作，极大地提升工作效率和专业水平。利用 web 端、移动端以及医院信息系统的应用接入，DeepSeek 为代表的 AI 大模型和助手能够极大地提升药师利用、加工、输出信息、传递服务的能力，应用前景广阔。

(二)互联网药学信息检索的方法

1. 浏览 ①偶然发现：这是在互联网上发现、检索信息的原始方法，即在日常的网络阅读、漫游过程中，意外发现一些有用信息。②顺"链"而行：指用户在阅读超文本文档时，利用文档中的链接从某一网页转向另一相关网页，这种方法有些类似于传统文献检索中的"追溯检索"。网上存在着数以百万计的主机，在网上邀游，如同走进图书馆，在书架上直接翻看图书。直接浏览数量庞大、高度分散且发展迅速的网上药学信息资源，花费时间多，针对性差。

2. 通过网络资源指南查找信息 这类网络资源指南类似于传统的文献检索工具书目或专题书目。其特点是方便对互联网信息资源的智能获取，对于有目的的网络信息发现具有指导作用。其局限性在于：由于其管理、维护跟不上网络信息的增长速度，收录范围不够全面，新颖性、及时性不够强，且用户还要受标引者分类思想的影响。

3. 利用搜索引擎进行信息检索 用户提出检索要求，搜索引擎代替用户在数据库中进行检索，并将检索结果反馈给用户。其优点：省时省力，简单方便，检索速度快，范围广，能及时获取新增信息。其缺点在于：由于采用计算机软件自动进行信息的加工、处理，且检索软件的智能性不高，造成检索的准确性不很理想。

4. 分类检索 网络上有一些优秀的检索工具，将普通信息进行分类，每一大类下又分成若干小类，用户可根据自己的需求直接到各个类目下查找，然后层层展开，检索所需信息。目前设有药学类目的优秀检索工具主要如下。①国家药品监督管理局网站，该网站是我国国家药品监管局的官方网站，网站信息建设近年不断健全完善，设置了政务公开、药品、医疗器械、化妆品等主题模块，提供最权威的国家药品政策法规信息检索，发布权威药品监督管理统计信息；提供药品、医疗器械与化妆品产品信息检索服务。②国家医疗保障局网站，该网站是国家医保局的官方网站，也是检索医保药品目录、药品医保支付管理、国家谈判药品配备等与医疗保障有关的药品信息的权威网站。③国家中医药管理局网站，该网站是国家中医药管理局的官网，也是查询我国中医药相关政策和法律法规的权威网站。④美国FDA（美国食品药品管理局）网站，该网点将大量的药物方面的信息分为12大类：食品、人用药物、生物学、兽用药物、化妆品、医疗器械与放射健康、自由论坛、野外作业、儿童与烟草、毒理研究、医学信息、健康与人类服务部。另外Drugs.com、药智数据网等也具有分类检索功能，其中的健康、医药等类目中都包含药物类信息。

5. 关键词检索 关键词检索是目前最快捷的检索方式之一，网络检索引擎一般都设有关键词检索功能，如AltaVista、WebCrawler、Lycos等检索工具。利用网上检索引擎，将需要查找信息的关键词输入检索框内，然后按下检索按钮，即可检索出所需信息。此外不同网站提供的检索机制不同，在关键词检索的基础上还可以进行选择，使检索结果更精确。高级检索和加权检索，可根据检索者的实际需要进行。

第四节 药学信息的评价与利用

一、药学信息评价

(一)药学信息评价的含义

药学信息评价（pharmaceutical information evaluation），是指对药学信息的来源和信息本身进行分析、归纳、总结，去伪存真，以获得准确可靠药学信息的过程。药学信息数量庞大，需要对信息的准确性、真实性，以及原始文献描述事物的方式与视角等方面进行全面的科学系统评价，才能有效地利用这些药学信息。

随着信息科学的发展，药学信息的数量呈现飞速增长的态势，繁复的药学信息，需要通过科学的信息评价过程，才能变成有价值的药学信息，才能用于药学研究和药学决策，并在促进医药科学发展方面发挥应有的作用。药学信息评价成为药学信息利用的基础。

（二）药学信息评价的主要内容

药学信息评价，主要是评价信息的权威性、目的性、新颖性、客观性、准确性、全面性和完整性等方面。

1. 权威性　药学信息的来源不同，其权威性和可信度有所不同。药学信息的权威性来自信息提供者较高的学术水准、道德素养和科学作风。在评价药学信息时，有必要确认药学信息的来源，尽可能采用权威机构发布的药学信息。

2. 目的性　应当弄清信息发布者的目的，对信息的科学性和可信性做出判断。一般来讲，政府机构和第三方独立机构所提供的信息，其科学性、可信性要高于商业上的利益相关方提供的信息。

3. 新颖性　药学信息的新颖性，主要根据研究报告的完成时间和出版时间，并结合研究报告的内容进行综合分析认定。定期更新的信息通常具有较高的新颖性。

4. 客观性　是否真实客观，是药学信息能否用于药学决策的关键。药品监督管理部门对医药企业提交的药品申报资料，必须经过严格的真实性核查，必要时需进行现场调查，确认医药企业提供的资料真实可信，才能将该资料用作药品注册审批的依据。

5. 准确性　准确性是度量信息反映客观事物真实状况的程度，与客观性相联系，是客观性的度量。

6. 全面性　是指药学信息是否全面反映客观事物各个方面的特性。在运用药学信息研究药学问题的时候，应当收集反映研究对象各个方面特征的全面信息，方可对研究对象得出可靠的结论。对一个研究报告不要过分追求它的全面性。

7. 完整性　药学信息的完整性与其可信度相关联。一个完整的研究报告应当包括研究对象与方法、标准依据、样本大小、统计方法、结果和结论等方面的内容。只有完整的研究报告才有较高的可信度。

二、药学信息利用

（一）药学科研中的药学信息利用

药学信息与药学科研工作息息相关。无论是药学科研的选题与设计，还是科研方案的实施与总结，药学人员都需要快速、准确、全面地获取各种药学信息。只有这样，才能确保高水平地完成科研任务，实现科研目标，提高科研工作的效率与水平。

选题是科研工作的第一环节，直接关系到科研工作的水平和成效。在进行科研选题的过程中，需要收集全面准确的药学信息，才能保证选题的科学性、新颖性和可行性。研究课题确定后，为指导研究工作及课题申报，研究人员还必须充分获取各种药学信息，了解目前研究已达到的水平及存在的问题。丰富的药学信息是制订出高水平科研方案的关键因素。在科研方案的实施过程中，需要不断获取最新药学信息，及时调整研究方案，确保科研内容的先进性。研究总结是科研工作的最后一环，通过对各种科研数据和资料的总结，结合最新药学信息，发现药学科学规律。最终，通过科研结果的交流，进一步丰富药学信息的内容，推动药学科研进一步向前发展。

（二）药学信息服务中的药学信息利用

药学信息服务是药学工作者进行药学信息的收集、保管、整理、评价、传递、提供和利用等工作的总称。

药学信息服务工作的对象非常广泛，包括医疗服务体系中的医务人员，包括患者，还包括广泛的社会公众，其最终目的是增进人民群众的身体健康。药学信息服务工作是一种持续性的工作，需要不断学习。计算机信息技术的应用是开展药学信息服务工作的一个有效手段，为药学信息的有效管理提供了一个可靠的工具，极大地提高了获取药学信息的方便性。

药学信息服务的内容通常包括以下几个方面：①药学信息的收集、整理、保管和评价，对药学信息进行有效的管理。②向患者、家属、健康工作者和其他人员提供药学信息咨询服务，确保药品得到正确、合理的使用。③以疗效、安全性、费用和患者因素为科学依据，建立和维护处方集，提供科学、全面的用药指导。④参与药品不良事件的报告和分析，及时发现、分析、上报药品不良反应信息。⑤提供用药审查服务，提示用药方案中潜在的药品安全问题，以便医生制订更好的用药方案。⑥编辑出版药物信息资料，推广普及合理用药知识。⑦对医师、药师、药学学生和其他健康工作者进行药学信息的教育培训，提高合理用药水平。⑧对药品的使用情况进行评价，为药品监督管理部门提供药品上市后再评价数据，确保药品安全有效。⑨开展有关药学信息服务的研究工作，探索更多、更好的药学信息服务方式，促进药学信息服务水平的提高。⑩医疗机构之间的药学信息交流和合作，实现不同医疗机构的药学信息资源的科学整合、交流与合作。

（三）药学信息利用的方式

1. 编码 是药学信息利用的基础工作之一，根据编码原则，可分为无分类含义编码、树枝类含义编码、平面型编码和混合型编码。对药品编码利于药品的研发、生产、经营、使用和监督管理。

国家药品编码，是指在药品研制、生产、经营、使用和监督管理中由计算机使用的表示特定信息的编码标识。国家药品编码以数字或数字与字母组合形式表现。国家药品编码遵循科学性、实用性、规范性、完整性与可操作性的原则，同时兼顾扩展性与可维护性。国家药品编码适用于药品研究、生产、经营、使用和监督管理等各个领域，以及电子政务、电子商务的信息化建设、信息处理和信息交换。国家药品编码包括本位码、监管码和分类码。本位码由药品国别码、药品类别码、药品本体码、校验码依次连接而成。

2. 数据库（database） 是按照数据结构来组织、存储和管理数据的仓库。随着信息技术的发展，数据管理不再仅仅是数据的存储、整理和提供，而是转变成用户所需要的各种数据管理的方式。数据库有很多种类型，从最简单的存储有各种数据的表格到能够进行海量数据存储的大型数据库系统都在各个方面得到了广泛的应用。

数据库技术是管理信息系统、办公自动化系统、决策支持系统等各类信息系统的核心部分，是进行科学研究和决策管理的重要技术手段。随着数据库技术的发展，数据库技术与多学科先进技术相结合，功能强大、使用方便灵活的数据库管理软件不断被开发出来，数据库技术在药学信息利用当中的应用越来越广泛。

3. 数据挖掘 又称资料探勘。它是数据库知识发现中的一个步骤。数据挖掘一般是指从大量的数据中通过算法搜索隐藏其中的知识的过程。数据挖掘通常与计算机科学有关，并通过统计、在线分析处理、情报检索、机器学习、专家系统和模式识别等诸多方法来实现上述目标。传统的信息管理偏重对信息的收集、整理，形成高度相关、便于检索和利用的信息资料。而现代信息管理的重点是对信息的分析、综合、概括，以知识创新为核心，以服务为宗旨，使药学信息更多地应用于医药领域的知识发现。

案例 12-2　　　　　　药品不良反应文献案例数据库建设

1. 案例摘要 运用数据库技术和数据分析技术，对大量的药品不良反应案例进行统计分析，可以发现药品不良反应的特点与规律。我国许多药学院校和科研单位（如北京中医药大学、广州中医药大学、中国中医科学院中医药信息研究所、云南省中医中药研究所等），尝试建立药品不良反应文献案例数据库，从新的视角探索药品不良反应发生的特点和规律，开发了具有不同功能的药品不良反应文献案例数据库。

2. 案例问题

（1）药品不良反应文献案例数据库的原始案例信息渠道有哪些？

（2）药品不良反应文献案例数据库能够解决哪些药学问题？

（3）药品不良反应文献案例数据库建立的流程是什么？

3. 案例分析 药品不良反应的原始病例报告有两类，即非文献源病例报告和文献源病例报告，分别来自监测中心收到的不良反应报告和医药文献报道。医药文献中的药品不良反应报道是一种自发报告，但这种自发报告同样可以发现药品不良反应线索。自发报告和法定报告制度，在药品不良反应监测方面可以互相补充，相辅相成。

许多药品不良反应监测制度建立多年的发达国家，仍然高度重视医药期刊中的药品不良反应案例报道的研究，把文献当中的不良反应案例报道作为研究不良反应问题的重要信息来源。我国药品不良反应监测工作起步较晚，将医药文献上的药品不良反应案例报道收集、整理，并建成数据库，不仅是对药品不良反应研究文献的总结，而且对药品不良反应问题的研究，促进临床合理用药，推动新药研究开发具有重要的参考价值和指导意义，为药品不良反应的流行病学研究和医院开展临床药学工作提供丰富的信息，为开展互联网药学信息工作提供了一种新的思路和模式，对药品不良反应知识的普及和推动药品不良反应研究发挥重要作用。

药品不良反应数据库的病例报告主要从国内外期刊、图书、学位论文、互联网医药数据库以及各种新药评价会和研讨会中收集。可以使用的检索工具主要有：中国生物医学文献数据库（CBMDLSC）、中文生物医学期刊文献数据库（CMCC）、中国医学学术会议论文数据库（CMAC）、维普中文科技期刊数据库、中国学术期刊网（CNKI）的中国期刊全文数据库、Springer-Verlag 西文全文期刊数据库、Ovid 外文全文期刊数据库、Medline, PreMed-line 数据库等。

药品不良反应数据库建设流程，见图 12-1。

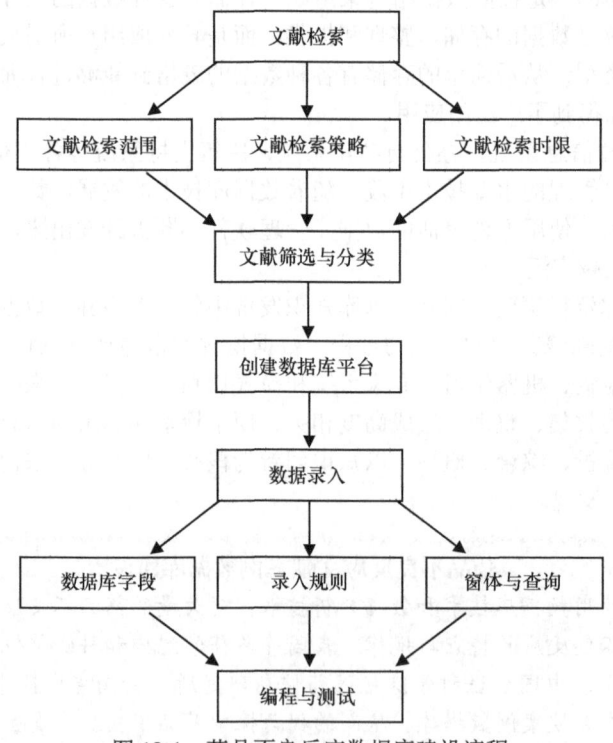

图 12-1 药品不良反应数据库建设流程

三、药学信息管理

（一）药学信息管理的概念

在信息化社会，各类信息资源的有效地管理和利用，是进行科学研究和科学决策的前提。药学信息管理可以分为狭义和广义两种。狭义药学信息管理，指的是药学信息的搜集、整理、存储、传播、提供等相关管理工作的总称。广义的药学信息管理，是指对涉及药学领域的信息活动和各种信息要素进行合理地组织与控制，以实现信息资源的合理配置，满足药学信息需求的过程。

（二）药学信息管理的性质

1. 社会性 医药卫生事业的社会公益性决定了药学信息管理的广泛的社会性。药学信息管理的对象是关于人类健康方面的知识与信息，是人类社会长期的共同关注点。药学信息的这种永恒性和普遍性决定了药学信息管理的社会性。药学信息管理的组织机构（如医学图书馆等）是组织人类共享医药卫生信息资料的场所。通过这类机构，可以将人类的医药卫生知识向社会广泛传播与交流。信息网络的出现，使药学信息管理具有更大范围的社会性。

2. 科学性 药学信息管理的科学性体现在两个方面：一方面，药学信息管理必须遵循、揭示和反映药学科学的客观规律，推动药学科学研究，促进药学科研成果运用于药学实践，提升药学实践的效果；另一方面，药学信息管理必须遵循信息科学的客观规律，按照科学有效的管理方法，提升管理的效率和水平。

3. 学术性 药学信息管理的学术性与药学信息管理的科学性是紧密相连的。药学信息管理的中心工作就是不断地收集和整理药学信息资料，提供药学信息服务，促进药学科学研究的发展。因此，药学信息管理工作是药学科学研究的组成部分。随着信息技术的飞速发展，药学信息管理中还有许多新理论新技术需要药学信息管理人员研究探讨，使得药学信息管理的学术氛围日趋浓厚。

4. 服务性 药学信息管理的目的在于提升药学信息的质量和适用性，使药学信息在药学科研和药学决策中更好地发挥作用。因此，药学信息管理具有很强的服务性，并在服务中创造效益。

（三）药学信息管理的任务

药学信息管理对于药学事业的各个方面都具有重要的基础作用和广泛的应用价值，对于提升药学科研的水平、改进药学服务、增进人民群众的身体健康、推动药学事业决策的科学化等方面具有重要作用。

1. 为药学事业决策服务 药学信息管理的首要任务就是收集与整理药学信息，提供给药学事业的决策者作为决策依据。药学事业是国家卫生事业的组成部分，药学信息是国家药学事业和卫生事业决策的基本依据，可以为相关领域的管理决策提供参考。

2. 为药学教育与科研服务 药学信息管理工作是药学教育与科研的基础工作。健全的药学信息管理可以使药学教育和科研工作具有更高的效率，并提升药学教育和科研工作的水平，推动药学教育与科研工作的发展。

3. 为提升药学服务，促进合理用药服务 提升药学服务，促进合理用药，是药学工作的核心内容，是药学服务于社会的主要方式。要做好药学服务工作，药学信息管理是重要的基础性工作，要积极宣传用药知识，监督合理用药、科学用药，做好药品评价，收集与报告药品不良反应，使药学信息管理服务于人民群众的健康事业。

学 习 小 结

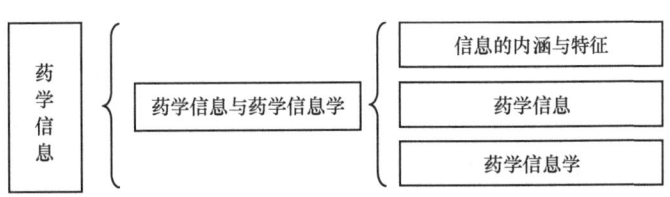

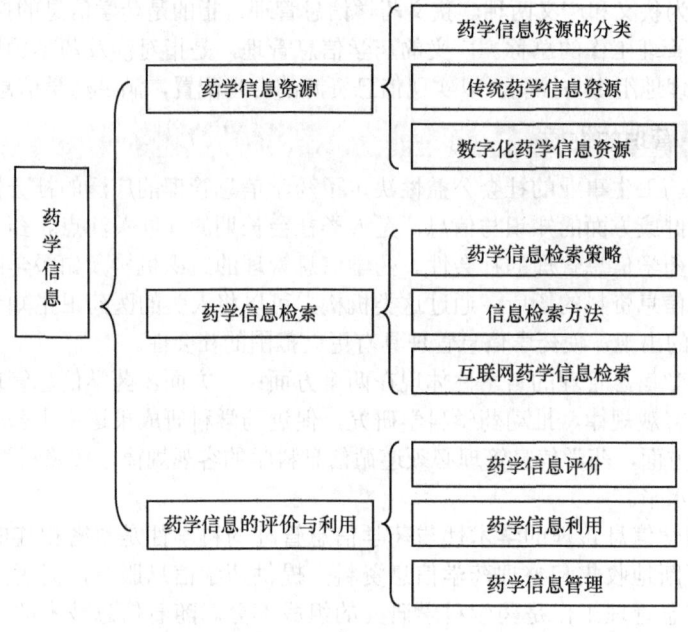

思 考 题

1. 试析信息、药学信息、药学信息学的含义与区别。
2. 试析药学信息的特征。
3. 简述药学信息资源的分类。
4. 常见的传统药学信息资源有哪些？
5. 有哪些常用药学数据库与药学信息网站？
6. 手工检索与计算机检索各有什么优缺点？
7. 药学信息评价的主要内容是什么？
8. 在药学科研中如何利用药学信息？

（常　捷　于培明）

第十三章　互联网＋药学服务

学习目标

学习目的

本章对互联网＋药学服务作了概述。介绍了互联网＋药学服务的概念与起源、主要内容，智慧药学的特性、智慧药学的转型模式、数字药品和数字药房的发展，国际互联网＋药学服务的发展趋势与现状，以及我国互联网＋药学服务的发展情况与前景。本章节旨在让同学们了解互联网＋药学服务的主要内容，以及国内外智慧药学的发展模式和成果。通过学习，帮助同学了解药学服务模式的信息化、智能化路径，为药学学习奠定基础。

学习要求

掌握互联网＋药学服务的概念、主要内容和优势，以及智慧药学的特性。

熟悉互联网＋药学服务的起源、智慧药学的转型模式。

了解数字药品和数字药房的发展，国内外互联网＋药学服务的重要成就及进展。

第一节　互联网＋药学服务概述

一、互联网＋药学服务的概念与起源

互联网＋药学服务：指医疗机构或零售药店药师通过线上的方式为社区居家患者提供与药学技术相关的服务，以保障患者用药安全、优化患者治疗效果和节约治疗费用，旨在发现和解决与患者用药相关的问题，从而促进合理用药、提高患者生活质量。

互联网＋药学服务是互联网医疗的一部分，是互联网在药学领域的新应用，也是传统线下药学服务的拓展和延伸。2018年4月28日，国务院办公厅印发《关于促进"互联网＋医疗健康"发展的意见》，鼓励发展"互联网＋"医疗服务，完善"互联网＋"药品供应保障服务。

2018年7月17日，国家卫生健康委、国家中医药管理局出台了关于互联网诊疗管理办法（试行）等3个配套文件，均强调了在网络上开具处方，须严格遵守《处方管理办法》。不得在互联网上开具麻醉药品、精神类药品处方及其他用药风险较高、有其他特殊管理规定的药品处方。

2018年11月21日，国家卫生健康委、国家中医药管理局发布的《关于加快药学服务高质量发展的意见》中，明确积极推进"互联网＋药学服务"健康发展，包括加强电子处方规范管理、探索互联网和远程药学服务、加快药学服务信息互联互通、探索推进医院"智慧药房"等。

2020年3月5日，中共中央、国务院发布关于深化医疗保障制度改革的意见，提出协同推进医药服务供给侧结构性改革，促进资源共享利用，加快发展社会办医，规范"互联网＋医疗"等新服务模式发展。

2021年8月12日，国家卫生健康委与国家医保局联合发布《关于印发长期处方管理规范（试行）的通知》，文件内容十分注重"互联网通道"在长期处方管理中发挥的作用。为响应国务院大力发展远程医疗和互联网诊疗的部署，落实国务院办公厅关于"互联网＋医疗健康"的文件要求，积极推进实施健康中国战略，促进"互联网＋药学服务"健康发展。2022年4月18日，《互联网药学服务专家共识》正式发布，明确了互联网药学服务的适用范围；规范互联网药学服务行为；保障患者权益和用药安全；鼓励药师积极参与并创新药学服务模式，维护和保障药师权益。

2022年12月1日起施行的《药品网络销售监督管理办法》，要求药品网络销售企业应当建立

并实施药品质量安全管理、风险控制、药品追溯、储存配送管理、不良反应报告、投诉举报处理等制度。药品网络零售企业还应当建立在线药学服务制度，由依法经过资格认定的药师或者其他药学技术人员开展处方审核调配、指导合理用药等工作。依法经过资格认定的药师或者其他药学技术人员数量应当与经营规模相适应。

案例 13-1　　　　互联网＋药学服务推进医疗卫生现代化

1. 案例摘要　前总理朱镕基曾坦言："各行业如何发挥后发优势，如何在基础建设方面超前于西方发达国家，其中网络建设和电子商务的运用将是主要途径。"在国家大力推进"互联网＋医疗健康"发展与便民惠民服务的政策指引下，北京市某医院构建了集在线复诊、线上支付、处方流转、药品配送、用药咨询等功能于一体的智慧就医与药事服务平台，进一步完善"互联网＋"全病程患者服务体系。

2. 案例问题　请结合以上观点和材料，谈谈互联网与传统医药行业深度融合对社会发展的重要性。

3. 案例分析　互联网＋药学的成熟及不断推广能够有效突破传统信息壁垒，以互联网＋药学为导向，逐步构建医疗信息数据互联网标准体系，有利于实现数据信息资源共享。互联网与传统医药行业深度融合为医疗领域带来了跨界融合、互联互通、开放共享、流程重构、精准对接的创造力，进一步提升了医疗服务效率。

传统医疗服务存在的问题主要表现为医疗资源的地域性分配不均和医疗资源分配不平等导致的医患关系紧张。互联网＋药学服务因其数据的信息化，节省了大量资源，简化医疗流程，对于缓解我国医疗资源不足与居民健康需求提升空间的矛盾有着重要意义。

二、互联网＋药学服务的主要内容

在互联网快速发展的时代，越来越多的行业都依托网络开始运营，以拓展更广阔的发展空间，发挥更大的使用效能。互联网药学服务主要包括以互联网为载体和技术手段开展的处方审核、指导用药、用药咨询、健康教育、药物重整、药物治疗管理、药学知识科普等药学专业技术服务。

知识链接　　　　互联网＋药学服务中药师的权利和义务

（1）药师权利：药师在开展互联网药学服务时，可以按照服务需求，查询患者病历、检验检查结果及处方、医嘱等信息，对患者及家属进行问诊，了解患者病史和用药史。药师有通过开展互联网药学服务获得相应报酬的权利。

（2）药师义务：药师应遵循相关法律法规，确保自身提供的药学服务规范、专业。如提供了不恰当甚至违规、违法的药学服务，应对其后果负责。药师有权拒绝提供超出专业范围的服务内容，对于超出专业范围的咨询内容，药师可以建议患者转诊，并在力所能及的范围内提供帮助。对于互联网药学服务中遇到的药品不良反应/事件，药师应按照《药品不良反应报告和监测管理办法》有关要求向运营方的药品不良反应/事件联络员报告，或通过国家药品不良反应中心监测网络上报。药师应遵守职业道德，保护患者隐私，注意礼仪规范，体现人文关怀。遵守服务运营方的相关规定。

（一）互联网＋药学服务的主要内容

1. 处方审核　药师可以通过互联网对电子处方及患者上传的电子或纸质处方进行合法性、规范性和适宜性审核。药师需逐项检查处方书写是否清晰、完整，并确认处方的合法性。最重要的是审核处方用药是否适宜，即用药适宜性审核，主要包括审核处方用药与患者病症诊断的相符性；审核药品用法、用量的正确性；审核选用剂型与给药途径的合理性；是否存在重复用药现象；处方药物之间是否有潜在的药物相互作用和配伍禁忌等。

针对慢性病患者线上续方的情况,药师应核查患者现状、处方时效性、处方真实性等;当患者病情发生变化或续方超过12周,药师应要求患者联系医生重新开具处方。

2. 指导用药　药师通过互联网为媒介向患者进行用药交代,主要包括以下内容。

(1) 指导药物服用时间。服药时间一般以说明书为准,药品的服用时间通常有以下几类:餐前服、餐后服、餐中服、空腹服、晨服、睡前服等,选择合适的给药时间既可增加吸收,提高药效,又可减少不良反应的发生。

(2) 指导药物送服饮水。不同药物的性质和作用机制不同,药师应交代患者避免用茶水、饮料、牛奶等送服药物。另外一些含酶类、维生素类、含活性菌类等药品对服用水的温度也有要求,温度过高的水可导致药品失活,降低疗效。

(3) 指导药物保存方法。一些药物对温度、避光、密封性等有特殊保存要求,药师应交代患者有特殊保存要求的药品保存方法。例如,硝酸甘油遇热易分解,应置于阴凉处保存;胰岛素制剂应置于2~8℃冷藏保存;喹诺酮类、维生素类等药物应避光保存等。

(4) 指导特殊剂型用法。一些特殊剂型的药物,如服用方式不当,不仅影响药效,耽误患者的最佳治疗时期,而且可能会产生不良反应,危及生命。例如,肠溶片应整片吞服;除特殊说明外,控缓释制剂不能掰开或咀嚼服用,以免影响其药物半衰期;交代患者注意区分舌下含片与普通含片,舌下片服用时应直接将药片置于舌下或嚼碎置于舌下,药物经舌下黏膜吸收在全身发挥作用。

(5) 交代药物相互作用。当治疗疾病过程中需多种药物联合用药时,有些药物之间可以相互作用使药效加强或减轻,并影响药物的不良反应。因此,药师应对潜在的药物相互作用进行特别交代。

(6) 交代药品不良反应。对于可能产生的轻微的不良反应,药师应给予交代,避免患者过于焦虑;对于可能引起的严重不良反应,药师应特别交代,一旦发现应立即停药并及时线下就诊。

(7) 交代高警示药品用药注意事项。高警示药品是指使用不当会对患者造成严重伤害或死亡的药品。其治疗量与中毒量相近或者在体内代谢较慢,须严格控制剂量。

(8) 其他。交代用药饮食注意事项、妊娠妇女用药交代、交代超说明书用药等。

互联网作为媒介进行用药交代时,注意语言和文字技巧,做到交代问题简单易懂、准确无误。药师用药交代要因人因药而异,对特殊人群、特殊病例、特殊管理的药品、不良反应多的药品等应重点交代,必要时提供书面用药说明或视频演示,并保存完整的交代记录。

3. 用药咨询　药师利用互联网技术及工具,应用所掌握的药学知识和药品信息,向患者、患者家属、医务人员及公众提供药物治疗和合理用药的咨询。通过互联网文字、图片、音频、视频等形式对普及用药知识、降低药源性疾病,加强患者对医嘱的遵从性具有重要意义。

用药咨询过程中,药师应如实记录咨询相关内容,至少包括患者基本信息、咨询问题与回复内容、与咨询问题相关的患者疾病与用药情况、患者生活习惯等。用药咨询全过程应留存文字、图片、音频、视频等记录。

4. 健康教育　用药健康教育是保证人们用药安全的有效形式,对患者进行合理用药的教育,以提高患者用药知识水平,增强用药依从性,降低用药错误发生率,提高患者生命质量。用药教育因人而异,主要从以下方面进行。

(1) 了解患者基本信息及相关情况,包括疾病史:家族史、既往患病情况及治疗情况。用药史:药物种类、用法用量、购药习惯、是否服用保健品。不良反应史:食物或药物过敏史。生活习惯:抽烟喝酒等不良嗜好、运动习惯、饮食习惯。

(2) 解答患者用药相关问题,包括药品用途、用法用量、注意事项及不良反应等。

(3) 发现并改善患者用药依从性差的问题。用药依从性是指患者对药物治疗方案的执行程度。一些慢病患者(如服用高血压药物患者,服用降糖药物患者)需要长期服用药物,当服用时间、次数与效果不理想对患者造成影响时,用药依从性可能下降。同时,时间上的连续性也是影响患者用药依从性的重要因素，因而在治疗过程中，应有序地间断强化用药教育。药师还可在软件系统的辅助下，为患者定制并发送个性化的用药提醒，进一步扩展用药教育的服务内容。

（4）改善生活方式的合理建议。戒烟限酒；保持良好的心理状态，调整睡眠；合理膳食；适当运动，控制体重。

（5）治疗药物的疗效及不良反应监测。不同患者监测的重点指标不尽相同，应进行完成个体化用药教育记录。

案例 13-2　　　　　互联网＋药学服务对患者的用药教育

1. 案例摘要　患儿，男，12岁，因"哮喘"医生开具布地奈德粉吸入剂。但用后效果不佳，家长自述一直认真按医嘱用药，但患儿症状未有好转。随后患儿家属经公众号咨询药师，药师通过发送用药指导动画使患儿掌握吸药技术，患儿病情明显得到控制。

2. 案例问题

（1）患儿用药效果不佳的原因是什么？

（2）药师如何进行互联网＋药学服务？效果如何？

（3）药师通过互联网进行用药教育时应该注意什么？

3. 案例分析

（1）经患儿及家属与药师进行线上沟通，药效不佳的原因是由于患儿吸药时不能做到深而快速地吸气，影响了治疗效果。

（2）本案例中，药师通过文字、图片及视频相结合的方式对患儿进行用药教育，如有需求可以进行文字、音频、视频等进行直接互动交流。

（3）目前哮喘药物的吸入装置主要有干粉吸入剂和定量气雾剂，能否正确掌握吸入技术直接影响药物治疗效果。通常4岁以上患儿经教育可掌握方法。定量气雾剂加储雾罐给药方式无须特殊技巧，与幼儿尤其适用。药师进行互联网用药教育时，需辅以相应的图文说明，确保患者使用方法正确和用药依从性，并留有相应的教育记录。

---

5. 药物重整　药物重整是指药师在住院患者入院、转科或出院等重要环节，获取患者准确和完整的用药清单，比较目前应用的药物与用药医嘱是否合理一致，并提出用药方案调整建议。避免药物遗漏、用药重复、药物互相作用等情况。

药物重整的服务对象为住院患者，重点面向以下患者：①接受多系统、多专科同时治疗的慢性病患者；②同时使用5种及以上药物的患者；③特殊人群用药，如老年人、儿童、妊娠期或哺乳期妇女、肝肾功能不全者等；④医师提出有药物重整需求的患者。药物重整的目的是避免药物差错，如漏服药物、重复用药、剂量差错、药物相互作用等。互联网＋药学服务利用电子系统记录更利于药师监测、审核处方，同时提高了医师和护士对药物重整服务的接受程度。药物重整后的实施方案应采用文字、图片、音频、视频等方式与患者进行沟通，必要时应出具书面说明，并与患者或患者家属进行确认。

6. 药物治疗监护　药物治疗监护是指药师通过互联网在患者药物治疗的过程中进行一系列专业的全程管理和监护。其主要任务是帮助同时有2种或2种以上慢性疾病的患者进行药物治疗管理；降低与药物有关的不良事件及促进整体的患者预后状态。药物治疗管理的工作主要包括获取必要的患者健康状况评估；制订药物治疗方案；选择、启动和修正药物治疗管理；监测和评价患者药物治疗的安全和疗效；对用药进行综合性评估，鉴别、解决并防范出现的用药相关问题；对与患者沟通获得的基本信息及提供过用药服务的过程进行记录；通过文字、语音或视频的方式对患者进行用药教育，提高患者合理用药的意识和用药依从性。

案例 13-3　　互联网药师进行用药治疗监护

1. 案例摘要　患者，32岁，通过与药师视频购药，自述需要购买红霉素眼膏。互联网药师询问患者眼睛是否有炎症，患者回答其脚部发生感染，药师对患者其他基本信息进行了解，得知患者餐后血糖21.3mmol/L。随后，药师建议患者更换降糖药，并指导患者使用水剂消炎药膏，否则红霉素这种油剂药膏局部皮肤蒸发不好，会加重感染；同时使用全身抗菌药物，防止血糖过高引起局部炎症难以控制。

2. 案例问题　结合以上案例，谈谈互联网药师如何对患者进行用药治疗监护。

3. 案例分析　互联网医疗的在线诊疗拓展了实体医疗机构的服务空间，从而提高了医疗服务的均质化、普惠化和便捷化水平，推进医疗改革向更深层次发展。本案例中药师可在互联网医院平台问诊并进行用药指导，结合患者个体差异调整药物配伍；除此之外，互联网医师还可以开具在线电子处方，药师在线审方后，药品便通过第三方配送至患者手中，进一步提升了用药的便利性和可及性。

7. 用药知识科普　药师通过互联网将安全用药的知识、方法及用药安全的思想和精神传播给公众，提升安全用药素养。药师可以针对特定人群进行药物科普，如针对高血压患者及潜在患者，通过借助图文、动画、视频等形式讲解高血压的类型和患病原因；对应的药物和治疗方法；药物作用过程等。提高患者对疾病和治疗药物的认识，以及用药依从性与合理用药率。

知识链接　　提供互联网药学服务药师的资质和要求

提供互联网药学服务的药师资质要求与线下一致，并须接受过开展互联网药学服务的相关培训。

处方审核：应具有药师及以上专业技术职务任职资格，并具有3年及以上门急诊或病区处方调剂工作经验，接受过处方审核相应岗位的专业知识培训并考核合格；注册在零售药店的执业药师应具有3年及以上药品调剂工作经验，接受过处方审核相应岗位的专业知识培训并考核合格。负责抗菌药物、抗肿瘤药物处方审核的药师还应当接受专科药物培训并考核合格。

用药交代：应具有药师及以上专业技术职务任职资格或具有执业药师资格。

用药咨询：应具有主管药师及以上专业技术职务任职资格或具有执业药师资格。

用药教育：应具有药师及以上专业技术职务任职资格或具有执业药师资格。

药物重整：应具有主管药师及以上专业技术职务任职资格，取得临床药师岗位培训证书且从事临床药学工作2年及以上；或取得药物治疗管理培训证书且具有2年以上药学服务相关工作经验的注册执业药师。

药物治疗管理：应具有主管药师及以上专业技术职务任职资格，取得临床药师岗位培训证书或药物治疗管理培训证书，且从事临床药学工作2年及以上；或具有高级职称、从事临床药学工作2年及以上；或取得药物治疗管理培训证书，且具有3年以上药学服务相关工作经验的注册执业药师。

药学科普：应具有药师及以上专业技术职务任职资格或具有执业药师资格。

（二）互联网+药学服务的主要优势

1. 覆盖范围广　相比于传统的药学服务，互联网+药学服务不受空间地域的限制，服务范围可以拓展到实体药店或医院无法覆盖的范围。

2. 隐私性　某些疾病，如传染病或性病等，患者可以在保护个人隐私的情况下，寻求药师帮助，通过互联网平台与药师进行个体化用药咨询，减轻患者的心理压力，有助于疾病的治疗。

3. 高效性　互联网+药学服务不仅能够提高患者就医效率，还能延伸并提高药师资源的科学使用。目前，我国医疗资源在不同地区存在差异，借助互联网平台可以对偏远地区患者提供药学服务，减轻当地就医问药的压力，合理配置资源，有效拓宽了用药咨询服务范围。

4. 便捷性　不同群体可以通过多平台进行用药咨询信息，尤其对慢病患者、行动不便的患者等，互联网＋药学服务咨询过程较为便捷。

第二节　传统药学服务转型智慧药学服务

一、智慧药学的主要任务

（一）智慧药学的概念

智慧药学（intelligent pharmacy）是运用数据挖掘技术如大数据、人工智能、云计算平台等网络服务技术，在不同临床需求中保证药品供应、临床药学服务及药事管理等各项工作高效进行的一种新型智慧化科学。其核心是为各种药学应用场景提供全面系统的智慧化解决方案，提升临床用药的效率及质量。

智慧药学是将前沿技术和药学业务相结合以实现药学数字化建设，更好地为患者提供舒适、高效的治疗体验，提升药物治疗的科学性、高效性及时效性。2019年国务院印发《国务院关于实施健康中国的行动的意见》并出台《健康中国行动组织实施和考核方案》，其中多次指出用药管理的科学合理性，同时智慧药学数字化建设已经成为健康中国战略的重要实施部分。

（二）智慧药学的任务

1. 智慧化解决医院药学管理需求　随着人工智能和大数据技术在医疗领域的广泛应用，传统药房药品管理成本高、效率低的问题越来越明显。传统医药管理阻碍了医疗信息的共享和医疗服务水平的提高，限制了智能医药管理信息的数据共享、资源利用和分配效率，影响了派发药品及服用的时间和医药保健的质量。智慧药学提出利用数据挖掘技术来设计和开发智慧药房的配药流程和设备。与传统的医院药房管理模式相比，智慧药学服务模式将传统的药品供应保障转变为注重加强药学专业和技术服务，参与临床用药的动态管理，提高医院临床药房的管理水平。2018年7月，国家卫生健康委员会、国家中医药管理局发布相关文件，鼓励医疗机构推进智慧药房建设，实现处方系统与药房配药系统的无缝连接，方便人们及时服药。

智慧药房的建设主要涉及相关的智能设备、数据库软件和接口技术。需要集成不同的软硬件技术，具有多样性和跨平台的特点。提升医院信息系统的建设过程中也存在功能集成不足、数据接口标准建立不全等普遍现象。

2. 科学合理的评价标准　智慧药学的系统工程包括临床药学流程管理、合理用药咨询、药学科研成果等多方面的建设。建设过程中需要全面整合临床信息、以患者为核心的全流程信息化管理体系、移动便捷的实用性高效性体验以呈现精准循证的药学内容体系。

智慧药学涉及范围广泛如药学服务、药学管理、药学科研。药学服务包括智能药历、治疗日志、药学查房、移动查房、患者用药咨询等，以患者为中心科学用药。药学管理包括药品采购、智能发药机、智能审方、医嘱审核、APP用药指导等，以处方为中心精准用药。药学科研包括科研应用、用药后随访、前沿成果分享等，以药品为中心循证用药。而智慧药学作为系统建设工程，每部分工作需要建立相应的评价体系，如智能发药机的差错率、药品配送的质效；信息化智能审方的合格率、医嘱审核效率；临床药师查房系统的功能集成不足、用药后患者的个体差异等。

我国为建设智慧医院出台多项利好政策：《国务院关于促进健康服务业发展的若干意见》《关于促进"互联网＋医疗健康"的发展意见》，智慧药学作为医药行业的重要组成部分，制定其评价标准体系更是符合国家要求，促进智慧医院良性发展。2021年安徽省率先发布地方标准《智慧药库评价体系》，主要分为以下几个方面。

(1) 一级指标是指业务信息化、设备自动化、环境智慧化、安全体系化等反映普遍性、适用性、概括性的指标。

(2) 二级指标是指信息系统建设及应用、药学服务相关数据采集、患者满意度、自动化设备配置及使用情况、环境要素控制系统设置情况、环境对药品及患者的适用性、安全防护系统建设、用户隐私信息安全等反映智慧药学具体的、可监控、可操作的指标。建立智慧药学多元化评价模式，构建多部门联动多维度的运行机制利于智慧药学平台的全面推广和健康发展。

3. 药学平台的监督检查　信息化方式处理加快智慧药学平台建设，分步实施过程中监督检查维护平台的系统架构，是平台正常运行的保障。传统药学的监督管理模式缺乏时效性，互联网的助力加强了药品的信息化联网监管。智慧药监是指结合"互联网+"的管理模式和技术手段，开发药学监督平台，建设药品安全信息化系统，加强药品安全管理和全流程监管管理，构建云端交汇监管数据平台，建立政府监管和社会监督有机结合的共同监管体系，实现药品溯源完整、真实、智慧化的监管新模式，开创药品产业安全的智慧化监督管理体系。

智慧药学监察平台可以实现药品检查业务、药学知识搜索、智能AI机器人在线服务等新型服务模式。在"互联网+监管"方面，监管业务系统可与智慧药学平台的对接，全面提升监管事项认领率、覆盖率和监管行为数据录入及时率，提升监管业务的信息化管理建设。智慧监管项目建设包括药品追溯系统、信用监管系统、零售药店监管码管理、药品"智慧帮办"和药监考试培训系统。完善的智慧药学监管一体化平台建设，有助于实现各部门间信息的互通、同步共享，提升平台在药品采购、用药、管理方面的效率。改变药学传统的管理模式，还可以优化患者的医疗体验，为患者提供更高质量、更人性化的药学技术服务。

二、智慧药学的转型模式

随着人工智能和大数据技术在医疗领域的广泛应用，传统药房管理成本高、效率低的问题日益突出。与此同时，"互联网+药学服务"的发展十分迅速，这种新型的智慧药学模式以信息为核心，显著提高了信息传递和更新的速度，改变了传统的药学服务模式，减少了患者的不合理用药，保证了临床用药的安全性和有效性，减少了医患矛盾。药学服务的智能化和信息化发展，体现出智慧药学的新价值，标志着药学服务已经进入智慧化发展的新模式。

为传递药学前沿知识，分享智能发展模式，探讨"智慧药学"在精准用药、实时审方、智慧服务、技术创新、智慧管理等领域的进展与应用，2022年10月28~30日，第四届金沙药学发展学术会议在成都隆重召开，此次大会以"共谋药学发展、共享智慧药学"为主题，以推动用药决策智能化、药物研发现代化、药事管理精细化的高质量发展。与此同时，英文期刊 *Intelligent Pharmacy*（《智慧药学》），在2022年正式创刊。《智慧药学》是智慧药学领域第一本国际化学术期刊，坚持自主创新的办刊宗旨，是我国科技软实力的重要体现。人工智能技术助力药学发展，智慧药学推动科技创新。推动智慧药学的全面发展，可以进一步推进药学服务的现代化、信息化和实用化。

案例 13-4　　　　　　　　智慧药学助力健康中国战略

1. 案例摘要　某医院联手相关企业研发了"智慧药学服务平台"，该平台综合实现远程药学会诊、居家用药指导、药物治疗管理等功能。在一位患者前来就诊的过程中，医师为其开具了"硝呋太尔制霉素阴道软胶囊"，智慧药学平台经审核对处方进行拦截，原因是该药的适应证与医师的临床诊断不符，且无抗菌药物使用指征，可能存在超适应证用药或诊断描述不全等问题。随后，医师未修改处方，而是选择提交人工审核。药师审核后，与医师进行线上沟通，后医师补充相应诊断，再通过系统提交处方，系统审查通过可对患者发药。整个过程耗时3min，该平台提高了药师的服务效率和质量，明显降低不合理处方率。

2. 案例问题　请结合案例中医院的"智慧药学服务平台"，谈谈智慧药学在公众医疗中发挥怎样的作用，它的优势是什么。

3. 案例分析 信息化的加持，是药学部服务质量突飞猛进的一个重要引擎。从仓库管理信息系统、电子标签分拣系统、药品电脑复核系统到全程物流跟踪系统4个功能模块，这四个部分组成了数字化智能药房。利用药品智能化管理，将解放出来的药师力量投入药学服务上，让药师的功能逐渐从用药保障向用药服务转变，有效提升了药师在终端把关合理用药、促进公众健康的作用。

（一）智慧药学模式的主要组成

1. 智慧药学平台 该平台可以实时从医院信息系统中抽取各类临床病例数据，通过专业化的数据处理，建立可分析的数据模型。以专业知识数据库和临床药学数据库为基础，建立全面的药学应用。形成以患者为中心的临床药学服务应用、以处方或者医嘱为中心的药学管理应用、以某种特定药物为中心的药学科研应用的服务平台。智慧药学平台的设计可以将医学信息高度智能化、集中化、综合化处理。在用药合理性审查方面，实现实时性、高效性、科学性和客观性；在临床药学的流程管理方面，实现全面的临床信息及药学信息整合；在医药咨询方面，实现将精准、循证的医学内容按需呈现给患者。

2. 智能实时审方中心系统 传统医药管理严重阻碍了医疗信息的共享和医疗服务水平的提高，制约了智能药学信息的数据共享和资源利用配置效率，影响了取药、候药时间和药学服务质量。研究表明，一些发达国家通过实现药房的自动化、智能化管理，有效地提高了工作效率，减少了部署误差和劳动强度，从现代医药行业的发展趋势来看，提高智能系统的整体应用效率和处方审核的准确性已成为药学管理和发展的必然趋势。基于这样的背景下，智能实时审方中心系统在促进药学转型与合理用药方面起着至关重要的作用。智能实时审方中心系统，作为智慧药学平台中的核心发动机，是基于临床病例信息、临床药学知识及药品相关信息设计而成。在医生开处方/下医嘱时，实时审方中心系统会自动识别出问题的性质，阻断严重禁忌等级的问题处方，要求医生修改处方，同时，系统会记录该医生的行为，进行事后回顾分析。对于中等级别的存在争议的用药问题，提出合理用药实时监测提醒。

（二）智慧药学模式的主要特征

1. 精确性 智慧药学以药品说明书为基础，辅以其他临床相关知识，如临床医生的用药经验及临床药师的用药知识，整体上做到既有丰富的知识库内容，又包含了临床医疗实践信息，避免了单一依靠药品说明书信息指导用药与临床实践存在脱节现象的短板，运用数据信息及数理逻辑来构建智慧药学平台体系，通过智能分析引擎辅助医疗决策过程，打造以患者为中心的多维度的用药知识体系，实现个性化用药及精确用药的目的，从而帮助患者规避潜在风险。同时，智能审方中心可以根据日常医师医嘱和药师审方的实践中，获得患者的体征、疾病不同的发展的阶段，严重程度等临床数据，从而调整用药监管的相关指令，使得用药监测更加贴合临床和实践的需要。

2. 实时性 "实时性"是审方中心系统的立足之本。由于医院巨大的门诊量，要保证审方系统的实时性，其挑战是不言而喻的。审方系统需要结合患者的用药情况综合统筹分析，同时满足不同专科审方的具体精细化要求。智能实时审方中心系统在设计之初，除了考虑审方的效率和精准性外，还对审方的精细化提出了严格要求。审方中心系统是一个高度的、密集的以计算和分析任务应用型的软件系统，其高效、稳定的系统架构的设计，可以保证审方中心系统完成实时性工作任务。

3. 互动性 智慧药学的发展为药师和医生的互动、分享搭建了交流的平台，双方有效的沟通和反馈，可以进一步促进安全用药、合理用药及有效用药，实现药师和医生的知识共享，经验共享，最终全面提高用药质量。

近年来，随着国家和各地一系列关于促进"互联网+医疗健康"的政策的发布，智慧药学的大力发展逐渐改变了我国传统的药学服务模式。这种模式的转变在一定程度上可以促进医疗机构药学转型、最大化发挥临床药学从业人员的技术优势及在检测医院合理用药上发挥至关重要的作用。智慧药学平台的建设是一个系统工程，仍处于建设初期，在将互联网平台与传统药学行业深度融合的过程中仍有许多困难需要克服，但是这项举措必将开拓医疗健康、人工智能与信息技术融合发展的全新境界，释放药学服务的无限可能。

> 知识链接　　　　　　　　　　　中国智慧药学联盟
>
> 2019年11月23日，中国智慧药学联盟在首都医科大学宣武医院成立。该联盟以社会医药健康智慧化管理为目标，通过整合医疗机构、药企、软硬件提供商、互联网企业、物流公司、社会药房、高校、研究院所、医学媒体等医药产业相关单位的药学资源，打破行业壁垒，构建上下游贯通的药学管理体系。"中国智慧药学联盟"的创立，契合打造新一代信息技术与医药健康产业双轮驱动的战略发展格局，更是践行"健康中国战略"的坚实一步。

第三节　互联网＋药学的探索与思考

一、数字药品和数字药房的发展

数字化药品和数字化药房，是指将数字化解决方案应用于医药行业如药品或者药房，加快新药研发、提高生产效率、降低营销成本、改善患者体验，为整个医药行业的发展提供新动力，实现医药行业自药物研发到注册申请、药物警戒、医药市场营销全产业链流程的数字化。早在21世纪初，全面数字化就已经开始。但对于药品零售行业而言，躬身入局还是2015年后的事情。在电商、新零售等经营发展需求的催生下，数字化转型，实现企业商业模式的转变成为连锁药店企业的热门议题。

> 知识链接　　　　　　　　　　　数字药品的诞生
>
> 2017年，美国FDA批准了首款数字药品——一款名叫reSET的健康App。根据公开资料，reSET产品能用于药物滥用失常的辅助治疗，这是首个能在临床中改善疾病预后的处方数字疗法（prescription digital therapeutics）。
>
> 2020年，我国一款名为术康的APP产品已通过中国国家药品监督管理局（NMPA）批准。通过APP和移动应用解决患者日常生活中自我管理与自我监督的问题，通过数字化的方式改进患者的自我管理认知，改变患者的自我管理行为，最终达到有效控制病情和康复的目的。术康产品以心肺、肌骨、营养的远程智能评估为核心，结合可穿戴设备和预包装医用食品的科学组合，主要适用于慢病及慢性疼痛患者的康复，如高血压、糖尿病、高血脂、肿瘤术后等。

（一）数字药品和数字药房产生的推动因素

1. 关键底层技术的进步和广泛应用。包括智能手机、应用APP、可穿戴设备等移动终端的普及；以5G为标志的互联网及大数据、人工智能、云计算等技术发展应用相对成熟。同时，技术的发展和普世化所带来的福利使得药品公司在数字化领域研发及维护的成本降低。

2. 如今已经进入社交互联网时代，需要遵循以社交为基础、在此之上搭建物理触点和数字触点相融合的新社交互联网逻辑。社交互联网兼具了传统互联网的属性，还具备了用户群＋地理位置（LBS）的属性，因此其用户活跃度要远远超过物理空间的活跃度。目前用户在线时间变得更长，这对传统药店来说是一个获取客流量的巨大机会，这个机会不仅是线下存量的线上转移，更是对线下增量的扩展和补充。

案例 13-5 基于数字疗法的糖尿病智慧管理

1. 案例摘要 全球有超过 27 亿人使用智能手机，约 5 亿人已经在使用移动应用程序进行饮食、身体活动和慢性疾病管理。数字健康应用通常可分为三类：①跟踪健康状况；②作为独立的医疗设备（如滴定胰岛素）；③用于诊断、预防、监测或治疗疾病的医疗设备的数据（如血糖监测、胰岛素泵或自动胰岛素输送系统）。

设计用于帮助管理糖尿病的应用程序是最常用的应用程序之一。其目的是通过指导糖尿病患者、支持健康营养和体重控制、鼓励葡萄糖监测和远程监测、协助解释结果、维持生活方式改变、指导药物给药并最终减少并发症，改善健康结果和生活质量。某患者运用糖尿病应用管理程序记录并监测自身血糖数值与变化，该软件包括治疗方案、用药提醒、疾病知识、推荐食谱及卡路里计算器等多项功能，协助患者进行生活、用药、知识获取等多个日常管理。

2. 案例问题 结合以上案例，谈谈数字疗法对疾病管理的作用。

3. 案例分析 数字健康应用提高了药学服务的可及性、可选择性、依从性。相比传统的治疗方式，数字疗法减少了医患面对面干预的次数，有效保护了患者隐私。糖尿病应用程序的应用可帮助患者通过自我管理延缓疾病进展、降低并发症发生率，进而提高患者的生活质量，并减少往返就医次数，节省就医费用，更具经济性，同时良好的疾病管理有助于节约整体诊疗费用。

（二）数字药房的转型模式

药企药店的数字化转型本质上是商业模式的转变，从宏观角度看，由"转换""洞见""驱动"三个层次构成。连锁药店企业想要实现全面、细致、彻底的数字化转型，这三个标准化的过程可谓缺一不可。

1. 数字化转型中的"转换"是指把企业运行过程中涉及的方方面面，无论是经营方法、人、货、场，还是操作方式，抑或时间和行为等精确、琐碎的东西都转换成数字的形式。如果不转换，只模拟，这就是信息化，不是数字化。好比我们评价某一个人，可以用'好'、'比较好'和'很好'三个形容词来描述，但是如果两个人做比较时，'好'的评价就模糊起来了，究竟是好了多少，不能够精准地传达，这时我们就需要将这个'好'的标准转化成一个数字来描述，在满分为 100 的标准下，一个人是 80，另一个是 70，如此便显而易见，这就是'转换'，连锁药店经营过程中的一切事物都可以转化成数字的形式，使之变得可度量。"该业内人士如此解释"转化"层次的含义。

2. "洞见"是指药品企业在整个数字化转型的过程中，发现经营管理中存在的各种问题和机会，是对信息的充分利用和提炼，使之产生质变。从数据描述的角度来看，商品是一种描述，门店是一种描述，商品分类、门店分类、人员分类和行为动作的程度也是一种描述。这个描述的过程就是数字化的持续深入和持续细化，在持续中不断发现问题和机遇，就是数字化转型的"洞见"层面。

3. 数字化转型的第三个层面便是"驱动"，即将洞见过程中发现的"机会点"放大，"问题点"缩小。通过数字化驱动"人货场"的运行，将企业的整体业务向前推进。传统企业的运行模式是靠人驱动和流程驱动，数字化转型的目的就是要转变这种模式，使得数字驱动成为业务运营的主线，人变成数据驱动环境下的执行者。某种程度上，数字化的转型过程也是一个决策权的转移过程，通过去人性化地"脱胎换骨"来建立一个能够支撑实时感知变化、分析变化、制订最优决策，并将决策自动执行的数字化平台。

为了适应大环境的变化，数字化转型已经成为连锁药店尤其是头部企业之间新的军备竞赛。虽然绝大多数连锁药店企业已开启数字化转型进程，但仍处于起步或初期转型阶段，"其中上市的几家头部企业的业务中台和数据中台的架构框架搭建已经相对完善，从市盈率的反馈来看，可谓受到了资本的认可，但能将全渠道数据完整收集和利用起来，做成一盘棋的企业实则凤毛麟角"。由于企业的特点、基因、发展阶段各异，数字化转型也自然没有放之四海而皆准的方法论。尽管如此，当回到"数字化转型是什么"这个问题本身，我们依旧可以从一些头部连锁药店企业身上找寻答案，从实践和布局两个维度观测目标公司，以管窥行业趋势。

（三）数字药房的发展布局

根据 2021 年半年度报告显示，报告期内某公司已实现数字化转型从局部到全业务链数据的融合运营。

1. 布局方向　在信息化战略指导下，优化门店运营、仓储管理、商品调拨、销售渠道、会员管理和财务管理的信息系统，建设"企业智慧管理体系"为数据可视化和管理决策赋能。通过数据化体系赋能，创新业务场景，在大数据管理、营销智能化、客户体验三大领域寻求突破。

2. 布局内容　集团管理层面，一方面完善业务中台和数据中台的双中台架构，设立信息化职能部门，优化工作流程和管理效率，实现各部门运营数据在线化，为各区域业务发展提供数据支撑；另一方面运用技术手段，加强对全国门店合规经营、商品管控、人员培训等日常经营远程督导，促进各项工作的规范性，督促经营计划顺利完成；此外，为确保公司价值及顾客隐私安全存放，加强办公系统信息化加密和软件系统投入。

终端运营方面，构建了开放式的药店零售全渠道生态体系，搭建 C 端数字化平台对外赋能，完成店长、会员和管理流程系统内部的相互联通，用科技手段支持店长更加便捷高效地掌握门店经营数据，调整动销策略。此外，还建设了会员中心、公众号、视频号、社群等平台，提升便捷、高效的购物体验，通过私域流量池建设维护会员关系、提升复购率，从而实现线上流量对销售业绩的有效转换。

虽然在目前看来，医疗零售线上化可能会对线下药房业绩形成冲击，但实际上影响甚微。这主要是目前线上药店和线下药店主打销售品类不同：线下药店主要销售额在中西成药，占比接近 70%；而线上药店主要销售额在保健滋补品+医疗器械，药品仅占比 20% 不到，销售品类差距较大。因此，两种业态之间主要还是差异化互补，竞争关系不大。

零售药店从纯线下向线上线下融合转换的过程中，面对越来越多具有线上消费习惯的新老顾客，如何影响他们、服务好他们势必成为药店未来经营中的首要问题。

①基于当前零售药房以线下市场为主导，巩固线下优势，即以线下门店为核心，精细化运营沉淀有效客户数据；②守住线下市场同时，发力线上，即拓宽线上营销渠道，通过公域运营提升品牌曝光度；③通过私域运营提升用户留存和忠诚，塑造品牌形象。

存量市场环境下，零售药房的转型升级迫在眉睫，降本增效、精准营销成为其亟待解决的新命题。凭借全域数字化营销的助力，配备数据驱动、协作优先、简单易部署的品牌全域营销解决方案，实现以数据驱动决策，达到可持续化的精细运营与精益增长，是零售药房在医疗行业数字化冲击之下的破局制胜之路。

二、国际互联网＋药学服务的发展趋势与现状

在国际医药卫生健康领域，互联网加持下的药学服务事业正在蓬勃发展，这是由互联网领域的兴起、医疗卫生事业的多元化发展共同推动的，并得到许多国家的公共政策的支持。为庞大的患者群体和医药卫生系统下的专业人员带来多元化和便利性。

（一）国际互联网＋药学服务分析

从许多国家对于互联网技术与医药卫生关系的众多解读主要包括应用于医疗环境、药学系统和社会领域的服务，将这些环境、服务和系统与网络通信技术结合实现远程实践和共享；汇集了卫生系统中的医院信息系统、庞大的电子患者用药处方记录数据、远程医疗手段和远程医疗设备等各个领域。事实上，药学服务与互联网的关系首先由采取的形式和产生的用途来定义。这些形式和用途在科技革命下由一系列工具、应用程序和软件驱动，通过网络人员的不断开发，这些工具、应用程序和软件种类繁多，具有强大的创新动力。

一个思考聚焦到了全球互联网技术的运用与药学服务相融合之后的问题：互联网技术运用为药学服务创造了很多独特的价值。贡献社会价值如高效且全方面改善人口健康状况、患者生活质

量、专业人员工作生活质量,以及经济价值,如提高药师的服务技术、减少不必要的药学处方使用和支出,但是这种经济价值背后往往诞生在卫生系统的不同利益攸关方之间分配的挑战。从互联网技术开发公司和各具有药学相关资质的卫生机构的角度来看,这些问题的答案至关重要,以便能够配合国家政策,推出全面细致、经济适用的药学处方,并确保互联网为药学服务投资的可持续性。因为二者之间的配合在构建周期上存在时间风险,整合互联网技术意味着超越原有的医院药学处方系统,它本身就是公共医药卫生方面正在出现的全新领域。

(二) 国际互联网+药学服务现状

药学服务转型是众多医疗保健技术带来的积极影响之一。远程医疗、支持人工智能 (AI) 的医疗设备和区块链电子健康处方记录只是医疗保健转型的几个具体例子,它们正在彻底重塑就医患者与卫生专业人员的互动方式,依据这些经验数据如何共享及如何做出关于最为安全的用药指导、治疗计划和健康结果的决策是非常重要的。

对于药学行业,互联网的应用可以提供几个重要的好处。

1. 降低用药错误率 通过患者记录分析,软件可以标记患者健康和药物处方之间的任何不一致,在存在潜在的用药错误风险时提醒卫生专业人员和患者。

2. 促进预防 经常进入药房的大量人是"常旅客",基本占访问量的28%。大数据分析可以识别这些人的用药处方,制订更长效的计划以减少不必要的就诊次数。

3. 更准确的药师配备 大数据的预测分析可以帮助医院和诊所估计接下来的患者规模,这有助于分配适当的药剂师来对接患者。这样可以节省资金,并在设施人手不足时减少开处方、取药等待时间。

许多国家意识到改善患者用药合理性,规范、协调医疗卫生系统专业人员用药策略是一个重要问题,且带来的经济效益巨大。考虑到这些好处,医疗保健和制药公司开始通过分析专家处理数据,帮助公司更好地了解他们的市场。

事实上,在最近的一项调查中,美国只有7%的医疗保健和制药公司表示他们已经实现了数字化,而其他行业的公司这一比例为15%。尽管如此,美国医疗保健市场是巨大的;到2026年,全国医疗保健支出预计将达到5.7万亿美元。为了在2022年将标准转变为实际,美国已经开始全面了解现代医疗保健领域,计划借助技术帮助患者,可以通过用药处方共享、远程用药指导和5G移动技术获得更好的治疗。另外,药学服务人员可以使用人工智能驱动的系统简化他们的工作流程。调查结果表明,美国居民中约30%的手机用户使用手机寻找医疗健康和用药信息,约36%的手机用户下载了应用程序来管理自己的健康状况及上网查询用药指南,互联网医疗干预后的灵活性受到了广泛的追捧和欢迎。

法国卫生部首先资助开发了五个数字卫生领域 (TSN) 项目,改善用药服务与患者需求的协调性,患者和人群的信息获取。法国卫生部随后发起了一项慈善项目,以资助包括评估TSN项目的实施和影响,以及开发技术评估模型。澳大利亚和英国等一些国家已经开始尝试使用区块链技术来管理患者、医药机构和保险公司之间的记录及交易。由于分散的计算机网络处理区块链并同时记录,冲突的信息会自动被检测到并且进行报告。

在很长一段时间里,药房、药剂师与用药处方一直是临床与患者之间的纽带。药学服务角色在未来更重要,主要取决于是否顺应环境趋势进行模式改变、适应和数字化服务的能力。越来越多的患者寻求网络用药指导,以更多地了解更为安全有效的疾病和相关治疗方案。数字化用药信息和电子处方将进一步降低固定药房的影响。

知识链接　　　　医疗卫生信息与管理系统协会信息化评级

医疗卫生信息与管理系统协会 (HIMSS) 是一家主要通过促进信息技术的最佳应用来推动医疗卫生保健发展的非营利性组织。HIMSS信息化评级系统通过跟踪其完成8个等级 (0~7级) 的进展,医院可以审查对信息技术应用的实施和利用状况,目标是达到7级水平,

7级代表着先进的电子病历环境。

0级：局部临床工作自动化，尚未建设药房、实验室和放射系统。

1级：建设了药房、实验室和放射系统。

2级：采用临床数据存储库（clinical data repository，CDR）存储临床系统数据、受控医学数据，以供临床工作者调用。CDR采用受控医学词汇及临床决策支持/规则引擎，进行冲突检查。其中，影像数据存储系统可能已和CDR关联。

3级：支持三测单、特护单临床文档，完成护理记录/护理计划和电子医疗管理记录（electronic medical administration record，EMAR）和CDR的整合，并至少在一个病区上线使用。完成初级临床决策支持（clinical decision support system，CDSS）和医嘱录入整合应用，PACS初步可供临床医生调阅图像。

4级：计算机医嘱录入（computerized physician order entry，CPOE）供所有医务人员应用，同时加入到护理和CDR环境。具有基于循环临床指南的中级CDSS。至少一个病区CPOE上线运行。

5级：至少一个病区应用药物闭环管理。EMAR、条码或RFID等技术与CPOE和药房系统整合应用，最大限度保证患者安全。

6级：至少一个病区部署包含结构化模板的完整医疗文档。应用高级CDSS，为所有临床工作提供基于临床指南和结果相关的提示。具有完整的PACS，可通过网络查看医疗影像，完全取代胶片。

7级：实现全院无纸化，支持同院外各种医疗相关机构共享信息，支持真正理想化的电子健康档案。

（三）国际互联网+药学趋势与挑战

药学服务由多个临床领域的应用下，推动更健康、合理、经济的用药策略，被大数据算法处理后更加符合规模庞大的多方用药需求。由此产生的便利和快捷即将为药物合理使用带来深刻变革，对当今世界面临的临床疾病问题诊断与治疗更有针对性和信息之间的互通有无。

药学领域联合数字技术的运用伴随着网络数据安全和保护方面的诸多挑战。互联网药学服务技术的根本目标是促进医院药房、指导用药医师、医药公司甚至患者之间共享敏感数据，从互联网架构的角度来看，根本上依赖于医院医疗条件、社会结构、多学科临床领域、患者满意度与配合度等多种多样因素。除此之外，还要考虑合法性及积极配合国家政策，因为这些技术的使用可能会突破专业责任的界限。考虑到所有这些发展和挑战，需要深入思考一项全球、明确和共享的战略，就如何将这些数据合理全面共享，并且纳入医药卫生系统提出目标愿景。

在现有的药学服务环境下融入互联网技术是一项复杂但必要的工作，将越来越成为动员医药从业者在这一领域展现能力的必要条件。对此，面对那些互联网药学平台的建设者和推动者所作出贡献应该予以极大认可。

三、我国互联网+药学服务的发展情况与前景

中国人口众多，然而医疗资源分布不均，极其有限，需要更多的医疗服务来保证人民群众的基本医疗卫生需求。随着移动互联网通信的发展和日益普及，近年来，国家已经出台多项政策积极推动移动互联网与药学服务相结合的互作模式的发展。2020年国家卫生健康委员会6部门，为了规范和加强互联网医疗平台的药学服务，发布《关于印发加强医疗机构药事管理促进合理用药的意见的通知》，其中明确规定了"互联网+药学服务"的服务要求和监管要求。在开展互联网诊疗和远程医疗服务过程中，要以实体医疗机构内的药师为主体，积极提供在线药学咨询，指导患者合理用药，用药知识宣传等，为互联网+药学服务在中国的发展提供了原动力。

目前针对中国医疗卫生机构的局限性和医疗资源分配不均等问题，移动医疗平台的建立已经成为医生和患者跟踪与管理疾病的一种新颖而有效的方式。根据第 49 次《中国互联网络发展状况统计报告》显示截至 2021 年 12 月，我国网民规模达 10.32 亿，较 2020 年 12 月增长 4296 万，互联网普及率达 73.0%，同时城乡互联网普及率差异明显缩小，并且预计至 2022 年底中国移动医疗市场规模可达 221.5 亿元，多个数字医疗平台上注册药师数量超过 10 万名，随着在线咨询人数逐年增长，我国大众对于数字药学服务平台展现出极高的认可度和信赖度。与此同时医疗资源分布的不平衡也导致了基于互联网的医疗实践的探索和爆发，大量创投资金流入互联网医疗平台，极大助力了互联网医疗行为的发展，开启了我国药学服务模式的便捷化、信息化、智能化的新时代。

目前国内开展互联网＋药学服务的主要方式如下。

（1）建立微信公众服务平台或微信小程序，通过定期推送文章、视频等方式科普用药相关信息，同时通过患者实时填写用药信息，实现药物使用的在线监测。通过患者在线提问，实现药师和患者的线上与线下的同时交互。开启药物信息在线查询功能，为患者用药的安全性和依从性提供了保障。建立药品扫码溯源功能，追踪药品的采购、销售、保管等环节，确保"互联网＋"药品供应过程的闭环管理。

（2）互联网医院的建立，允许有资质的互联网医院可探索开设专科化的在线药学咨询门诊，临床药师可提供在线实时解答，降低患者用药差错风险。同时加强电子处方在互联网流转过程中关键环节监管，处方审核、调配、核对人员必须采取电子签名或信息系统留痕的方式，确保处方可追溯，实现线上线下统一监管。

（3）B2C 模式药物购买平台，一种是具有一定资质的医药店铺依托于大型线上购物平台实现药品的销售，执业药师提供在线咨询服务。另一种是医药自主品牌自建平台，药品种类多样、齐全，具有价格优势，在此基础上患者对于药品的选择自主性增加。同时通过各个医药平台之间的信息交互，可以实现药物的跨区域紧急调度。

虽然目前我国"互联网＋药学服务"正在蓬勃发展，但是仍存在一定的局限性。"互联网＋药学服务"应用人群不能涵盖所有年龄阶段，老年人接受程度普遍不高。在全国范围内实现药学大数据互联，涉及范围较广，个人隐私安全问题无法得到保障。没有明确的行业准入规定，"互联网＋药学"涉及医、患、药三方，权责划分问题尚不明确。网络的药学咨询主要是异步的，由于沟通有时间差，不能针对危重症、急症、病情复杂患者进行服务，慢性疾病比急性病更适合进行网上药学服务咨询。在中国，药学服务主要由临床医生提供，近年来药剂师的数量虽然在增加，但网上的医患接触样本仍然有限，无法全面了解患者病情，及时就用药方案与临床医生交换意见。药学从业人员专业水准有待提高，受用药经验及药学专业理论知识的限制，无法完成超出药师自身专业能力的药学服务需求。受政策影响大，时刻面临合法合规的考验，医药行业属于特殊、高规格行业，政府为保证药品质量，监管力度较大，政策多变，因此要时刻与国家政策保持一致，合法合规经营。

知识链接　　　　　　　　　　互联网医药发展模式

（1）B2B 模式。B2B 模式是一种企业与企业之间通过互联网进行产品、服务及信息的交换的营销模式，链接医药生产企业和医院、诊所及药店等终端机构，带来供应链体系的升级。B2B 带来的商业价值是降低渠道分销成本，并且不受地域限制，可以获得全价值链信息。

（2）B2C 模式。B2C 模式是电子商务的一种模式，也是直接面向消费者销售产品和服务商业的零售模式，主要涉及非处方药的网上零售业务。这种模式的企业，以医药电商为切入，延伸在线医疗咨询、健康教育、互联网医院等多种互联网医疗服务。

（3）O2O模式。O2O模式是B2C模式的一种，指将线下的商务机会与互联网结合的模式，让互联网成为线下交易的平台。这种模式实行"线上下单、线下配送"，能够满足患者急需用药、夜间用药、隐私保护等诉求，未来将有较大的增长空间。目前O2O模式也有两种：第一种是线下药店转型线上线下同步经营；第二种是通过搭建的平台与连锁药店建立合作提供送药到家服务，玩家多为具备互联网基因的企业。

发展前景：随着近年来，大数据、云服务、互联网+、人工智能等技术的不断发展，加速了中国传统医药行业数据通信服务的提升，它在我国医药工业发展、深化卫生体制改革、提高医疗服务效率和质量、开发新技术等方面发挥着引领作用。目前我国"互联网+药学服务"市场发展尚不完善，近年来，随着国家和各地一系列关于促进"互联网+医疗健康"的政策的发布，我国药学服务模式转型成为大势所趋。通过将信息化和智能化相互整合的模式，实现了"互联网+药学服务"，以信息为核心，加以智能化整合筛选，这极大地提高了信息传递和更新的速度，改变了传统的药学服务模式。这体现出智慧化发展的新价值，标志着我国药学已经进入智慧化发展的新阶段。2018年4月12日，国务院常务会议明确加快发展互联网+医疗健康的若干措施，允许医疗机构开展网上服务，开展互联网医疗服务，让优质医疗资源惠及更多人，提高居民整体健康水平政府还将扩大远程医疗覆盖到所有医疗联合体，支持高速宽带网络，探索医疗机构处方药和药品零售信息共享，完善互联网+医疗服务体系。随着中国加快推进"互联网+医疗健康"的发展，中国有机会构建基于互联网的一体化、合作化医疗卫生体系，并在这一过程中积累宝贵经验。在现有政策和社会经济环境下，中国的互联网+药学服务的发展前景广阔，未来发展趋势十分值得关注。

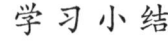

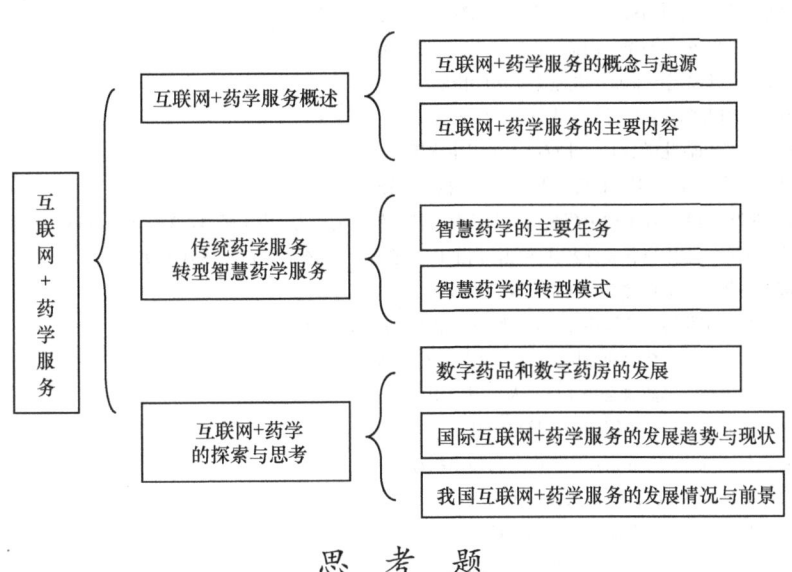

思 考 题

1. 试述互联网+药学服务的概念和主要内容。
2. 互联网药师进行用药指导时包括哪些内容？
3. 简述药物重整的服务对象。
4. 互联网+药学服务相对于传统药学服务的优势有哪些？
5. 试述智慧药学的主要特性。
6. 举例说明数字药品在现代生活如何能发挥作用。

（梁海海）

参 考 文 献

爱德华·O·威尔逊.2008.社会生物学——新的综合.毛盛贤,孙港波,刘晓君,等译.北京:北京理工大学出版社
安登魁.2000.现化药物分析选论.北京:中国医药科技出版社
曹阳,闫岩.2015.我国执业药师发展现状及对策.中国执业药师,(1):43-47
方浩.2021.药物化学(案例版).2版.北京:科学出版社
方亮.2023.药剂学.9版.北京:人民卫生出版社
方宇,丁锦熙.2012.药事管理与法规.西安:西安交通大学出版社
冯变玲.2022.药事管理学.7版.北京:人民卫生出版社
冯作化,药立波.2015.生物化学与分子生物学.3版,北京:人民卫生出版社
顾宁,张先正.2022.基于生物材料的药物递送系统.北京:科学出版社
国家药典委员会.2020.中国药典2020年版.北京:中国医药科技出版社
韩贝贝,孙春萌.2022.固体分散技术在中药制剂中的应用进展.广东化工,49(20):105-123
杭太俊.2022.药物分析.9版.北京:人民卫生出版社
姬生国,车苏容.2023.生药学(案例版).3版.北京:科学出版社
李俊生,李果,吴晓莆,等.2012.陆地生态系统生物多样性评价.北京:中国环境科学出版社
李莉娅,蒲婧哲,张亚中,等.2023.川贝母本草考证与鉴别研究进展.甘肃中医药大学学报,40(5):86-93
李炜,夏婷婷.2020.仪器分析.4版.北京:化学工业出版社
李圃松,呼亚玲,申静,等.2022.巴戟天寡糖治疗广泛人群下急性发作期轻中度抑郁症的Ⅳ期临床研究.中药药理与临床.38(4):136-139
卢卫红.2013.极端环境生物学效应与营养.哈尔滨:哈尔滨工业大学出版社
罗国安,梁琼麟,王义明.2009.中药指纹图谱.北京:化学工业出版社
吕万良,汪贻广.2022.先进药剂学.北京:北京大学医学出版社
马国,蔡卫民,许杜娟.2017.临床药学导论.北京:科学出版社
裴月湖,娄红祥.2016.天然药物化学.7版.北京:人民卫生出版社
彭司勋.2015.中国药学年鉴.2014年卷.北京:中国医药科技出版社
齐琪,许保海,陆洋.2021.基于医疗机构中药制剂研发策略与新药转化的思考.中国药事,35(12):1357-1363
齐琪,许保海,陆洋.2021.三七中皂苷成分及其药理作用的研究进展.中草药,46(9):1381-1392
宋思扬,左正宏.2020.生物技术概论.5版.北京:科学出版社
孙伟.2017.药学传统出版数字化转型升级路径探索.科技与出版,36(3):56-61
孙毓庆.2000.现代色谱法及其在医药中的应用.北京:人民卫生出版社
王凤山,邹全明.2022.生物技术制药.4版.北京:人民卫生出版社
吴春福.2020.药学概论.5版.北京:中国医药科技出版社
徐景和.2023.药事管理与法规.8版.北京:中国医药科技出版社
杨宝峰,陈建国.2018.药理学.9版.北京:人民卫生出版社
杨俊卿,秦大莲.2021.药理学.2版.北京:科学出版社
杨世民,李华.2017.药学概论.2版.北京:科学出版社
杨世民.2016.药事管理学.6版.北京:人民卫生出版社
杨世民.2019.药事管理学.6版.北京:中国医药科技出版社
尤启冬.2016.药物化学.8版.北京:人民卫生出版社
张文娟,魏锋,马双成.2021.DNA分子鉴定技术在中药标准中的应用和有关问题.中国食品药品监管.(9):116-121
中国药师协会药学服务创新工作委员会等.2022.互联网药学服务专家共识
Feng W, Zhu L, Shen H.2022. Traditional Chinese medicine alleviates ulcerative colitis via modulating gut microbiota. Evidence-Based Complementary and Alternative Medicine, 8075344